「産婦人科診療ガイドライン産科編 2017」に対応！

読める 生かせる 説明できる！

産科の臨床検査ディクショナリー

編集：昭和大学医学部産婦人科学講座 教授　関沢 明彦

MC メディカ出版

序文

妊娠の多くは医学的な介入なく分娩に至ります。しかし、一定の割合で異常が起こり、医学的な介入が必要になり、稀ではありますが医学的介入を行っても救えない母体や胎児が存在します。

妊婦健診は、妊娠中の異常の兆候をスクリーニングして、より安全に、より快適に分娩を終了させることを目指して行われています。そのため、妊娠中には適切な時期に、必要な検査が行われ、その結果を適切に判断して妊娠管理につなげます。周産期を管理する助産師さんや看護師さんも検査の意義を正確に理解していないと、時に小さな見逃しが大きな事故につながることにもなります。また、患者さんからの質問に対して適切にわかりやすく答えることは患者さんからの信頼を得るためにも必要です。

本書籍は、周産期に関わるスタッフが知るべき必須事項を分かりやすく、また最新の知見を加えてまとめることで、日常の業務の中で繰り返し確認しながら勉強できる参考図書として企画、執筆されました。臨床現場で、また、個人的な学習にご活用いただければ幸いです。

2018年9月

関沢明彦

目次

序文 i
執筆者一覧 v

第1章 妊娠中の基本検査を理解しよう！

① 理学所見 身長・体重 2
② 理学所見 血圧 6
③ 理学所見 腹囲・子宮底長・胎位・胎向 10
④ 尿検査 糖・蛋白 13
⑤ 血液検査 血液型・不規則抗体 16
⑥ 血液検査 血算 21
⑦ 血液検査 風疹抗体価 24
⑧ 血液検査 HBs 抗原 27
⑨ 血液検査 HCV 抗体 31
⑩ 血液検査 HTLV-1 抗体 34
⑪ 血液検査 HIV 抗体 37
⑫ 血液検査 梅毒血清反応 40
⑬ 内診・腟鏡診 子宮頸部細胞診 43
⑭ 耐糖能検査 随時血糖・50g 糖負荷試験・75g 経口糖負荷試験 48
⑮ 細菌関連検査 腟分泌物培養検査 52
⑯ 細菌関連検査 GBS 56
⑰ 細菌関連検査 クラミジア 59

第2章 超音波検査を理解しよう！

⑱ 胎嚢の確認 64
⑲ 妊娠週数の確認 69
⑳ 膜性診断 73
㉑ 胎児発育 78
㉒ 胎児形態スクリーニング 83
㉓ Nuchal Translucency（NT） 90
㉔ 子宮頸管長・内子宮口の形態 94
㉕ 子宮付属物の位置確認 99
㉖ 羊水量 104
㉗ 胎児血流計測（臍帯動脈・中大脳動脈） 108
㉘ 子宮動脈血流測定 115

第3章 出生前遺伝学的検査を理解しよう！

㉙ 母体血清マーカー検査／コンバインド検査 …… 120
㉚ 絨毛染色体検査 …… 125
㉛ 羊水染色体検査 …… 129
㉜ 非侵襲的出生前遺伝学的検査（NIPT） …… 133

第4章 特別なニードがある場合の検査を理解しよう！

㉝ 凝固・線溶系 …… 140
㉞ 肝機能 …… 144
㉟ 甲状腺機能 …… 147
㊱ 腎機能 …… 153
㊲ 脂質代謝 …… 156
㊳ 自己抗体検査 …… 158
㊴ トキソプラズマ抗体 …… 164
㊵ サイトメガロウイルス抗体 …… 170
㊶ ヒトパルボウイルス B19 …… 175
㊷ 麻 疹 …… 179
㊸ 水 痘 …… 183
㊹ 早産マーカー …… 186

第5章 胎児心拍数モニタリングを理解しよう！

㊺ 胎児心拍数モニタリング …… 190

第6章 分娩時に必要な検査を理解しよう！

㊻ Bishop スコア …… 200
㊼ 子宮内圧・陣痛周期 …… 204
㊽ 児頭骨盤不均衡 …… 207
㊾ ショックインデックス・産科 DIC スコア …… 211

第7章　新生児に対する検査を理解しよう！

㊿ 臍帯動脈血ガス ―― 216
51 Apgar スコア ―― 219
52 Silverman スコア ―― 222
53 新生児マススクリーニング ―― 227
54 ビリルビン ―― 231
55 新生児聴覚スクリーニング ―― 236

第8章　ケーススタディ　検査はこう活用しよう！

Case 1 切迫早産様症状が認められる ―― 240
Case 2 妊娠高血圧症候群の妊婦が頭痛を訴えた ―― 243
Case 3 妊婦が突然意識を失った ―― 248
Case 4 胎児発育不全が疑われた ―― 254
Case 5 胎児機能不全が疑われた ―― 258
Case 6 妊娠 32 週の妊婦が胎動消失を訴える ―― 262
Case 7 妊婦が羊水流出感を自覚した ―― 266
Case 8 高年妊娠であることを心配している ―― 270
Case 9 重症妊娠高血圧腎症の既往がある ―― 274
Case 10 妊婦が 39 度の発熱で外来受診した ―― 278
Case 11 胎児が子宮内胎児死亡となった ―― 283
Case 12 早産を反復した既往がある ―― 287

索引 ―― 293

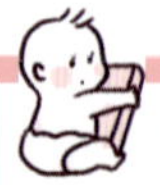

読者のみなさまへ

- 第 1～7 章ではタイトルの上に、検査を実施するおおよその時期（妊娠週数）を示しています。具体的な検査時期については本文を参照してください。
- 本書は、日本産科婦人科学会／日本産婦人科医会編『産婦人科診療ガイドライン産科編 2017』に準拠し、それぞれの検査がどのように推奨されているかを「ガイドラインでの推奨」として挙げています。詳細はガイドラインの CQ をご覧ください。

執筆者一覧

編集 関沢明彦 昭和大学医学部産婦人科学講座 教授

執筆 （50 音順）

青木　茂	横浜市立大学附属市民総合医療センター総合周産期母子医療センター 准教授	㊼ ㊽
新垣達也	昭和大学医学部産婦人科学講座 助教	㉒ ㉕ ㉗
池田智明	三重大学医学部産科婦人科学教室 教授	㊺ ㊿ 51
市塚清健	昭和大学横浜市北部病院産婦人科 准教授	㉒ Case⑧
伊東宏晃	浜松医科大学医学部附属病院周産母子センター センター長／病院教授	① Case④
岩田亜貴子	横浜市立大学附属病院産婦人科 助教	⑭
蝦名康彦	神戸大学大学院医学研究科外科系講座産科婦人科学分野 准教授	㊳ ㊵ ㊶
大槻克文	昭和大学江東豊洲病院周産期センター 周産期センター長	⑮ ㊹ ㊻ Case⑦ Case⑫
大野泰正	大野レディスクリニック 院長	② Case②
大場智洋	昭和大学医学部産婦人科学講座 助教	㉔
奥田美加	独立行政法人国立病院機構横浜医療センター産婦人科 部長	⑦ ㊷ ㊸
小畠真奈	筑波大学医学医療系総合周産期医学 准教授	⑯
葛西　路	横浜市立大学附属市民総合医療センター総合周産期母子医療センター 助教	㊷
倉澤健太郎	横浜市立大学大学院医学研究科産科婦人科学 講師	⑭
幸村友季子	浜松医科大学医学部附属病院周産母子センター	① Case④
後藤未奈子	昭和大学医学部産婦人科学講座 助教	㉖
小松玲奈	昭和大学江東豊洲病院産婦人科 助教	⑪
小谷野麻耶	昭和大学医学部産婦人科学講座 助教	⑫
佐村　修	東京慈恵会医科大学産婦人科学講座 准教授	㉙ ㉚ ㉛ ㉜
下平和久	昭和大学医学部産婦人科学講座 教授	③ ⑥ ㉞ ㉟ ㊱ ㊲
進藤 亮輔	横浜市立大学附属市民総合医療センター総合周産期母子医療センター 指導診療医	㊽
髙見美緒	横浜市立大学附属市民総合医療センター総合周産期母子医療センター 助教	㊼

瀧田寛子　昭和大学医学部産婦人科学講座 助教 …… ㉕

田中博明　三重大学医学部産科婦人科学教室 講師 …… ㊺ ㊿ (51)

谷村憲司　神戸大学医学部附属病院総合周産期母子医療センター 講師 …… ㊴ ㊵

出口雅士　神戸大学大学院医学研究科地域社会医学健康科学講座地域医療ネットワーク学分野
特命教授 …… ㊳ ㊴

徳中真由美　昭和大学医学部産婦人科学講座 助教 …… ㉘ Case⑨

中田雅彦　東邦大学大学院医学研究科産科婦人科学講座 教授 …… ㉝ ㊾ Case①

仲村将光　昭和大学医学部産婦人科学講座 講師 …… ㉒ ㉓ ㉕ Case⑥ Case⑩

長谷川潤一　聖マリアンナ医科大学産婦人科学 准教授 …… ㉒ ㉓ ㉕ Case⑪

長谷川良実　済生会横浜市南部病院産婦人科 医長 …… ㊸

濱田尚子　昭和大学医学部産婦人科学講座 助教 …… ㉑ ㉒ ㉓ ㉕

濱田洋実　筑波大学医学医療系総合周産期医学 教授 …… ⑩ ⑰

松岡　隆　昭和大学医学部産婦人科学講座 准教授 …… ㉒

水野克己　昭和大学医学部小児科学講座 主任教授 …… (52) (53) (54) (55)

村越　毅　聖隷浜松病院産婦人科・総合周産期母子医療センター 産婦人科部長 …… ⑱ ⑲ ⑳ Case⑤

村林奈緒　浜松医科大学生殖周産期医学講座 准教授 …… ㊺ ㊿ (51)

村松慧子　浜松医科大学医学部附属病院周産母子センター …… ① Case④

森川　守　北海道大学大学院医学研究院専門医学系部門生殖・発達医学分野産婦人科学教室 准教授／
北海道大学病院産科・周産母子センター 副センター長 …… ④ ⑤ ⑬

山下有加　昭和大学藤が丘病院産婦人科 助教 …… ⑧ ⑨

山田秀人　神戸大学大学院医学研究科外科系講座産科婦人科学分野 教授 …… ㊳ ㊴ ㊵ ㊶

吉松　淳　国立循環器病研究センター周産期・婦人科部 部長 …… Case③

第1章

妊娠中の基本検査を理解しよう！

1-①～⑰

1-① 理学所見 身長・体重

検査の目的

妊娠初期に自己申告による妊娠前体重を基に、妊娠前の body mass index（BMI）を算定して体格を評価することで、妊婦のリスクを推定できる。また、適切な栄養指導を行うことにより、良好な妊娠予後に導くことができる可能性が期待される。

妊娠中の極端な体重増加不良は、低出生体重児を出産するリスクとなる可能性がある。一方、急激な体重増加が妊娠高血圧症候群における全身浮腫の指標の一つとなる場合もある。妊婦の体重の変化を知ることが、妊婦に起こる合併症診断の一助となる可能性がある。

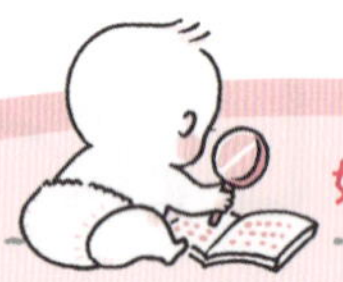

妊婦さんに 伝えておきたい ことはこれ！

- **まず、妊娠前の体格を正しく振り返ることから始めます。そこから妊娠中の体重増加量の目安を知り、適切な食生活の指導を受けることが期待されます。**
- **妊娠中の食事の基本は、バランスの取れた栄養素の摂取を心掛けることです。体重の変化は栄養管理の指標の一つであると認識しましょう。**

ガイドラインでの推奨

CQ002

・（妊娠初期に）以下の計測を行う。（B）
体重、血圧、尿蛋白半定量、尿糖半定量

CQ001

・健診ごとに、体重・血圧の測定、子宮底長（おおむね妊娠 16 週以降）、尿検査（糖・蛋白半定量）、児心拍確認、浮腫（体重推移）の評価を行う。（B）

身長については、解説において「自己申告による妊娠前体重より BMI（体重〔kg〕/ 身長〔m〕^{2}）を算出し、適切な栄養指導を心掛ける」と記載されている。

検査の進め方

実施時期

初診時および健診ごと、分娩時。

検査の進め方

1．初診時に身長・体重を測定する。同時に妊娠前体重を問診し、BMI（体重〔kg〕/ 身長〔m〕^{2}）を算出する。

2．健診ごとに体重測定を行う。

数値をどう読む？ どう考える？

基準となる値

● 妊娠前 BMI による体格の評価 表

● 妊娠中の体重増加 表

検査値の解釈と注意点

表 のように、妊娠前の体格評価や妊娠による体重増加の推奨値に関しては、複数の異なる見解がある。各妊婦が抱える問題点、求めるエンドポイントを考慮し、どの基準を参考にするかを慎重に判断する必要がある。

表　相異なる妊娠中の体重増加の推奨値とその目的

	妊娠前の体格	体重増加の推奨値[a]	目的
日本産科婦人科学会周産期委員会（1997 年）[b]	BMI ＜ 18； BMI 18 ～ 24； BMI ＞ 24；	10 ～ 12kg 7 ～ 10kg 5 ～ 7 kg	妊娠中毒症[c]の予防
厚生労働省「健やか親子 21（2006 年）」	BMI ＜ 18.5（やせ）； BMI 18.5 ～ 25（普通）； BMI ≧ 25（肥満）；	9 ～ 12kg 7 ～ 12kg 個別対応	適正な出生体重[d]
日本肥満学会「肥満症診断基準 2011」（2011 年）[e]	BMI ＜ 18.5（やせ）； BMI 18.5 ～ 25（標準）； BMI ≧ 25（肥満）；	9 ～ 12kg 7 ～ 12kg 個別対応（5 kg 程度が一応の目安）	産科的異常の減少[f]
米国 Institute of Medicine（IOM）（2009 年）	BMI ＜ 18.5（やせ）； BMI 18.5 ～ 25（普通）； BMI 25 ～ 30（overweight）[g]； BMI ≧ 30（肥満）；	12.7 ～ 18.1kg 11.3 ～ 15.9kg 6.8 ～ 11.3kg 5.0 ～ 9.1kg	適正な出生体重[h]

a）自己申告による妊娠前の体重を基に算定した BMI を用いる。
b）日本妊娠高血圧学会による妊娠高血圧症候群管理ガイドライン（2009）においても日本産科婦人科学会と同様の立場を取っているが、厚生労働省「健やか親子 21」を紹介している。
c）現在の妊娠高血圧症候群と診断基準が異なる。
d）妊娠 37 ～ 41 週において出生体重 2,500 ～ 4,000g を目標として設定。
e）日本肥満学会は、この基準の根拠は必ずしも十分でないとの立場である。
f）日本肥満学会は、「5 kg 程度が一応の目安」とした根拠として、「体重増加の制限により産科的異常の減少が得られる」という立場を取っている。
しかし、その根拠として厚生労働省「健やか親子 21（2006 年）」のみを引用している。
g）BMI 25 ～ 30 は米国では overweight（WHO 基準では preobese）であり、BMI 30 以上から肥満となる。
h）妊娠 39 ～ 40 週において出生体重 3,000 ～ 4,000g を目標として設定。

（文献 1 ～ 6 より引用改変）

ピットフォール

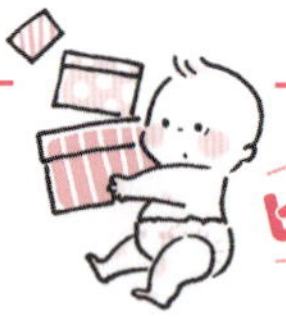

体重管理のデメリット

近年、わが国では厳格な体重管理を行う傾向にあったが、2008 年の英国のガイドラインでは、初診時に身長・体重を測定して評価を行い、痩せや肥満など栄養状態に問題がある場合のみ定期的に体重測定を行い、通常の妊婦健診では体重を測定しないことを推奨している。これは、定期的な体重測定は妊婦に不必要な心配を与えるにすぎず、メリットがないためである[7]。

一方、わが国の妊婦は妊娠中の体重管理に関し、何らかのアドバイスを求めることが少なくない。痩せと肥満の周産期事象に関わるリスクを踏まえて、妊婦の不安感を不必要に助長しないような介入が必要である。

異常を示したら？

⊙妊娠前の痩せ

妊娠前に過度の痩せであった場合、消化器や内分泌疾患、精神科疾患などの基礎疾患のスクリーニングが必要である。また、妊娠した際にも切迫早産、早産、低出生体重児分娩リスクが高くなるという報告がある[8]。

⊙妊娠前の肥満

過度の肥満は排卵障害の原因となり、不妊外来を受診することも多い。その際は、まず減量を指示する。わが国における肥満妊婦の大半は単純性肥満であるが、極端な場合は内分泌疾患などのスクリーニングを行う。

肥満女性の妊娠は妊娠糖尿病、妊娠高血圧症候群、緊急帝王切開、分娩後大量出血、巨大児などのリスクが高い傾向があり、慎重な管理を要することを知っておく[9]。しかしながら、肥満妊婦の妊娠中体重増加に関しては、日本での大規模統計に基づいた指針は確立されておらず、個別の対応が必要である。

⊙妊娠期間中の体重増加不良

妊娠初期に著明な体重減少がある場合は、つわり症状や飲水・摂食状況を問診する。軽症であれば少量頻回の食事摂取と水分補給を促す。5％以上の体重減少、経口水分摂取困難、尿中ケトン体強陽性が続く場合などには輸液療法が選択肢となる。

妊娠中期・後期は食生活やライフスタイルを再度確認し、栄養指導を含めた保健指導を行う。また妊娠前と同様、基礎疾患合併の可能性にも留意する。

⊙妊娠期間中の体重増加過剰

不適切な食事摂取に伴うものが多く、持続的な栄養管理が必要である。前述したように、急激な体重増加は妊娠高血圧症候群における全身浮腫を反映していることもあり、血圧・尿化学検査結果も確認する。

引用・参考文献

1）日本産科婦人科学会／日本産婦人科医会編．“CQ010：妊娠前の体格や妊娠中の体重増加量については？”．産婦人科診療ガイドライン産科編 2017．東京，日本産科婦人科学会，2017，53-7.
2）中林正雄．妊娠中毒症の栄養管理指針．日本産科婦人科学会雑誌．51，1999，N-507-10.
3）日本肥満学会編．肥満症治療ガイドライン．肥満研究臨時増刊号．2006，76-8.
4）日本肥満学会編．肥満症治療ガイドラインダイジェスト版．東京，協和企画，2007，125-6.
5）厚生労働省．妊産婦のための食生活指針「健やか親子 21」推進検討会報告書．2006. http://www.mhlw.go.jp/houdou/2006/02/h0201-3a.html（参照 2018-07-04）
6）Weight Gain During Pregnancy : Reexamining the Guidelines. Report Brief, Institute of Medicine National Academies, 2013. https://www.nap.edu/catalog/12584/weight-gain-during-pregnancy-reexamining-the-guidelines（参照 2018-07-04）
7）National Collaborating Centre for Women's and Children's Health. Antenatal care : routine care for the healthy pregnant woman. Clinical Guideline. London, RCOG Press, 2008, 114-5. https://www.nice.org.uk/guidance/ph27/chapter/1-Recommendations#recommendation-2-pregnant-women（参照 2018-07-04）
8）Ehrenberg HM, et al. Low maternal weight, failure to thrive in pregnancy, and adverse pregnancy outcome. Am J Obstet Gynecol. 189, 2003, 1726-30.
9）Weiss JL, et al. Obesity, obstetric complications and cesarean delivery rate-a population-based screening study. Am J Obstet Gynecol. 190, 2004, 1091-7.

●幸村友季子　●村松慧子　●伊東宏晃

1-② 理学所見
血 圧

検査の目的

妊娠高血圧症候群（hypertensive disorders of pregnancy；HDP）、子癇、脳卒中の発症を防止することが最大の目的である。

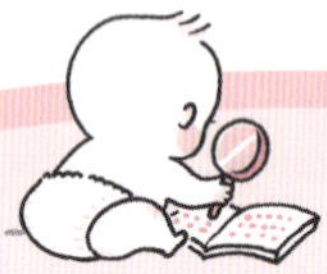

妊婦さんに 伝えておきたい ことはこれ！

- 妊娠高血圧症候群の予知に家庭血圧は有用です。
- 家庭血圧 135/85mmHg 以上は異常です。
- 分娩時に初めて高血圧を認めることがあります。

ガイドラインでの推奨

CQ001

- 妊婦健診ごとに、体重・血圧の測定、子宮底長、尿検査、児心拍確認、浮腫の評価を行う。（B）

CQ309-4

- 妊婦が分娩のために入院した時には血圧測定と尿中蛋白半定量検査を行う。（B）
- 入院から分娩終了までの間に適時血圧を測定する。（C）
- 特に妊娠高血圧症候群妊婦、入院時に高血圧を示した妊婦においては、陣痛発来後は定期的に血圧を測定する（測定間隔は 2 時間以内）。（B）
- 医師に対して報告すべき血圧値を事前に設定しておく。（B）
- 分娩中に頭痛、視覚障害、意識障害、あるいは上腹部痛を訴えた場合には血圧を測定する。（B）
- 収縮期血圧 160 〜 179mmHg あるいは拡張期血圧 110 〜 119mmHg が反復して認められた場合、降圧薬による降圧治療、硫酸マグネシウムによる痙攣予防、あるいは両者の併用を行う。（C）
- 収縮期血圧 180mmHg 以上あるいは拡張期血圧 120mmHg 以上が反復して認められた場合、高血圧緊急症と診断して速やかに降圧治療を開始し、硫酸マグネシウムによる痙攣予防を行う。（B）

検査の進め方

実施時期

妊娠中、分娩時、産褥期すべての時期。

検査の進め方

妊娠中は妊婦健診時に外来血圧を測定する。本来は水銀血圧計による測定が基本であるが、簡便性と水銀の問題から自動血圧計が汎用されている。血圧は変動性が高いため、複数回測定の平均値をとるのが理想であるが、少なくとも高値を示す場合は再度測定し全値を記載するのが望ましい。妊娠高血圧症候群や分娩時高血圧のハイリスク群では家庭血圧測定（home blood pressure monitoring；HBPM）を積極的に行う。ガイドラインCQ309-4では、分娩目的入院時は全例において血圧測定を行い（推奨B）、入院から分娩終了までの間に適時血圧を測定（推奨C）、特に妊娠高血圧症候群妊婦、入院時に高血圧を示した妊婦においては、陣痛発来後は2時間以内の間隔で血圧を測定する（推奨B）ことを求めた。産後血圧が高値を示す場合は、退院後もHBPMを指導する。

数値をどう読む？ どう考える？

基準値／正常所見

- 外来血圧正常値＝140/90mmHg未満
- 家庭血圧正常値＝135/85mmHg未満

検査値の解釈と注意点

⊙妊娠期

妊婦健診での高血圧スクリーニングは診察室（病院内）での血圧測定で行い、血圧≧140/90mmHgを認めた場合、高血圧あるいは白衣高血圧と判断する。高血圧は診察室血圧と診察室外血圧により、高血圧、白衣高血圧、仮面高血圧に分類される。高血圧は「診察室血圧、家庭血圧、24時間自由行動下血圧ともに高血圧基準を満たす場合」、白衣高血圧は「診察室血圧が高血圧基準を満たすが、家庭血圧や24時間自由行動下血圧が正常の場合」と定義される。なお、高血圧基準値は診察室血圧（≧140/90mmHg）、家庭血圧（≧135/85mmHg）、24時間自由行動下血圧（≧130/80mmHg）で異なる。

妊娠中の家庭血圧測定は外来診療における高血圧の鑑別診断、さらに妊婦健診時以外の血圧推移の評価に有用と考えられる。妊娠中における家庭血圧の高血圧基準値は定まっていない。受診医療機関へ連絡するべき家庭血圧値を設定しておくことが望ましい。

ピットフォール

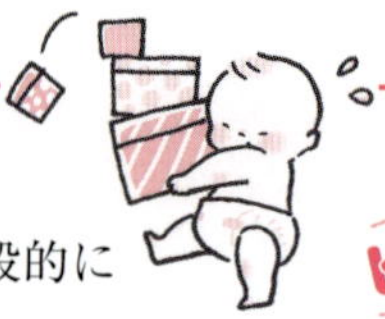

白衣高血圧

白衣高血圧は妊娠高血圧症候群に比較して一般的に母児の予後は良好であるが、白衣高血圧の8%が妊娠高血圧症候群に移行したとの報告もあり[1)]、白衣高血圧であっても継続的な血圧推移の観察が望ましい。

高血圧を認めた妊婦が妊娠高血圧症候群であるかについて、2018年に変更された日本産科婦人科学会による「妊娠高血圧症候群の定義分類」[2)]に沿って診断する。定義分類の変更ポイントは、英語表記がpregnancy induced hypertension（PIH）からhypertensive disorders of pregnancy（HDP）になったこと、病型分類から子癇を削除し高血圧合併妊娠を加えた4病型としたこと、高血圧に母体の臓器障害や子宮胎盤機能不全を認める場合は蛋白尿がなくても妊娠高血圧腎症としたこと、早発型の定義を海外に合わせて妊娠34週未満に発症したものとしたことである。

◉分娩期

妊娠中に妊娠高血圧症候群を認めずに経過したにもかかわらず、陣痛発来後に初めて高血圧を発症する場合がある（labor onset hypertension；LOH）。妊娠中に妊娠高血圧症候群を認めなかった妊婦1,349例を対象としたわれわれの検討では、76%は分娩Ⅰ～Ⅱ期において陣痛間欠時収縮期血圧＜140mmHgで推移したが、18%は160mmHg＞収縮期血圧≧140mmHg、5%は180mmHg＞収縮期血圧≧160mmHg、1%は収縮期血圧≧180mmHgを示した[3)]。

ガイドラインCQ309-4では陣痛発来後に初めて高血圧を呈する症例があることを認識することと同時に、全症例において入院から分娩終了までの間に適時血圧測定を行うことを勧めた（推奨C）。特に妊娠高血圧症候群妊婦、入院時に高血圧を示した妊婦においては定期的（2時間以内間隔）血圧測定を勧めた（推奨B）。分娩中の血圧上昇は子癇や脳卒中（脳出血、脳梗塞）の危険因子の可能性があり、医療介入が必要となる場合がある。入院中妊婦において、新たに高血圧が確認されたらただちに医師に伝えさせる。報告義務血圧カットオフ値は各施設において事前に設定しておく。医師は医療介入の要否について判断することになる。ガイドラインCQ309-4では、報告義務血圧カットオフ値は各施設において事前に設定しておくとした（推奨B）。

異常を示したら

ガイドラインCQ309-1～4にあるように、血圧160/110mmHg以上の場合には、硫酸マグネシウム（$MgSO_4$）を用いた痙攣予防や降圧薬による高血圧軽症レベル（140～159mmHg/90～109mmHg）までの降圧を考慮する。降圧薬の子癇予防効果は確認されていないが、$MgSO_4$の子癇予防効果は確認されている[4)]。

高血圧緊急症は、高度な血圧上昇（180/120mmHg以上）によって、脳心腎大血管などの標的臓器に急速に障害が生じる切迫した病態とされ、子癇がこれに該当する[5)]。高血圧緊急症では、入院治療と緊急な降圧治療が原則である。分娩時の降圧目標は、子宮収縮間欠時において軽症レベル（140 ～ 160/90 ～ 110mmHg）を基準とするが、過度な降圧は子宮胎盤循環の低下を招き、胎児機能不全を惹起させる可能性がある。妊娠高血圧症候群病態下での分娩子癇は極めて厳重な降圧管理が求められ、迅速な分娩が完遂できない場合は降圧管理の限界と考え、緊急帝王切開と術中術後の厳密な降圧管理が望ましい。

引用・参考文献

1）Brown MA, et al. The natural history of white coat hypertension during pregnancy. BJOG. 112, 2005, 601-6.

2）渡辺員支．妊娠高血圧症候群定義・臨床分類の up to date．日本産科婦人科学会雑誌．70, 2018, 1148-57.

3）Ohno Y, et al. The risk factors of labor onset hypertension. Hypertens Res. 39, 2016, 260-5.

4）Sibai BM. Diagnosis, prevention, and management of eclampsia. Obstet Gynecol. 105, 2005, 402-10.

5）Chobanian AV, et al. Seventh report of the Joint National Committee on prevention, detection, evaluation, and treatment of high blood pressure. Hypertension. 42, 2003, 1206-52.

●大野泰正

1-③ 理学所見
腹囲・子宮底長・胎位・胎向

検査の目的

子宮内の胎児が元気であること（well-being）を確認する方法として、最も簡便な方法が子宮底長の計測である。妊婦の体格と関係なく、子宮底長は胎児の大きさを直接反映するため、子宮底長の計測により、胎児発育を推定できる。これと同時に腹囲も計測されることが多いが、腹囲は継時的な変化を追うのに適しており、羊水過多のときなどに有用な場合がある。

また、胎児心拍を確認するのにドプラやトラウベを使用する場合、胎児心臓の真上に機器を当てなければならないが、腹部触診時に、レオポルド触診法を行えば、子宮内の胎児の向きや姿勢（胎位・胎向）が確認でき、胎児心臓位置の推定に有用である。

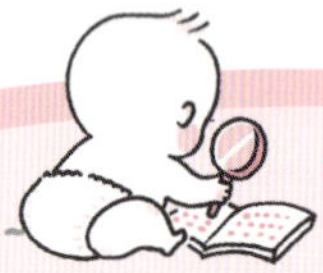

妊婦さんに伝えておきたいことはこれ！

- 毎回の妊婦健診で腹囲と子宮底長を測り、赤ちゃんの発育を推察します。腹囲は体格による個人差があり、人と比べるものではありませんが、子宮底長は、週数によって正常値がだいたい決まっています。
- 赤ちゃんの向きや姿勢も腹部触診で確認します。
- 上記のいずれかにおいて異常を疑ったときは超音波検査で精査します。

ガイドラインでの推奨

CQ001

- 定期的に妊婦健診を行い、切迫流・早産、糖代謝異常、妊娠高血圧症候群、胎児機能不全、胎児異常（胎児発育不全、胎位などの異常）、付属物の異常（羊水量、胎盤位置など）の早期発見に努める。(A)
- 健診ごとに、体重・血圧の測定、子宮底長（おおむね妊娠 16 週以降）、尿検査（糖・蛋白半定量）、児心拍確認、浮腫（体重推移）の評価を行う。(B)

以上のようになっているが、解説では、「毎回超音波検査を実施する場合、子宮底長測定は省略可能」、「腹囲測定は腹囲測定はその有用性が不明なので省略可能」としている。

検査の進め方

実施時期

13 ～ 19 週以降、37 週頃まで。

検査の進め方

1. 妊婦を仰臥位にして膝を伸ばす。
2. 腹囲は、臍の位置で計測する手技と、腹部の最も太い部分を計測する手技との 2 つの方法があるが、一定の方法で計測するよう注意する。
3. 子宮底長は恥骨上縁から、子宮底までの長さを計測する。
4. レオポルド触診法を行う。第一段で、子宮底の位置と形を確認し、第二段で、胎向を確認する。第三段で、胎児下降部の性状と浮球感などを診察し、第四段で下降部の骨盤内進入状況を確認する。胎位・胎向を知るためのみであれば、第二段もしくは第三段までで十分である 図 。

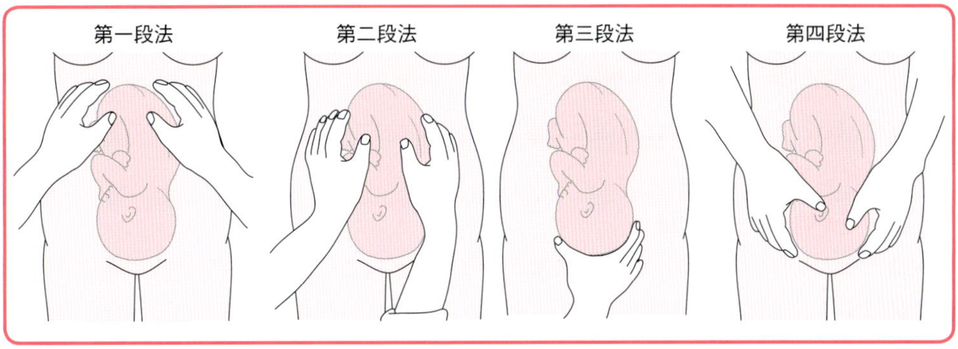

図 レオポルド触診法

数値をどう読む？ どう考える？

基準となる値

- 腹囲：個人差が著しく、絶対的な基準値はない。
- 子宮底長：週数ごとに正常値があるので参照するが 表 、簡易計算式（妊娠 4、5 か月：妊娠月数× 3、妊娠 6 か月以降：妊娠月数× 3 ＋ 3）を覚えておいてもよい。
- 胎位・胎向：健診のたびに診療録に記載する。30 週以降は頭位が正常である。

表 単胎妊娠における子宮底長の目安

妊娠月数	子宮底長	簡易計算式
第４月末	12cm	（妊娠月数×３）
第５月末	15cm	
第６月末	21cm	（妊娠月数×３＋３）
第７月末	24cm	
第８月末	27cm	
第９月末	30cm	
第10月末	33cm	

検査値の解釈と注意点

腹囲は、健診ごとに増加していることを確認する。増加がないときは胎児発育不全を、急激な増加があるときは、羊水過多を疑う。

子宮底長が週数に対して過小なときは胎児発育不全を、過大なときは巨大児を疑う。羊水過少、羊水過多の可能性も考慮する。

骨盤位、横位などの場合は、次項に述べるように、施設の取り決めや主治医の判断に従って適切な対応を行う。

異常を示したら？

腹囲が増大しないときや、異常な増大を示したときは、超音波検査で胎児の状態と羊水量を確認する。子宮底長が週数通りの値を示さないときも同様である。

胎位・胎向の異常を疑うときは、超音波で確認する。胸膝位の指導を行ったり、外回転を考慮したりする場合もある。分娩時に骨盤位のときは、骨盤位牽引術を行うのか、帝王切開を行うのか、状況に応じて判断する必要がある。

●下平和久

1-④ 尿検査 糖・蛋白

検査の目的

「妊娠時に診断された明らかな糖尿病（overt diabetes in pregnancy）」（すなわち糖尿病合併妊娠）、妊娠糖尿病、妊娠蛋白尿、妊娠高血圧腎症の診断に有用である。

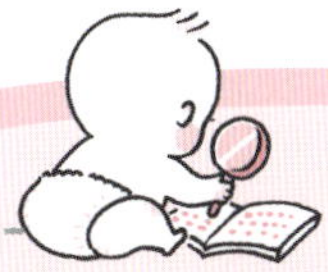

妊婦さんに伝えておきたいことはこれ！

- **尿糖が半定量検査で陽性の場合には、精密検査（75g ブドウ糖負荷試験）が考慮されます。**
- **尿蛋白が半定量検査で陽性（1＋が2回連続または2＋以上）の場合には、精密検査（随時尿中の蛋白 / クレアチニン比測定）が行われます。**
- **尿蛋白が精密検査で陽性の場合には、2週間程度で高血圧が出現することがあります。**

ガイドラインでの推奨

CQ002

・妊娠初期に尿蛋白半定量、尿糖半定量の計測を行う。（B）

CQ001

・健診ごとに、尿検査（糖・蛋白半定量）の評価を行う。（B）

検査の進め方

実施時期

簡単な検査であるが情報量が多く、また糖尿病や妊娠高血圧症候群の診断に有用なので、初診時から分娩まで健診ごとに毎回行う。

検査の進め方

尿中蛋白半定量が陽性（1＋が2回連続または2＋以上）の場合には、引き続き尿中蛋白定量を行う。随時尿中の蛋白 / クレアチニン比測定は、24時間蓄尿の代替としての価値が認められている。蛋白 / クレアチニン比測定は、尿中蛋白半定量の検査後に残っている随時尿で施行可能である。

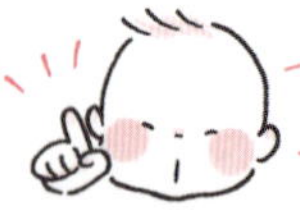

コツ!

尿蛋白半定量検査時の残尿の取り扱い

尿中蛋白半定量が陽性の場合には、検査後に残っている尿を尿中蛋白定量や尿蛋白/クレアチニン比測定に使用できるので、すぐに破棄しない。

数値をどう読む？ どう考える？

基準となる値

- 尿糖・尿蛋白ともに陰性

検査値の解釈と注意点

⊙尿糖

尿糖陽性のみでは、「妊娠時に診断された明らかな糖尿病」（糖尿病合併妊娠）や妊娠糖尿病とは診断できない。診断のためには、精密検査が必要である。

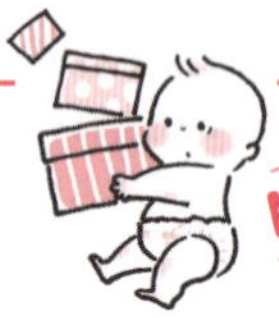

ピットフォール

尿糖半定量は偽陽性が少ない

尿糖は、個人差はあるが血糖値が 160 ～ 180mg/dL 程度を超えないと陽性にならない。正常な妊婦では食後でも血糖値が 180mg/dL を超えることはまずない（ただし、感冒罹患の際には食後に尿糖陽性となる場合があり得る）。したがって尿糖陽性は、半定量を施行したその時点では少なくとも正常範囲を超えた高血糖であったことを示している。

⊙尿蛋白

正常妊婦の約 4 名に 1 名が、妊娠 30 ～ 36 週の間に妊婦健診で少なくとも 1 回の Dipstick test 陽性を示す。これら 1 回のみ陽性の場合の有意な蛋白尿検出は病的意味を持たない。ただし、2 回連続の妊婦健診で Dipstick test 陽性の場合、精密検査が必要である。

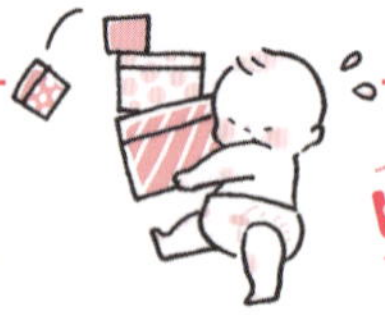

ピットフォール

尿中蛋白半定量は偽陽性が多い

尿中蛋白半定量に広く用いられている、いわゆるテステープ法（Dipstick test）は蛋白濃度が 30mg/dL で陽性となるよう設定されているが、実際にはもっと低い濃度から陽性となり、偽陽性率が高い。そのため、結果が 1 +（陽性）であっても精査（尿中蛋白定量）されずに経過観察とされる場合が多い。しかし、経過観察中に急性増悪する妊婦がいるので注意を要する。

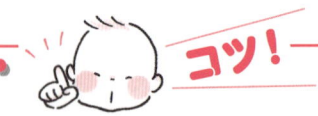

尿中蛋白陽性のみ（妊娠蛋白尿）では
妊娠高血圧症候群とは診断されない

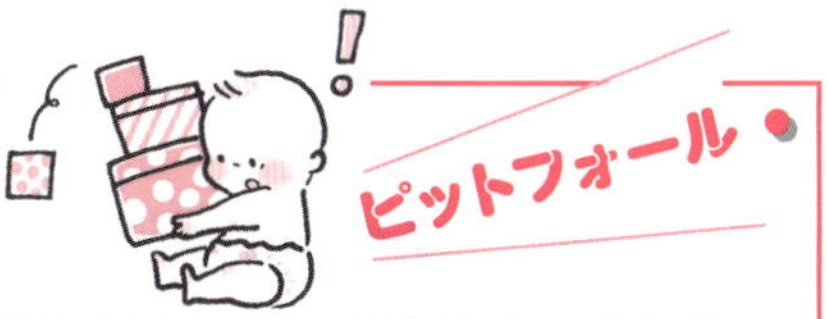

高血圧がない場合、有意の蛋白尿が出現した妊娠蛋白尿では、妊娠高血圧症候群に分類されない。2018年に妊娠高血圧症候群の定義ならびに診断基準が改定されたが，この点に関して変更はない．これは、欧米では妊娠高血圧腎症において、蛋白尿は高血圧に引き続いて出現すると考えられてきたためである。しかし、実際には有意の蛋白尿が高血圧に先行して出現する妊娠高血圧腎症が存在する。

異常を示したら？

⦿尿糖

強度尿糖陽性もしくは2回以上の尿糖の反復がある場合は、可及的75g経口ブドウ糖負荷試験（oral glucose tolerance test；OGTT）を行うことが重要である。

妊娠糖尿病を診断ならびに治療する目的は、なるべく早い妊娠週数より血糖コントロールを行い、巨大児を少なくして分娩時障害（肩甲難産などによる新生児死亡や新生児中枢神経後遺症）などを減少させることにある。なお、器官形成期（妊娠4～7週）より以前から治療を開始しなければ、耐糖能異常（特に「妊娠時に診断された明らかな糖尿病」）による胎児奇形の発症は予防できない。妊娠初期に強度尿糖陽性もしくは2回以上の尿糖の反復がある場合は、可及的75gOGTT施行による早期の診断・治療が重要である。

⦿尿蛋白

妊婦健診でDipstick test 1＋以上が2回続けて認められた場合には、確認検査である24時間蓄尿あるいは随時尿での蛋白 / クレアチニン比測定を実施すべきである。2018年に行われた妊娠高血圧症候群の定義ならびに診断基準の改定に伴い，陽性は「0.27以上」から「0.3以上」に変更となった．

妊娠蛋白尿と診断された後に高血圧が出現し妊娠高血圧腎症と診断されるまでの期間、あるいは、妊娠高血圧と診断された後に蛋白尿が出現し妊娠高血圧腎症と診断されるまでの期間はともに2週程度で、さらに妊娠高血圧腎症の診断後1～2週程度で分娩が必要となる。時には急激に増悪し、妊娠蛋白尿と診断された後に1週間以内に分娩が必要となる場合がある。このようなことから、有意の蛋白尿の発症時期を正しく診断することは、臨床において極めて重要である。

引用・参考文献

1）日本産科婦人科学会／日本産婦人科医会編．“CQ001：特にリスクのない単胎妊婦の定期健康診査（妊婦健診）は？”．産婦人科診療ガイドライン産科編2017．東京，日本産科婦人科学会，2017, 1-4.

2）日本産科婦人科学会／日本産婦人科医会編．“CQ002：妊娠初期に得ておくべき情報は？”．前掲書1．5-7.

●森川 守

1-⑤ 血液検査
血液型・不規則抗体

検査の目的

血液型は輸血を施行する際に必要である。産科は「Obstetrics is bloody business」と言われ、大量出血がしばしば起こり輸血施行が必要になるが、その時期は予想できないため、妊娠初期に検査する必要がある。血液型ではABO式血液型が一般的である。また、ABO式血液型不適合妊娠は胎児の溶血性疾患の原因となる場合があるが、胎児の貧血の程度は軽くほとんどは無症状である。

不規則抗体とは、赤血球に対する抗体のうちABO式抗体（抗A抗体、抗B抗体）以外の抗体をいう。日本において不規則抗体を持っている妊婦は2～3%と言われている。産科で最も問題となる抗体はD(Rh0)因子である。Rh(D)式不適合妊娠は児の溶血性疾患（胎児の溶血性貧血、免疫性胎児水腫、新生児溶血性疾患）の原因となるため、妊娠初期に検査する必要がある。また日本人では、Rh(D)陰性は0.5%程度とまれである。輸血の際にRh(D)陰性の血液を確保することは容易でない場合がある。

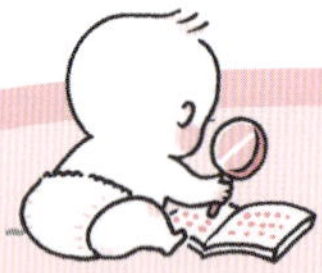

妊婦さんに伝えておきたいことはこれ！

❶ 妊娠初期の血液型・不規則抗体のスクリーニングは公費負担で行われます。

❷ 母体の不規則抗体が陽性であっても、必ずしも児の溶血性疾患が起こるというわけではありません。陽性の場合には、児の溶血性疾患の原因になり得るタイプかどうかは抗体によって異なります。

❸ 不規則抗体が陽性の母体に輸血する場合には、その不規則抗体によって溶血しない血液を選んで輸血する必要があります。

ガイドラインでの推奨

CQ003

・妊娠初期に、ABO式血液型、Rh式血液型、不規則抗体スクリーニング（間接クームス試験など）の検査を行う。(A)

CQ008-1

・（抗D抗体以外の）間接クームス試験を含む不規則抗体スクリーニング検査が陽性となった場合、不規則抗体の種類（特異性）を検索する。(B)

・（抗 D 抗体以外の）不規則抗体が溶血性疾患の原因となり得る IgG 抗体（表 参照）の場合には、抗体価を測定する。（B）

CQ008-2

・抗 Rh（D）抗体陰性の場合、妊娠 28 週前後および分娩後に抗 Rh（D）抗体の有無を確認する。（B）

・抗 Rh（D）抗体陽性の場合、妊娠後半期は 4 週ごとに抗 Rh（D）抗体価を測定する。（B）

表　胎児・新生児溶血性疾患の原因となる抗 D 抗体以外の不規則抗体

重要	c、K、Ku、k、Js^b、Jk^a、Fy^a、Di^b、U、PP_1P^k(p)、anti-nonD(-D-)
可能性あり・高い	E、Kp^a、Kp^b、Js^a、Di^a、M
可能性あり・低い	C、C^w、e、Jk^b、Fy^b、S、s、LW、Jr^a
関与しない	Le^a、Le^b、Lu^a、Lu^b、P_1、Xg^a、KANNO

（文献２、３より引用改変）

検査の進め方

実施時期

・血液型：妊娠初期（4 ～ 12 週）

・不規則抗体：妊娠初期（4 ～ 12 週）；Rh（D）陰性妊婦の場合：28 週頃、分娩後

検査の進め方

血液型の検査では、採血して ABO 式血液型の判定を行う。赤血球の表面に A 抗原があると A 型、B 抗原があると B 型、A と B 両方の抗原があると AB 型、両抗原がないと O 型となる。

D（Rh0）因子では Rh（D）式血液型の判定を行う。Rh（D）式血液型は赤血球上に存在する抗原 C、c、D、E、e の 5 つの因子によって識別される血液型をいう。最も抗原性が高いのは D 抗原である。そのため、一般に Rh 式血液型でいう陽性・陰性は D 抗原の有無のことを指し、それぞれ Rh 陽性、Rh 陰性で表す。

不規則抗体の検査では、採血し血漿中に D（Rh0）因子を含む主な抗原に対する抗体を有しているか判定する。

妊娠初期に抗 Rh（D）抗体陰性の場合、妊娠 28 週前後かつ分娩後に抗 Rh（D）抗体陰性を確認する。抗 Rh（D）抗体陽性の場合、妊娠後半期は 2 週ごとに抗 Rh（D）抗体価を測定する。

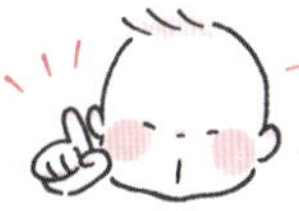

コツ！

不規則抗体陽性のときの追加検査

IgM 抗体（抗 A 抗体や抗 B 抗体、日本人に多い Lewis 抗体である Le^a、Le^b など）は胎盤通過性を持たないのに対し、IgG 抗体（抗 D 抗体など）は胎盤通過性を持つ。母体血漿中に IgG の不規則抗体が存在する場合、抗体は胎盤を通過する。胎児が対応する赤血球抗原を有していると、胎児の赤血球を破壊し、溶血性疾患を引き起こ

すことがある。その際、母体血漿中のIgG抗体の抗体価が高いほど児に溶血性疾患が起こりやすい。Rh(D)陰性妊婦で母体血清中の抗D抗体の存在を調べる際、抗体価を同時に測定することが重要である。また、抗D抗体以外の不規則抗体でも、IgG抗体の場合には同様に抗体価を同時に測定する必要がある。

数値をどう読む？ どう考える？

基準となる値

- ABO式血液型の判定：A型、B型、AB型、O型
- Rh式血液型（抗D抗体の存在）の判定：Rh(D)陽性、Rh(D)陰性
- 抗D抗体以外の不規則抗体（間接クームス試験を含む）の判定：陰性、陽性

検査値の解釈と注意点

ABO式血液型不適合妊娠は、母体がO型で、胎児がA型またはB型の場合の0.7～2%に発生する。これはO型の血漿中に抗A抗体と抗B抗体が存在し、その中に極少量のIgG分画に属する抗体（IgGサブクラス抗体）が含まれている場合があるためで、母体が妊娠前から持つ自然抗体で起こるので初回妊娠でも起こり得る。しかし、A型やB型の母体にはIgGサブクラス抗体がほとんどないので、抗B抗体や抗A抗体の胎児への移行はほとんど起こらない。

Rh(D)陰性の場合でも、通常は生まれつきD抗原に対する自然抗体を持たない。そのため、通常ではRh式血液型不適合妊娠による胎児への影響は、第2児以降の分娩かD抗原に何らかの形で感作（自然流産や人工妊娠中絶、分娩時の母児感作など）した場合に起こる。胎児から母体への血液流入は妊娠初期から起こっており、胎児血が母体に移行する量は妊娠週数が進むとともに増加する。また、分娩時の胎盤剝離によってほぼ全例で胎児血は母体血に移行する。そのため、妊娠回数を重ねるごとに母体のD抗原への感作率は高くなる。

抗D抗体以外の不規則抗体は数百種類あると言われている。すべての抗体を調べることは困難であり、主要な不規則抗体のみの判定が行われるのが一般的である。したがって間接クームステストが陽性になっても（抗原抗体反応で溶血が起こっても）、まれな不規則抗体の場合には、その種類が特定できない場合がある。その際には日本赤十字社の血液センターに問い合わせることも考慮する。

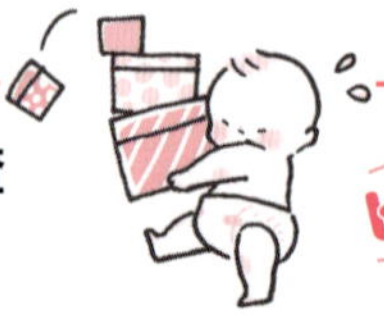

ピットフォール

抗Dヒト免疫グロブリン投与後の不規則抗体検査

妊娠28週前後に間接クームス試験で抗D抗体陰性を確認し、インフォームドコンセント後に母体感作予防目的で抗Dヒト免疫グロブリンを投与した場合、その後の分娩時（妊娠36～37週前後）での間接クームス試験

で抗 D 抗体が陽性になることがしばしばある。これは抗 D ヒト免疫グロブリンを投与したためのブースター効果であり、母体の D 抗原への感作が生じたわけではない。最終的には産後に再度間接クームス試験を行い、抗 D 抗体陰性を確認する必要がある。

ピットフォール

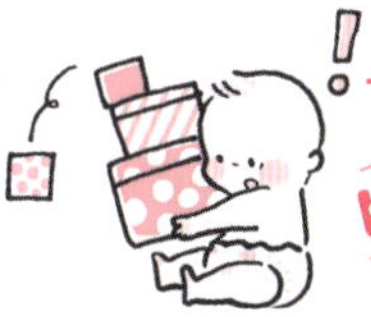

D 抗原と D 抗原以外の抗原（C、c、E、e）を用いた Rh 式血液型

Rh(D) 陰性の場合でも、D 抗原以外の抗原の組み合わせによって、CCEE、CCEe、CCee、CcEE、CcEe、Ccee、ccEE、ccEe、ccee の 9 通りがある。もし母親が Rh(D) 陰性で C 抗原あるいは E 抗原を有さず、父親が Rh(D) 陽性で C 抗原あるいは E 抗原を有していれば、母親は抗 D 抗体以外にも抗 C 抗体や抗 E 抗体を獲得する場合がある。C 抗原や E 抗原は D 抗原に比べ抗原性が弱いとはいえ、ゼロではなく、感作し産生された抗 C 抗体や抗 E 抗体が新生児に移行すれば溶血が起こる場合がある。

異常を示したら？

⊙感作された妊婦の管理

抗 D 抗体陽性の妊婦では抗 D ヒト免疫グロブリンを投与しない。

不規則抗体陽性妊婦で分娩時の出血リスクが高い場合には、自己血貯血や対応抗原陰性の赤血球を準備して分娩に備える。

不規則抗体陽性妊婦に予期せぬ大量出血が起こり、緊急輸血が必要で適応血が間に合わない場合は、母体救命を優先し、やむを得ないので ABO 同型赤血球製剤の使用を考慮する。

⊙胎児の管理

抗 D 抗体の抗体価が 16 倍以上であれば、胎児の溶血性貧血、免疫性胎児水腫の出現に注意する。また、新生児に溶血性貧血や黄疸を併発する可能性が高いので注意する。

1．経腹超音波断層法で胎児中大脳動脈（middle cerebral artery；MCA）のドプラ血流を計測する。胎児貧血になると心拍出量の増加、血液粘稠度の減少が起こることから、胎児貧血症例では中大脳動脈の最高血流速度（middle cerebral artery peak systolic velocity；MCA-PSV）が上昇する（中等度以上の胎児貧血が感度 100%、偽陽性率 12% で検出可能とされる）。

2．MCA-PSV が上昇し胎児貧血の存在が疑わしい場合には、羊水検査または臍帯血検査を行って管理方針を決定する。

①羊水吸光度分析（⊿ OD450 検査）を行う：経腹超音波ガイド下で羊水を採取し、胎児溶血性貧血によって上昇する羊水中のビリルビン様物質の量を測定し、胎児の貧血の程度を推測する。羊水ビリルビン様物質は 450nm の波長において吸光度の

ピークが見られることを利用して測定する。ただし、胎児貧血の可能性を否定するには有効であるが、可能性があっても確定診断には至らない。胎児貧血の確定診断のためには胎児採血が必要である。

②胎児採血を行う：経腹超音波ガイド下で臍帯穿刺により臍帯静脈から臍帯血を採取し、血液型、Hb 値、Ht 値、網状赤血球数を測定する。

③胎児採血で貧血が認められた場合、貧血を是正するために胎児輸血を行う：経腹超音波ガイド下で臍帯静脈内または腹腔内に O 型 Rh(D)陰性の白血球除去濃縮赤血球を放射線照射後に輸血する。

3．分娩時に臍帯血検査を行い最終診断する。

血液型、直接クームス試験、Hb 値、ビリルビン値、網状赤血球数

⦿未感作妊婦の管理

未感作妊婦は、初回妊娠・分娩の際に胎児の D 抗原に感作される可能性があるため、その予防に抗 D ヒト免疫グロブリンを投与する。これにより、次回妊娠時の抗 D 抗体産生を妨ぐことができる。そのため、妊娠 28 週前後かつ分娩後に抗 D 抗体陰性を確認する。抗 D ヒト免疫グロブリン投与スケジュールは下記の通りである。

1．新生児が Rh(D)陽性かつ直接クームス試験陰性であることを確認し、分娩 72 時間以内に感作予防のため母体に抗 D ヒト免疫グロブリンを投与する。直接クームス試験は、新生児の血球に付着した抗 D 抗体の存在を調べる検査で、抗 D 抗体が存在すれば赤血球が凝集し（陽性）、児に溶血性疾患が起こり得る。抗 D 抗体陰性の未感作妊婦でも、新生児が Rh(D)陰性では投与しない。

2．インフォームドコンセント後、妊娠 28 週前後に母体感作予防目的で抗 D ヒト免疫グロブリンを投与する。

3．妊娠 7 週（胎児心拍確認後）以降の自然および人工流産後、異所性妊娠後、羊水穿刺（絨毛生検、胎児血採取）後、腹部打撲後には感作予防のため抗 D ヒト免疫グロブリンを投与する。

引用・参考文献

1）日本産科婦人科学会／日本産婦人科医会編．“CQ003：妊娠初期の血液検査項目は？”．産婦人科診療ガイドライン産科編 2017．東京，日本産科婦人科学会，2017，8-9.

2）日本産科婦人科学会／日本産婦人科医会編．“CQ008-1：（抗 D 抗体以外の）不規則抗体が発見された場合は？”．前掲書 1．41-3.

3）大戸斉．“新生児溶血性疾患と母児免疫”．輸液学．改訂第 3 版．東京，中外医学社，2004，512-21.

4）日本産科婦人科学会／日本産婦人科医会編．“CQ008-2：Rh(D)陰性妊婦の取り扱いは？”．前掲書 1．44-8.

5）日本産婦人科・新生児血液学会編．“血液型不適合ならびに不規則抗体陽性妊娠：病態・妊娠初期の管理／ Rh(D)以外の Rh 血液型不適合妊娠，および抗 Rh 以外の血液型不適合妊娠・新生児への対応”．産婦人科・新生児領域の血液疾患 診療の手引き．2017，167p.

●森川守

1-⑥ 血液検査 血算

検査の目的

妊娠中は、血液の生理的希釈が起こるが、鉄欠乏性貧血も好発する。このため、妊娠中何回か血算を測定する。

このほか、血小板減少性紫斑病（idiopathic thrombocytopenic purpura；ITP）などの血液疾患、感染、血管内脱水などの病態のスクリーニングのためにも必要な検査である。

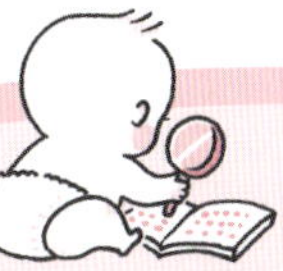

妊婦さんに伝えておきたいことはこれ！

- 妊娠中は貧血が起こりやすく、赤ちゃんの発育に影響が出ることもあります。このため、息切れなどの症状がなくても、妊娠中は必ず何回か血液検査を行います。
- 検査の結果、一般的な貧血（鉄欠乏性貧血）が見つかった場合は、食事療法のみでは不十分で、鉄剤の投与が行われます。
- それ以外の病気が疑われる場合は、必要に応じて精査します。他科の専門医と連携して検査、加療を行う場合もあります。

ガイドラインでの推奨

CQ003

・妊娠初期の血液検査では、以下の項目を行う：血算。（A）

上記のように、血算を測定することは推奨レベル A となっているが、その根拠についての詳細な記述はない。

検査回数に関しては厚生労働省雇用均等・児童家庭局母子保健課長が「平成 25 年 3 月 22 日付け雇児母発 0309 第 1 号（一部改正）」で妊娠初期に 1 回実施すると通知した検査の中に血算が入っているのみである。しかしながら、これは、血算があまりにも基本的な検査であるがゆえに、あえて詳細な記述を避けていることの表れと考えてもよいと思われる。

CQ001 の解説に、表 1 として「本書に掲載する妊婦健診の実施項目と推奨レベル」が掲載されているが、この中で血算は妊娠中 3 回の検査が推奨されている。

検査の進め方

実施時期

妊娠8週頃（妊娠初期）、妊娠24～30週頃、妊娠36～37週頃。

検査の進め方

妊婦健診の検査としては、妊娠初期、妊娠中後期、妊娠後期の3回、血算を提出する。

異常値が見られたときは精査を行う。鉄欠乏貧血と考えられる場合には、保険病名をつけて鉄剤投与を行い、適宜血算を行って反応を確認する。

数値をどう読む？ どう考える？

基準となる値

妊娠が進むにつれ、生理的希釈が起こるので正常値が変化する。下表に大まかな変化を示すので参照されたい 表 。

表 妊婦血算の標準値

	妊娠初期	妊娠中期	妊娠後期
WBC（/mm^3）	5,540～9,280	6,370～10,310	6,200～10,160
RBC（× 10,000/mm^3）	383～453	348～410	354～422
Hb（g/dL）	11.5～13.5	10.7～12.5	10.5～12.3
Ht（%）	34.2～40.0	31.8～37.0	31.7～37.1
MCV（fL）	83.9～93.9	86.0～95.8	83.2～94.6
MCH（pg）	28.1～31.9	28.8～32.4	27.3～31.9
MCHC（%）	32.4～35.0	32.4～35.0	32.0～34.6
血小板（× 10,000/μL）	18.0～29.6	19.2～29.8	17.5～30.1

検査値の解釈と注意点

通常女性のヘマトクリット（Ht）は40％程度であるが、妊娠により希釈が始まり、妊娠後期には単胎で34％程度、多胎では30％程度まで低下する。このため、妊娠後期では、ヘモグロビン（Hb）10.0g/dL未満（Ht 30％未満）を貧血と考える。

鉄欠乏性貧血は小球性低色素性貧血であるため、一般にはHt 30％以下、平均赤血球容積（MCV）79fL未満を基準とする。しかしながら、妊婦の治療は、妊娠の進行による生理的希釈を考慮して決定しなければならない。例えば、妊娠初期にHb 11.5g/dLである場合、生理的希釈が進行するにつれて妊娠後期にはHb 10.0g/dLとなると計算される。このため、妊娠初期であればHb 11.5 g/dL、妊娠中期であればHb 11.0～10.5g/dLを鉄剤投与の基準とする施設が多い。

白血球（WBC）は通常よりも増加するため、感染の判断が困難となる。目安として、10,000/mm^3 を超えた場合は、臨床症状に注意して診察し、必要に応じて他の検査を考慮する。

ヘマトクリットは通常妊娠週数に伴い低下する。一般に 40％を超えているときは慎重に観察し、45％を超えたときには病的状態を考える。高値のときは血液濃縮状態を疑い、血栓性疾患の発生に注意する。特に、妊娠高血圧症候群などで血管内脱水が進んだ場合には上昇するので注意する。

血小板は、大体 150,000/μL 未満で異常と考える。ITP などの血液疾患によるものとともに、HELLP 症候群で低下する場合もあるので注意する。

異常を示したら？

鉄欠乏性貧血は妊娠の進行による生理的希釈を考慮して、妊娠初期では Hb 11.5g/dL、妊娠中期から後期であれば Hb 11.0 ～ 10.5g/dL を鉄剤投与の基準とする。Ht 30％以下、MCV 79fL 未満であれば、鉄欠乏性貧血と診断してもよいが、それ以外の場合は他の疾患も考慮し、鉄剤に対する反応が悪い場合は直ちに精査を開始する。

白血球が 10,000/mm^3 を超えた場合は、臨床症状に注意して診察する。20,000/mm^3 を超えるような上昇が急激にあったときは、急性妊娠脂肪肝などの妊娠疾患も念頭に置き、血小板の低下を確認するとともに、肝機能検査（第 4 章㉞ p.144 参照）、凝固系検査などを行い、超音波断層法などの画像診断も参考にしつつ迅速に診断を付けるよう努力する。

ヘマトクリットが 40％を超えているときは慎重に観察し、45％を超えたときには病的状態を考える。

血小板が 150,000/μL を切った場合は、ITP などの血液疾患を考慮して他科と連携して精査する。季肋部痛などを伴うときは HELLP 症候群を疑い、厳重に警戒しながら生化学検査などを施行して迅速に診断を行う。HELLP 症候群、急性妊娠脂肪肝ともに、肝機能検査の異常値出現に先立って血小板減少が起こる場合が報告されており、注意が必要である。

● 下平和久

1-⑦ 血液検査 風疹抗体価

検査の目的

妊娠初期に初めて風疹に罹患すると、胎児に先天性風疹症候群（congenital rubella syndrome；CRS）が発生することがある。風疹抗体価を検査する目的は以下の２点である。

・抗体陰性や低抗体価の妊婦に対し、妊娠中に風疹に罹患しないよう注意を促し、妊娠終了後の風疹ワクチン接種を勧奨する。

・妊娠初期に風疹にかかった可能性のある妊婦を抽出し、CRS のリスク評価をする。

ただし、抗体価単独でのリスク推測は不可能で、「過去３か月以内に、風疹患者との接触、発疹、発熱、頸部リンパ節腫脹、小児との接触が多い就労があったか」の問診が必須である。

しかし、2012 ～ 2013 年の風疹流行は患者の大半が成人であり、現在では小児との接触は必ずしもリスク因子ではない。

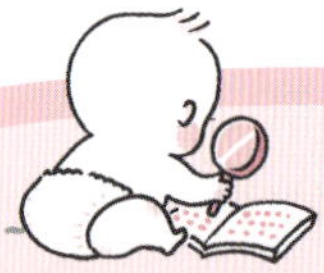

妊婦さんに 伝えておきたい ことはこれ！

① 風疹抗体価は個人差が大きいです。値が高いだけでは心配ありません。

② 身近にいる人が明らかに風疹にかかったり、自分に発疹や発熱が出現したりした場合には、速やかにかかりつけの産婦人科に電話で相談します。産婦人科には他の妊婦がいるので、直接受診することは控えます。

③ 抗体がないか低いと言われたら、妊娠初期は人混みを避け、妊娠終了後に風疹ワクチン接種を受けます（妊娠中は接種を受けられません）。家族に風疹ワクチン接種を受けたことのない人がいれば、受けてもらいましょう。

ガイドラインでの推奨

CQ605

・妊娠初期に、風疹抗体価（HI）測定を行う。(A)

・感染診断検査はペア血清 HI 抗体価および風疹特異的 IgM 抗体価測定を行う。(B)

検査の進め方

実施時期

妊娠初期（4～12週）、できれば初診時。

検査の進め方

1．問診を確認するとともに風疹HI抗体価を測定する。HI法が推奨されているが、EIA法で代用することも可能である。

2．HI抗体価が256倍以上の場合は、HI抗体と風疹特異的IgMを再検査する。

3．問診で風疹罹患の可能性が高いと判断された場合は、1～2週の間隔を置いてペア血清で感染診断する。

数値をどう読む？ どう考える？

基準となる値

- 低抗体価：HI抗体価16倍以下、EIA法（EIA価※）8.0未満
- 再検査対象：HI抗体価256倍以上、EIA法（EIA価）45.0以上
- 風疹特異的IgM：カットオフ値以下が正常（通常0.8未満）
- ペア血清でHI抗体価が4倍以上、あるいはEIA抗体価で2倍以上の上昇を示した場合は有意な上昇と判定する

※ EIA価は、デンカ生研社のEIA測定キットを用いた場合。

検査値の解釈と注意点

妊婦に対する風疹抗体価検査はスクリーニング検査であって、実際に風疹に罹患し症状が出ている患者に対する診断検査とは異なることを念頭に置くべきである。

HI抗体価は個人差が大きく、明らかな症状や風疹流行、患者との接触がなければ、たとえ2,048倍などの高い値でもCRSのリスクが高いとはいえないので、検査結果を伝え再検査を行う際には、妊婦に無用な不安を与えないよう留意する。

再検査でIgMが陽性の場合も、大半が近い時期の感染ではないので注意が必要である（persistent IgM）。

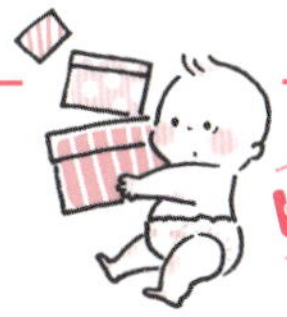

ピットフォール

persistent IgM

初感染では、風疹特異的IgMが陽性になり、約4カ月以内に陰性化するようカットオフ値が設定されており、感染診断の一助として有用である。しかし、近い時期の感染でなくても、長期間IgMが陽性を示す例が知られており、persistent IgMと称される。IgMが陽性の妊婦は約100人中1人くらいの頻度であり、決して珍しいことではない[2)]。こうした例にCRSのリスクはない。IgMが陽性だからといって「あなたは最近風疹にかかった」と断言してはならない。

抗体陰性または低抗体価の妊婦に対しては、これから風疹にかからないよう妊娠24週頃までは人混みを避ける、同居家族に風疹ワクチン未接種者がいれば受けてもらう、などの注意を促し、妊娠終了後に風疹ワクチン接種を受けるよう勧める。風疹HIが8倍未満の抗体陰性者への風疹ワクチン接種は効果が高く、ほぼ100％の者で抗体が陽転するが、8倍、16倍の低抗体価の者に対しては接種しても次回妊娠の際に同程度の抗体価であることが少なくない[1)]。このような場合、繰り返し接種する有用性は明らかではないので、確実な風疹ワクチン接種歴があれば省略してもよい。

異常を示したら？

妊婦が過剰に心配し、CRSの可能性がないのに妊娠を断念してしまうということがあってはならない。前項の通り、単回の抗体価高値のみの場合は実際にCRSである可能性は低く、問診を十分に確認し抗体価の再検査を行う。問診で何も聴取されず抗体価に変化がなければまず心配はなく、少なくとも、通常の先天異常の発生率を超えることはない。前回妊娠時などの風疹抗体測定歴の確認も有用で、過去に抗体陽性が確認されていればなお安心である。また、よく聞いたら妊娠する前に風疹ワクチン接種を受けていて、それによる抗体上昇やIgM陽性だったというケースもある。なお、ワクチン接種後2か月以内の妊娠成立あるいは妊娠に気付かず接種を受けた場合であっても、ワクチンによるCRSの報告例はなく、妊娠を中断する根拠にはならない。

問診での明らかな風疹罹患、抗体価の有意な上昇、IgMの陽性など、最近風疹に罹患した可能性が否定できない場合、自施設での対応が困難であれば、地区ごとに設置された相談窓口（二次施設）を活用する。羊水や絨毛からの風疹ウイルス検出を要する場合には必ず二次施設を通して行う。分娩後に臍帯血の風疹特異的IgMを検査し陰性であれば、胎児期からの持続感染は否定される。

引用・参考文献

1）奥田美加ほか．風疹抗体価と産褥早期風疹ワクチン接種効果の検討．産婦人科の実際．62（8），2013，1123-6.
2）Okuda, M. et al. Positive rates for rubella antibody in pregnant women and benefit of post-partum vaccination in a Japanese perinatal center. J Obstet Gynaecol Res. 34, 2008, 168-73.

●奥田美加

1-8 血液検査
HBs 抗原

検査の目的

HBs 抗原陽性妊婦のほとんどはB型肝炎ウイルス（HBV）のキャリアである。妊娠初期に HBs 抗原をスクリーニングすることで、妊娠中に適切な母児リスクの評価を行い、出生後、免疫グロブリン、ワクチンを投与することによる児のキャリア化予防、まれに報告される乳幼児劇症肝炎の予防という一連の HBV 母子感染予防対策につなげることが検査の目的である。

ハイリスクである HBe 抗原陽性母体に関しては特に注意する。

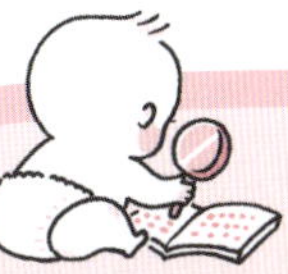

妊婦さんに伝えておきたいことはこれ！

- 妊娠初期の検査にはB型肝炎ウイルス感染のスクリーニング検査も含まれていて、全妊婦に対して行います。
- スクリーニング検査で陽性の場合には精密検査の上、赤ちゃんへの感染予防のため分娩後に赤ちゃんにワクチンなどの接種を行う必要があります。
- 適切に対応することで母子感染率を低くすることができます。
- HBs 抗原陽性のお母さんが授乳をしても、上記の予防策が行われていれば母子感染率は上昇しません。

ガイドラインでの推奨

CQ003

・妊娠初期の検査項目として HBs 抗原検査を行う。（A）

CQ606

・妊娠中に HBs 抗原陽性が判明した場合、HBe 抗原・肝機能検査を行い母子感染のリスクを説明する。（B）

検査の進め方

HBs 抗原陽性の際には、HBe 抗原検査を施行し、母子感染のリスクを評価する。検査結果は必ず確認し、適切な患者説明と対応を行うことは極めて重要である。

数値をどう読む？ どう考える？

基準となる値

- スクリーニング；HBs 抗原：陰性（感染していない）
- 陽性時追加検査；HBe 抗原：陰性（感染がアクティブではない）

検査値の解釈と注意点

HBs 抗原陽性の場合に B 型肝炎であると考える。その際 HBe 抗原検査を追加し、これも陽性ならば母子感染のリスクが高いと考える。HBe 抗原が陽性であることは現時点で血中のウイルスが活発に増殖中であることを意味している。病勢を評価する目的で HBV DNA 定量検査を行う。わが国の妊婦の HBs 抗原陽性率は約 0.2 ～ 0.4％であり、HBs 抗原陽性妊婦のうち HBe 抗原陽性率は約 25％である。

異常を示したら？

⊙妊娠中

HBs 抗原陽性が判明した場合、その妊婦に対して内科および小児科と協力して対応することが望ましい。羊水検査などの処置を介して母子感染が起こることは、特に HBe 抗原陰性のアクティブな感染のない患者では少ないが、高 HBV-DNA 量の場合には胎内感染リスクが増すとの報告があるので慎重に判断すべきである。通常の産科的な管理は HBV 感染の有無で変わることはない。

また、管理にあたる医療者の感染防御については情報共有に対応する必要がある。

■母子感染のリスクファクター

母体の HBe 抗原陽性または HBV-DNA 定量が高値（＞ 200,000 IU/mL ＝ 6 log copies/mL）（逆に HBV-DNA 定量にて＜ 10^5 ～ 10^6 IU/mL では母子感染はまれ）。

⊙分娩後

妊娠中の母子感染のリスク評価を念頭に置きながら、産婦人科および小児科のスタッフで情報共有を行いながら B 型肝炎母子感染防止対策（CDC；Centers for disease control and prevention 方式）を施行し、母子感染防止に努める。具体的には以下①～④を実施する[1] 図 。

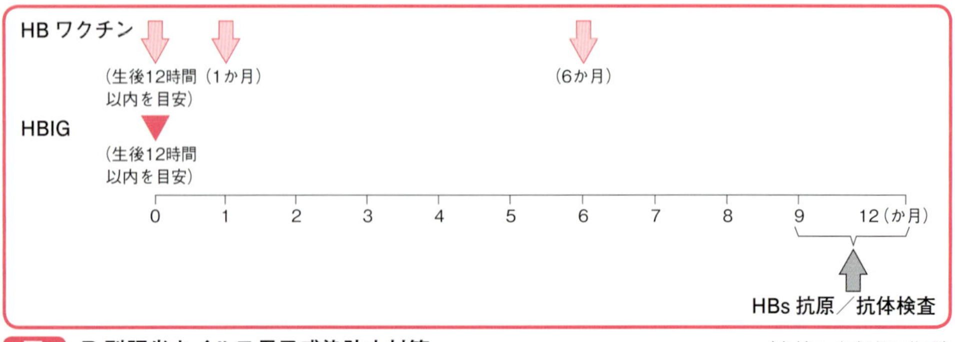

図 B 型肝炎ウイルス母子感染防止対策　（文献 1 を参考に作成）

①出生後可能な限り早く（12 時間以内が望ましい）に、児に高力価ヒト免疫グロブリン（HBIG）1.0mL 筋肉注射と HB ワクチン 0.25mL 皮下注射を行う。

②生後 1 か月に再び HB ワクチン 0.25mL 皮下注射を行う。

③生後 6 か月に HB ワクチン 0.25mL を皮下注射を行う。

④生後 9 ～ 12 か月に児の HBs 抗原検査、HBs 抗体検査を実施する。

HBV キャリア妊婦より出生した児の約 5％が胎内感染でキャリア化するとされており、現行の感染予防策では胎内感染によるキャリア化を防ぐことはできない。そのため 100％母子感染を防止できるというニュアンスの説明は避けるべきである。

■授乳について

母乳に関しては、母乳栄養児と人工栄養児との間でキャリア化に差が認められないとされており、母乳育児可能である。ただし感染予防策が開始されるまでは、乳頭の裂傷などを避けるように適切な latch on（母乳育児の際の赤ちゃんの口の乳頭の含ませ方）を指導する必要がある。

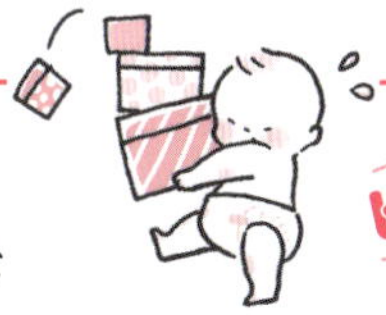

ピットフォール

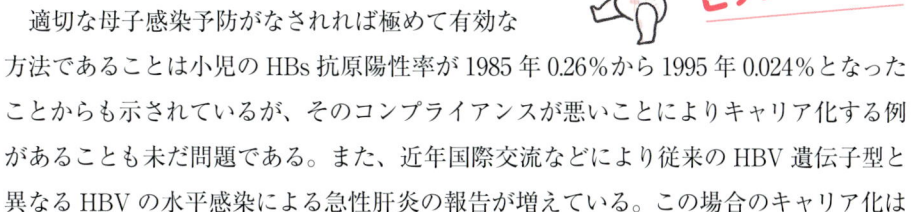

B 型肝炎母子感染防止対策の現状と問題点

適切な母子感染予防がなされれば極めて有効な方法であることは小児の HBs 抗原陽性率が 1985 年 0.26％から 1995 年 0.024％となったことからも示されているが、そのコンプライアンスが悪いことによりキャリア化する例があることも未だ問題である。また、近年国際交流などにより従来の HBV 遺伝子型と異なる HBV の水平感染による急性肝炎の報告が増えている。この場合のキャリア化は 10％と言われており、B 型肝炎ワクチンの接種の重要性が高まっていると考えられる。

～感染予防策コンプライアンスの維持のために～

・里帰りなどの理由により分娩前後で受診する医療機関が変更になる場合には、産婦人科および小児科で連携し、患者教育と受診先への適切な情報提供が必要である。

・母子感染だけではなく女性 HBV キャリアから配偶者（パートナー）、HBV キャリアの父親から小児への水平感染の予防策として、HB ワクチンの定期接種が 2016 年 10 月から開始されている。これについても HBV キャリア妊産褥婦だけでなく、家族内に HBV キャリアがいるすべての妊産褥婦に接種の重要性を教育し、水平感染の予防をはかることが重要である。

引用・参考文献

1）日本小児科学会．B型肝炎ウイルス母子感染予防のための新しい指針．2013.
http://www.jpeds.or.jp/uploads/files/HBV20131218.pdf（参照 2018-8-20）
2）日本産科婦人科学会／日本産婦人科医会編．"CQ003：妊娠初期の血液検査項目は？"．産婦人科診療ガイドライン産科編 2017．東京，日本産科婦人科学会，2017，8-9.
3）"CQ606：妊娠中に HBs 抗原陽性が判明した場合は？"．前掲書 2）．354-7.
4）日本産婦人科感染症学会編．"肝炎ウイルス"．産婦人科感染症マニュアル．東京，金原出版，2018, 313-7.
5）Stevens CE, et al. Vertical transmission of herpatitis B antigen in Taiwan. N Engl J Med. 292, 1975, 771-4.
6）Hill JB, et al. Risk of Hepatitis B transmission in breast-fed infants of chronic hepatitis B carriers. Obstet Gynecol. 99, 2002, 1049-52.
7）American Academy of Pediatrics. "Hepatitis B". Red Book, 30th ed: 2015 Report of the Committee on Infectious Diseases. Kimberlin DW, et al, eds. American Academy of Pediatrics, Elk Grove Village, IL 2015, 400-22.

●山下有加

1-⑨ 血液検査 HCV 抗体

検査の目的

現在わが国のC型肝炎ウイルス（HCV）持続感染者（キャリア）は約200万人と推定されている。一般妊婦のHCV抗体陽性率は0.3～0.8%とされ、その70%にHCV-RNAが検出される。感染力はHBVに比べ弱いが、肝硬変や肝がんへの移行率が高く、肝がん死亡者の約70%がHCV由来とされている。HCV抗体検査は妊婦のC型肝炎のキャリアを抽出し、児への感染を防ぐ目的で行われる。輸血用血液のHCVスクリーニングが開始された1992年以降HCV感染は減少傾向であり、現在の主な感染経路は母子感染である。

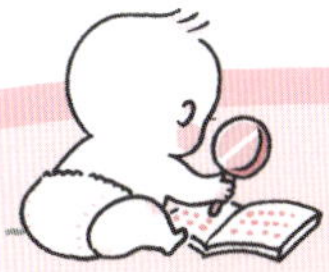

妊婦さんに 伝えておきたい ことはこれ！

- 妊娠初期の検査にはC型肝炎ウイルス感染のスクリーニング検査も含まれていて全妊婦に対して行われる。
- スクリーニング検査で陽性の場合には精密検査の上、赤ちゃんへの感染予防のため、内科と協力し母体を管理することが必要となります。
- 適切に対応することで母子感染率を低くすることができます。
- HCV抗体陽性のお母さんが授乳をしても、母子感染率は上昇しません。

ガイドラインでの推奨

CQ003

・妊娠初期の検査項目としてHCV抗体検査を行う。（A）

CQ607

・妊娠中にHCV抗体陽性が判明した場合、HCV-RNA定量検査と肝機能検査を行う。（A）

検査の進め方

HCV抗体陽性の際には、HCVに感染したことを意味し、一過性感染の感染既往者とキャリア（持続感染者）に分けられる。これらを鑑別するため、HCV抗体陽性者にはHCV-RNA定量検査（リアルタイムPCR法）と肝機能検査を施行する。結果を配偶者やそのほかの家族に開示するかどうかは妊婦本人の意思を尊重する。

数値をどう読む？ どう考える？

基準となる値

- スクリーニング；HCV 抗体：陰性（感染していないまたは感染の既往がない）
- 陽性時追加検査；HCV-RNA 定量：検出せず

検査値の解釈と注意点

HCV 抗体陽性となった場合は直接妊婦本人に結果開示し、AST や ALT などの肝機能検査と HCV-RNA 定量検査を行う。

⦿ HCV-RNA 定量が検出されない場合

感染既往者ということで母子感染のリスクはないが、妊娠中に HCV-RNA 定量が変動することがあるので妊娠後期に再検査することが望ましい。児に関しても生後 18 か月以降に HCV 抗体を検査し、陰性かどうかを確認する。児の HCV 抗体が陽性化した場合は生後に HCV 感染があったと考え、HCV-RNA 定量検査を追加し精査する。

⦿ HCV-RNA 定量が検出された場合

妊婦は HCV 持続感染者（キャリア）ということになる。母子感染率は約 10％である。母子感染のリスクファクターは HIV 重複感染と HCV-RNA 定量高値である。

異常を示したら？

⦿妊娠・分娩期

HCV-RNA 定量でウイルスが検出されキャリアであることが判明した場合、内科および小児科と連携して母体および児を管理することが望ましい。羊水検査などの処置は母体血への児の曝露の機会となり得るため、母子感染のリスクファクターと考えられることから、実施にあたってはそのリスクについても十分に説明する必要がある。また、管理する医療者の感染防御については適切に情報共有して対応する必要がある。

■ 母子感染のリスクファクター

・HCV ウイルス血症：HCV-RNA 定量で母子感染があった症例の中央値は 9×10^6copies/mL であった（なかったものの中央値は 2×10^6copies/mL）

・HIV の混合感染

・妊婦の薬物乱用

母子感染のリスクファクターとして上記よりは明確なものではないが、リスクを高め得るものと考えられているのが、破水から長時間経過している（6 時間以上）、分娩中の侵襲的処置である。

■ 分娩形式について

分娩方法に関しては、母体血への児の曝露は経腟分娩でも帝王切開でも起こるため、近年の報告や指針では HCV のみを理由に帝王切開を選択する必要はないとされているが、ウイルス量が 1×10^6copies/mL 以上の場合や HIV との混合感染の場合は、帝王切開が母子感染防止という点で有用である可能性がある。

⊙分娩後

妊娠中の母子感染のリスク評価を念頭に置きながら、産婦人科および小児科のスタッフで情報共有を行いながらHCV-RNA陽性妊婦では出生児の管理指導指針にしたがった指導を施行し、母子感染に努める。具体的には以下①～④を実施する。

①母乳は原則として禁止しない。

②出生後3～4か月にAST、ALT、HCV-RNA定量検査を行う。母がキャリアであれば半年ごとにAST、ALT、HCV-RNA定量、HCV抗体を検査し、感染持続の有無を確認する。

③母子感染の約30％は3歳までにHCV-RNA定量が自然に消失するので、原則として3歳になるまでは治療をしない。

■医療者の標準予防策

キャリアの母親と出生児については標準予防策で対応する。

■授乳について

母乳に関しては母乳栄養児と人工栄養児との間でキャリア化に差が認められないとされており、母乳育児可能である。

引用・参考文献

1）日本産科婦人科学会／日本産婦人科医会編. "CQ003：妊娠初期の血液検査項目は？". 産婦人科診療ガイドライン産科編 2017. 東京, 日本産科婦人科学会, 2017, 8-9.

2）"CQ607：妊娠中にHCV抗体陽性が判明した場合は？". 前掲書 1). 358-61.

3）日本産婦人科感染症学会編. "肝炎ウイルス". 産婦人科感染症マニュアル. 東京, 金原出版, 2018, 313-7.

4）Bortolotti F, et al. Epidemiological profile of 806 Italian children with hepatitis C virus infection over a 15-year period. J Hepatol. 46, 2007, 783-90.

45）Gibb DM, et al. Mother-to-child transmission of hepatitis C virus: evidence for preventable peripartum transmission. Lancet. 356, 2000, 904-7.

5）Society for Maternal-Fetal Medicine（SMFM）. Hepatitis C In pregnancy: screening, treatment, and management. Am J Obstet Gynecol. 217, 2017, B2-B12.

●山下有加

1-⑩ 血液検査 HTLV-1 抗体

検査の目的

HTLV-1（human T-cell leukemia virus type 1）は、ATL（adult T-cell leukemia；成人 T 細胞白血病）、HAM（HTLV-1 associated myelopathy；HTLV-1 関連脊髄症）、HU（HTLV-1 uveitis；HTLV-1 ぶどう膜炎）などの HTLV-1 関連疾患の原因となるレトロウイルスである。ATL は生命予後が良いとはいえない白血病であり、HAM は生命予後は良いとはいえ、慢性進行性の痙性脊髄麻痺を示し、その治療法は確立していない。

HTLV-1 のヒトからヒトへの主な感染経路は母子感染、性交渉による感染および輸血の 3 つである。このうち性交渉による感染は、HTLV-1 キャリア男性の精液を介した男性から女性への感染がほとんどであるが、その感染力は非常に弱く必ずしも感染するとは限らない。夫婦間の性行為により、10 年間で HTLV-1 キャリアの夫から妻への感染が 60％の夫婦で起こるとされている（なお、HTLV-1 キャリアの妻から夫への感染は 10 年間で 0.4％である）。次に、輸血による感染については、1986 年より日本赤十字社が献血者を対象に HTLV-1 抗体スクリーニングを開始したことにより、現在は起こらないと考えられている。これらのことから、感染経路として最も重要なのは母子感染であり、新生児期の経母乳感染が多いと言われている。ATL 患者のほとんどすべてが母子感染に起因する成人 HTLV-1 キャリアからの発症例であり、HAM もそうした症例が最も多いことからも、母子感染の重要性が理解できる。

したがって、HTLV-1 関連疾患発生を少しでも減少させるためには、この母子感染を予防することが重要となる。その母子感染予防の最初のステップは、妊娠女性の中に存在する、診断されていない HTLV-1 キャリアを見逃さないことである。この HTLV-1 キャリア診断のために、HTLV-1 抗体検査が行われる。

なお、この検査はあくまでスクリーニング検査であることに注意する必要がある。確認のための検査をすべき妊娠女性を抽出するためのスクリーニングが、本検査そのものの目的であることを忘れてはならない。

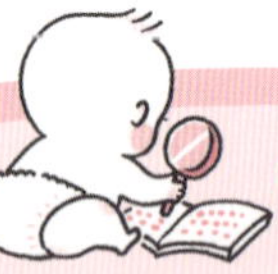

妊婦さんに 伝えておきたい ことはこれ！

- HTLV-1 は ATL、HAM などの HTLV-1 関連疾患の原因となるウイルスです。

- HTLV-1 のヒトからヒトへの感染経路としては、母子感染が多く、特に新生児期の経母乳感染が多いです。
- HTLV-1 関連疾患発生を少しでも減少させるためには、母子感染を予防することが重要で、そのための最初のステップとしてこの検査を行います。
- この検査はあくまでスクリーニング検査です（陽性の場合には精密検査が必要）。

ガイドラインでの推奨

CQ003

・妊娠初期の血液検査項目として、HTLV-1 抗体検査を行う。（A、中期以降でも可）

CQ612

・HTLV-1 抗体のスクリーニング検査（ゼラチン粒子凝集法や酵素免疫測定法、化学発光免疫測定法）には偽陽性があることを認識する。（A）
・スクリーニング陽性の場合、確認検査（ウエスタンブロット法）を行い、確認検査陽性の場合に HTLV-1 キャリアと診断する。（A）

検査の進め方

実施対象

すでにHTLV-1キャリアと診断されている女性を除く、すべての妊娠女性が対象となる。

実施時期

『産婦人科診療ガイドライン - 産科編 2017』では妊娠初期検査に含まれているものの、「中期以降でも可」とのただし書きがある[1)]。一方、厚生労働省は厚生労働科学特別研究事業の研究班報告を受けて、「平成 22 年 10 月 6 日付け雇児母発 1006 第 1 号」で「妊娠 30 週頃までに HTLV-1 抗体検査を実施する」との見解を示している。

本検査が陽性であった場合のその後の対応の時間的余裕を考えると、妊娠 30 週未満の、できれば妊娠のある程度早い時期に行うのがよいのではないか、と筆者は考えている。

検査の進め方

通常、ゼラチン粒子凝集法や酵素免疫測定法、化学発光免疫測定法などを用いて測定が行われる。

数値をどう読む？ どう考える？

基準となる値

正常ではHTLV-1抗体は検出されず、結果は「陰性」となる。

検査値の解釈と注意点

検査結果が「陰性」であった場合には、その女性はHTLV-1キャリアではない、と診断することができる。しかしながら、逆に検査結果が「陽性」であった場合に、その女性をHTLV-1キャリアと直ちに診断してはならない。なぜなら、ガイドラインにも示されているように、ゼラチン粒子凝集法や酵素免疫測定法、化学発光免疫測定法を用いたこの検査の結果には偽陽性があるからである[2]。これが、本検査において最も重要な、決して忘れてはならない点である。

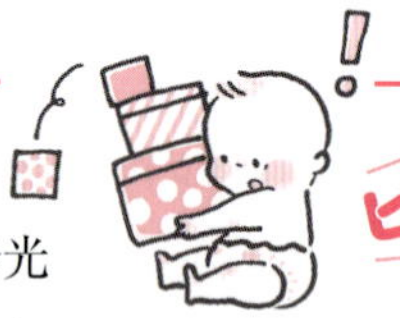

ピットフォール

HTLV-1 抗体偽陽性

ゼラチン粒子凝集法や酵素免疫測定法、化学発光免疫測定法を用いたこの検査の結果には偽陽性がある！

異常を示したら？

本検査の結果が異常、すなわち「陽性」であった場合には、あくまでスクリーニング検査として陽性であったことを対象の女性に説明する。HTLV-1キャリアと診断されたわけではないことを十分に説明して、正しく理解してもらうようにする。その上で、次のステップとしてウエスタンブロット法を用いたHTLV-1抗体検査（確認検査）を行うようにする（最近では確認検査としてラインブロット法〔LIA法〕も用いられている）。なお、この確認検査を行っても、その結果が「判定保留」となることがあることも説明しておく。

この確認検査の結果が陽性であったときに、初めてHTLV-1キャリアと診断されることになる[3,4]。また、確認検査で「判定保留」だった場合には、HTLV-1核酸検出（PCR法）を実施することが推奨されている[3, 4]。

引用・参考文献

1）日本産科婦人科学会／日本産婦人科医会編．“CQ003：妊娠初期の血液検査項目は？”．産婦人科診療ガイドライン産科編 2017．東京，日本産科婦人科学会，2017，8-9.

2）日本産科婦人科学会／日本産婦人科医会編．“CQ612：HTLV-1 検査と陽性例の取り扱いは？”．前掲書 1，377-80.

3）HTLV-1 母子感染予防対策マニュアル．平成 28 年度厚生労働行政推進調査事業費補助金・成育疾患克服等次世代育成基盤研究事業「HTLV-1 母子感染予防に関する研究：HTLV-1 抗体陽性妊婦からの出生児のコホート研究」班．2017，22p.

4）HTLV-1 感染の診断指針．平成 29 年度日本医療研究開発機構委託研究開発費・新興・再興感染症に対する革新的医薬品等開発推進研究事業「HTLV-1 の疫学研究及び総合対策に資する研究」班．2018，7p.

●濱田洋実

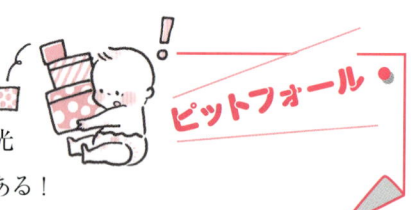

1-11 血液検査 HIV 抗体

検査の目的

ヒト免疫不全ウイルス（human immunodeficiency virus；HIV）母子感染を予防するために不可欠な検査である。適切な感染予防対策を行うことで、母子感染率を1%以下に低下させることが可能である[1)]。

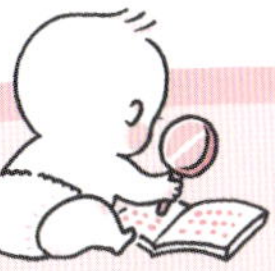

妊婦さんに 伝えておきたい ことはこれ！

- HIV 感染の早期発見および治療、児への感染予防の観点から、すべての妊婦に妊娠初期にHIV 検査を行います。
- 1 回目の検査が「陽性」の場合、確認検査が必要です。
- 1 回目の検査が「陽性」であってもおよそ95%の妊婦は感染していません（偽陽性が多い検査です）。
- 確認検査で「陽性」の場合HIV 感染と診断されます。
- 妊娠中の抗ウイルス薬投与・選択的帝王切開による分娩・人工栄養・新生児への抗ウイルス薬予防投与を行うことで、母子感染を予防することができます。

ガイドラインでの推奨

CQ610

- 妊娠初期に HIV 検査を行う。（A）
- スクリーニング検査陽性の場合、以下を行う。（A）
  ①「偽陽性が多いので、本検査陽性であってもおよそ 95%の妊婦は感染していない」と説明する。
  ②確認検査として、ウエスタンブロット法と PCR 法の両者を同時に実施する。
- HIV 感染の疑いがある場合は、各地域の HIV ／ AIDS 拠点病院に相談する。（C）
- HIV 感染妊婦には母子感染予防を目的に以下すべてを行う。（B）
  ①妊娠中の抗 HIV 薬投与
  ②選択的帝王切開術による分娩
  ③人工栄養による哺育
  ④新生児に抗 HIV 薬予防投与

検査の進め方

スクリーニング検査（一次検査）

妊娠初期に全妊婦を対象にHIV抗原抗体同時検査を行う。日本では妊婦HIVスクリーニング検査実施率はほぼ100%に近い[2)]。自治体や施設によって実施時期は異なるが、公費補助のもとで実施可能である。すべての妊婦が受検する前提で、拒否したい人は拒否できるようにするオプトアウト方式を採用している施設がほとんどである。個人情報（プライバシー）保持目的で、同意書を取得する施設もある。

確認検査（二次検査）

ウエスタンブロット法とPCR法の両者を行う。妊娠初期の検査が陰性の場合でも、HIV感染のリスクのある場合や妊婦が検査を望む場合は、妊娠後期にもHIV検査を施行する[1)]。ただしこの場合は保険適用とならない。

数値をどう読む？ どう考える？

基準となる値

- HIV抗原・抗体検査：陰性
- ウエスタンブロット法：陰性
- PCR法：陰性

検査値の解釈と注意点

近年の日本における年間出生数は約100万人で、HIV感染妊婦は約30人である。HIVスクリーニング検査では偽陽性が多く、陽性的中率（スクリーニング検査陽性集団中、確認検査陽性例の占める割合）は3.8～7.7%と報告されている[3、4)]。したがって、スクリーニング検査で陽性であった場合は適切な説明とカウンセリングを十分行う必要がある。またプライバシーの保護にも十分な配慮が必要である[1)]。

スクリーニング検査が陽性または判定保留の場合は確認検査が必要となる。ウエスタンブロット法とPCR法の両者を行い、いずれかが陽性の場合はHIV感染と判定される。ウエスタンブロット法が判定保留でPCR法が陰性の場合は感染も否定できないため再検査が必要である 図 。

異常を示したら？

HIV感染と判定された場合は、エイズ治療拠点病院などHIV感染妊婦の診療経験を有する施設での管理が望ましい。妊娠中に抗HIV薬投与を行い、選択的帝王切開分娩とする。児には抗ウイルス薬を予防投与し、人工哺乳を行うことで母子感染は1%以下にすることが可能である。HIV感染妊婦には上記の情報を伝え、適切な医療が受けられるようにすることが重要である。

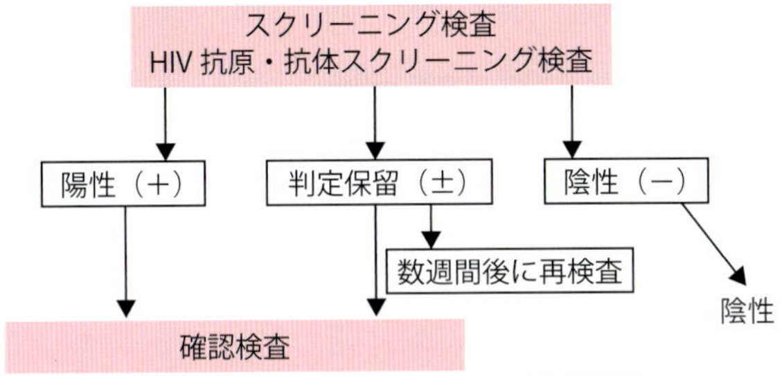

ウエスタンブロット法	PCR 法	
＋	＋	感染
＋	－	感染
±	＋	感染
±	－	陰性（要再検）
－	＋	感染
－	－	陰性

図 HIV 検査の流れ

引用・参考文献

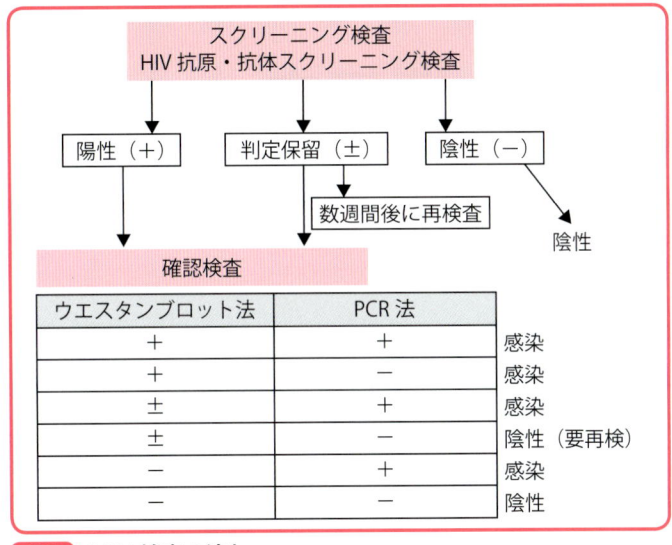

1）HIV 感染妊娠に関する全国疫学調査と診療ガイドラインの算定ならびに診療体制の確立班（研究代表者：喜多恒和）．HIV 感染妊婦に関する診療ガイドライン（初版）．2018.

2）HIV 感染妊娠に関する全国疫学調査と診療ガイドラインの算定ならびに診療体制の確立班（研究代表者：喜多恒和）．平成 28 年度 HIV 母子全国調査感染研究報告書．平成 28 年度厚生労働科学研究費補助金エイズ対策政策研究事業，2017.

3）日本産科婦人科学会／日本産婦人科医会編．“CQ610：HIV 感染の診断と感染妊婦の取り扱いは？”．産婦人科診療ガイドライン産科編 2017．2017, 371-3.

4）山田里佳ほか．妊婦 HIV スクリーニング検査の偽陽性に関する検討．日本性感染症学会誌．19, 2008, 122-6.

●小松玲奈

1-⑫ 血液検査 梅毒血清反応

検査の目的

⊙疫学

梅毒感染者は、先進国では男性間での性交者を主体に増加傾向が続いており[1, 2]、国立感染症研究所感染症疫学センターの報告によれば、この傾向はわが国も同様である。小児の先天梅毒は毎年発生しており、減少傾向は見られない。またここ数年、女性の梅毒感染者も増加傾向にあり、妊婦の感染や先天梅毒の増加が懸念されている[3]。

⊙先天梅毒

未治療の場合には、妊娠中の初期梅毒では40%が胎児死亡・周産期死亡に至る。また妊娠前4年間の梅毒罹患では80%が胎内感染を起こし[4]、さらに生存児にも先天梅毒の諸症状が認められたと報告されている。

一方で、陳旧性梅毒は感染後長期間経過（少なくとも4年以上）しており、すでに *Treponema pallidum* が死滅し感染力がない。したがって治療の必要がない状態である。

無症候性梅毒とは臨床症状は認められないが、梅毒血清反応が陽性の状態である。無症候でも、母体から経胎盤的に胎児に感染し先天梅毒を発症する可能性があるため、治療が必要である。

⊙感染後の経過

- 第1期梅毒：感染から約3週間の潜伏期を経て出現し、2～3週間で消退する。梅毒トレポネーマが感染局所とリンパ節にたまり、初期硬結や硬性下疳や無痛性横痃を認める。
- 第2期梅毒：梅毒トレポネーマが血行性に全身に散布される時期である。梅毒性バラ疹や丘疹性梅毒疹、扁平コンジローマなどの多彩な所見が、3か月～3年に渡り出現する。

その後多くは無治療でも自然消退し無症候性梅毒となるが、なかには晩期顕性梅毒（第3期、第4期）に移行することもある。また感染後に全く症状を呈さない例もある。

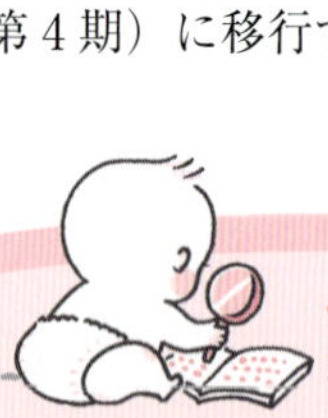

妊婦さんに伝えておきたいことはこれ！

- 病原菌（*T. pallidum*）が胎盤を通過するのは妊娠16週から妊娠20週のため、早期の治療が先天梅毒の予防に寄与します。
- 妊娠初期にすべての妊婦が検査を受けることが大切です。

ガイドラインでの推奨

CQ613

- 妊娠初期に、病原菌である *T. pallidum* と交叉抗原性を有する脂質、カルジオリピンを抗原とする非特異的検査［STS；serological test for syphilis］（RPR カードテスト、凝集法のうち１法）と *T. pallidum* そのものを抗原とする特異的検査（TPHA 法、FTA-ABS 法のうち１法）を組み合わせてスクリーニングを行う。（A）
- 感染があったと判断された妊婦は、病期分類を行い、治療不要と考えられる陳旧性梅毒と明らかに診断される例や、治療歴があり STS 法抗体価≦８倍かつ特異的検査法陽性例以外は、速やかにペニシリンを中心とした抗菌薬投与を行う。（A）

検査の進め方

実施時期

妊娠初期（妊娠４～12 週、厚生労働省は妊娠８週前後に行うべきスクリーニング検査の一つとしている[5]）。

検査の進め方

非特異的検査（RPR カードテスト、凝集法のうち１法）と非特異的検査 TPHA 法、FTA-ABS 法のうち１法）を組み合わせてスクリーニングを行う。

数値をどう読む？どう考える？

基準となる値 表

表　梅毒血性反応検査による評価と対応（無症候の場合）

		TPHA 陰性：届け出不要	TPHA 陽性
届け出不要	STS 陰性	正常 感染初期（抗体陰性期）	陳旧性梅毒（治療不要）
届け出不要	STS：８倍以下	感染初期 生物学的偽陽性	梅毒（要治療） 陳旧性梅毒（治療不要）
	STS：16 倍以上	感染初期 生物学的偽陽性（まれ）	梅毒（要治療・届け出） 陳旧性梅毒（治療不要・届け出不要）

（文献５より引用）

検査値の解釈と注意点

感染後３～４週間の抗体陰性期を経てまず STS が陽性化し、２～３週間遅れて TPHA が陽性化する。感染後３～６か月後頃に抗体価はともにピークに達し、高値を維持しながら晩期梅毒に移行する。この間に *T. pallidum* は抗体の作用を受けて死滅し、感染力のない晩期梅毒（陳旧性梅毒）に移行する。

STS 陽性かつ TPHA 陰性の場合には、生物学的偽陽性の場合と感染初期の場合がある。

またSTSで8倍以下の無症候性陽性者のほとんどは陳旧性梅毒である。

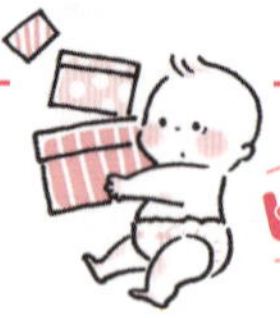

ピットフォール

生物学的偽陽性

STSでは、梅毒に感染していなくても、妊娠や老齢、担癌状態、他の感染症や膠原病などで陽性になることがある。この非梅毒でのSTS陽性反応を生物学的偽陽性という。

異常を示したら？

陳旧性梅毒以外の感染妊婦には、速やかにペニシリンを中心とした抗菌薬投与を行う。また、梅毒は5類感染症全数把握疾患に定められており、診断した医師は7日以内に最寄りの保健所に届け出る。陳旧性梅毒とみなされる例を除くため、無症状病原体保有者では、カルジオリピン抗原検査16倍以上、かつ *T. pallidum* 抗原検査陽性が届出対象になる。

引用・参考文献

1）WHO: Global incidence and prevalence of selected curable sexually transmitted infections-2008. 2012 (Surveillance report).

2）CDC: Division of STD Prevention, Sexually Transmitted Diseases Surveillance 2013. December 2014 (Surveillance report).

3）Newman L, et al. Global Estimates of Syphilis in Pregnancy and Associated Adverse Outcomes: Analysis of Multinational Antenatal Surveillance Date. PLOS Med. 10（2）, 2013, e1001396 PMID: 23468598 (Surveillance report).

4）Ingraham NR. The value of penicillin alone in the prevention and the treatment of congenital syphilis. Acta Derm Venereol 31, 1950, 60-87.

5）日本産科婦人科学会／日本産婦人科医会編. “CQ613：妊娠中の梅毒スクリーニングと感染例の取り扱いは？”. 産婦人科診療ガイドライン産科編 2017. 東京, 日本産科婦人科学会, 2017, 381-5.

●小谷野麻耶

1-⑬ 内診・腟鏡診 子宮頸部細胞診

検査の目的

子宮頸がんは婦人科悪性腫瘍で最も多いがんである。頸がんはその発生過程において、ヒトパピローマウイルス（human papillomavirus；HPV）感染が関与しているとされる。近年の性行動の変化から若年層での HPV 感染の流行が指摘され、それに伴うと推測される頸がん発生の若年化が問題となっている。近年子宮頸がんの有病率が 20、30 歳台で急増しており、この年齢の女性に発生する悪性腫瘍のうちで第 1 位を占めている。そのため、妊娠で産婦人科を受診する女性に子宮頸部細胞診を行うことは有意義である。

妊娠中に子宮頸部細胞診で異常が認められる確率は約 1%、妊娠中に子宮頸がんが発見される確率は、2,000 ～ 2,500 妊娠に 1 人とされている。ただし、全子宮頸がんのうちの約 3%が妊娠中に発見される程度ではある。

妊婦における子宮頸がんスクリーニングに関して、厚生労働省雇用均等・児童家庭局母子保健課長が「平成 19 年（2007 年）1 月 16 日付け雇児母発第 0116001 号」で各都道府県母子保健主管部長宛に「妊婦健診において妊娠 8 週前後の子宮頸癌検診（細胞診）は最低限必要な検査」である旨の見解を通知しており、妊娠初診時に子宮頸部細胞診を行うことが望ましい。

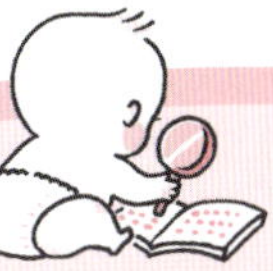

妊婦さんに伝えておきたいことはこれ！

- 子宮頸部細胞診は最低でも 2 年に 1 度は受ける必要があります。
- 子宮頸部細胞診は胎児に影響なく、また短時間で痛みも少なく簡単にできます。
- 非妊時に比べて検査後に少量出血することがありますが、すぐに止血するので心配ありません。

ガイドラインでの推奨

CQ002

・妊娠初期に子宮頸部細胞診検査を行う。（B）

CQ502

- 細胞診がベセスダ分類でASC-USでハイリスクHPV検査が陽性の場合、あるいはASC-H、LSIL、HSIL、SCC、AIS、adenocarcinoma、その他の悪性腫瘍の場合は、原則としてコルポスコピーと必要に応じて組織診を行う。(B)
- 妊娠継続した場合は定期的に細胞診を施行する。(A)
- 分娩6週後頃に再び細胞診、コルポスコピー、組織診などを施行する。(B)

検査の進め方

実施時期

妊娠初期（4～12週）。

検査の進め方

一定期間（目安として1年以内）に子宮頸部細胞診検査を受けていない妊婦に対しては、妊娠初期に子宮頸部細胞診を行う。

1. 内診台にて腟鏡で腟を広げて、奥にある子宮頸部を確認後に綿棒などで同部位をこすり、子宮腟部～頸部の細胞を採取する。
2. 綿棒についた細胞をスライドグラスに塗付し、固定液で細胞を固定する。
3. スライドグラスに固定されている細胞を、パパニコロー染色法で染色する。
4. 染色された細胞を顕微鏡で調べ、異常細胞の有無を評価する。

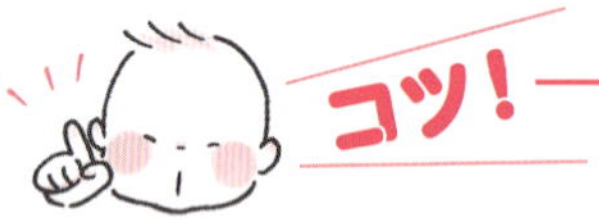

検査時に出血を認めたときの対応

通常は自然に止血する。止血までに2～3日を要する場合がある。

検査を受けた妊婦が、切迫流産の際の外出血と混同する場合があるので、「検査後2～3日は少量の外出血を認めることがあるが、自然に止血する」ことを検査後に説明しておく。

出血が多い場合には、圧迫止血目的で腟内にタンポン（または端を腟外に出したガーゼ）を詰めて数時間後に自己抜去することがある。タンポン（またはガーゼ）の自己抜去を忘れると腟炎の原因となるので、抜去を忘れないように説明する。

数値をどう読む？ どう考える？

基準となる値

ベセスダ分類においてNILM（陰性、クラス分類のⅠならびにⅡに相当）であれば、正常である 図 。

従来のパパニコロークラス分類（日母分類）に代わる子宮頸がんの新しい細胞診報告様式として、国際分類である「ベセスダシステム2001」に基づいた分類が推奨されるよう

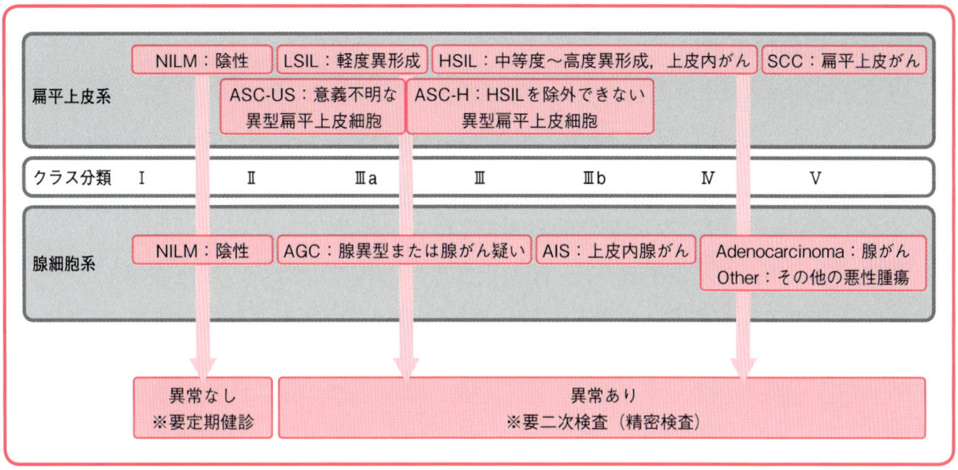

図　ベセスダ分類

になった。

検査値の解釈と注意点

ベセスダ分類 NILM と正常であっても、子宮頸部細胞診はその後に最低でも 2 年に 1 度は受けるよう説明する。

ベセスダ分類において ASC-US でハイリスク HPV 検査が陽性の場合、あるいは ASC-H、LSIL、HSIL、SCC、AIS、adenocarcinoma、その他の悪性腫瘍の場合は、精密検査としてコルポスコピーと必要に応じて組織診を行う。

細胞診で「意義不明な異型扁平上皮細胞（ASC-US）」と判定された患者に対して、ASC-US のトリアージとして精密検査の必要性を判断するために、ハイリスク HPV 検査（一般に HPV 検査と呼ぶ）を行う場合がある。通常の細胞診と同様の手技によって細胞を採取し、その中の HPV-DNA を検出する。

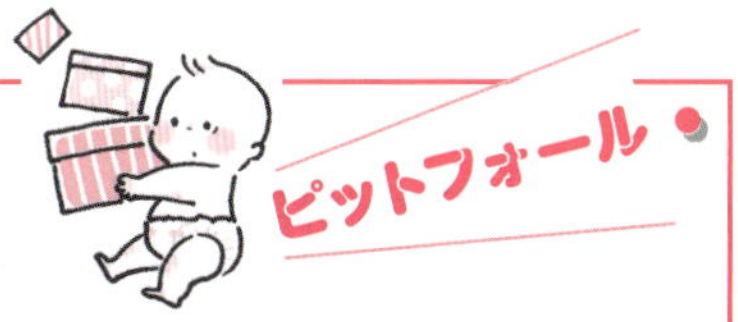

妊娠中の細胞診の信ぴょう性

妊娠中の頸管内の細胞採取では綿棒が用いられる。ヘラやブラシは細胞採取量が多い反面、出血を来しやすいという欠点があり、妊娠女性や妊娠の可能性がある女性に対しての使用が禁忌となっているものが多い。綿棒ではヘラやブラシに比べ侵襲は少ないが、細胞採取量が劣るとされている。細胞採取量が少なく不適正と判断された場合には、再検査を行うことが必要である。

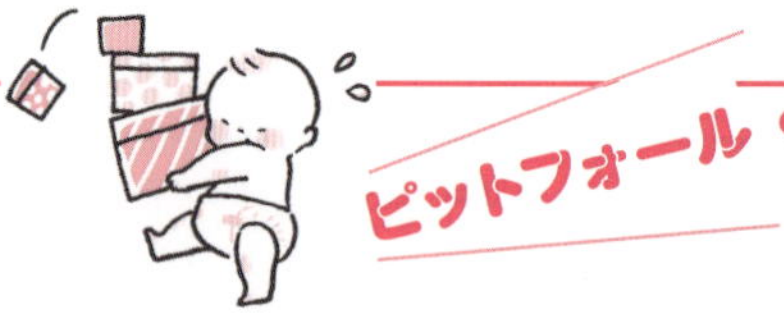

細胞診と組織診の違い

子宮頸部細胞診は子宮頸部の表面から細胞をごく軽くこすりとって調べる検査で、子宮頸部組織診はコルポスコピーを行い、子宮頸部で異常病変がありそうな部位（数か所）の組織を切除鉗子（パンチ）で採取（パンチバイオプシー）して、病理学的診断する検査である。

細胞診と組織診の一致率は70～90％程度で、100％ではない。細胞診はスクリーニング検査であり、細胞診で異常を認めた場合には、コルポスコピー下での組織診による精密検査が必要になる。

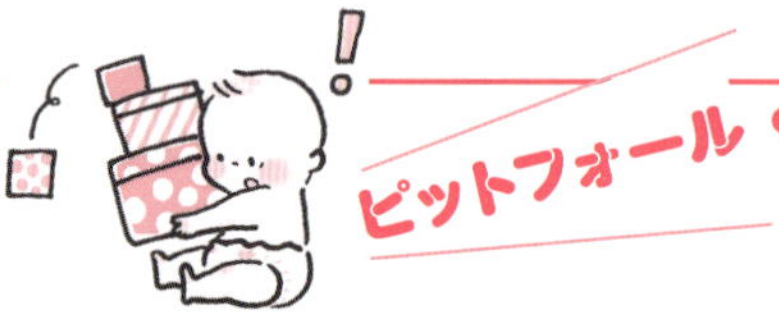

ハイリスクHPV検査とHPVタイピング検査の違い

ハイリスクHPV検査は、高リスクタイプHPV（13～14種類のタイプ）のいずれかに感染しているかどうかを判定する定性検査であり、HPVの型別までは分からない。なお、一部の検査ではHPV16型もしくは18型と他の区別ができる。現在は施設基準を満たした医療機関に限られるが、ASC-USで保険適用となっている。

組織診によって確認された軽度異形成（mild dysplasia；CIN1）ならびに中等度異形成（moderate dysplasia；CIN2）のフォローアップとして、それらの進展リスク評価のためにHPVタイピング検査を行うことができる。HPVに感染しているかどうかだけではなく、どの型のHPVに感染しているかどうかまで分かる。CIN1ならびにCIN2に対して保険適用（施設基準があり、届け出が必要）となっている。CIN3である高度異形成（severe dysplasia）および上皮内がん（carcinoma in situ；CIS）に対しては、保険適用となっていないので自費となる。

なお、子宮頸がんの99％以上がHPVの持続感染が原因とされており、わが国における子宮頸がんの約6割がHPV16型および18型に起因している。また、HPV16、18、31、33、35、45、52、58は進展リスクが高い。

異常を示したら？

対応は、原則として妊娠していない場合とほぼ同じである。

細胞診のベセスダ分類でASC-USでハイリスクHPV検査が陽性の場合、あるいはASC-H、LSIL、HSIL、SCC、AIS、adenocarcinoma、その他の悪性腫瘍の場合は、原則としてコルポスコピーと組織診を行い、その後の管理方針を決定する。

組織診が子宮頸部上皮内腫瘍（CIN）までであり、細胞診・コルポスコピー診で浸潤がんを疑う所見がない場合には、分娩様式は産科適応に従い（帝王切開の絶対的適応ではない)、円錐切除術の施行を分娩まで延期することが望ましい。ただし、浸潤がんを疑う場合には、円錐切除術を施行し、妊娠継続の是非を判断する（詳細は割愛する)。

浸潤がんの場合、経腟分娩により子宮頸部組織のダメージによってその後の精密検査の判定に影響を及ぼす可能性が高いことがあり、選択的帝王切開術を施行することがある。また帝王切開術と同時に、子宮頸がんの根治手術を引き続き施行しなければならない場合もあり得る。

妊娠を継続した場合は定期的に細胞診を施行する。

なお、分娩6週後までには再び細胞診、コルポスコピー、組織診などを施行する。

引用・参考文献

1）日本産科婦人科学会／日本産婦人科医会編．“CQ002：妊娠初期に得ておくべき情報は？”．産婦人科診療ガイドライン産科編 2017．東京，日本産科婦人科学会，2017，5-7.
2）日本産科婦人科学会／日本産婦人科医会編．“CQ502：妊娠中の子宮頸部細胞診が NILM 以外の取り扱いは？”．前掲書 1，320-3.
3）日本産科婦人科学会／日本産婦人科医会編．“CQ203：ハイリスク HPV 検査はどのような場合に使うか？”．産婦人科診療ガイドライン婦人科外来編 2017．東京，日本産科婦人科学会，2017，47-52.
4）日本婦人科腫瘍学会編．“第7章 妊娠合併子宮頸癌の治療 CQ30：妊娠中の CIN3・AIS に対して推奨される対応は？”．子宮頸癌治療ガイドライン．2017年版．東京，金原出版，2017，224p.
5）日本婦人科腫瘍学会編．“第7章 妊娠合併子宮頸癌の治療 CQ31：妊娠中に IA 期が疑われる場合の対応は？”．前掲書 4.
6）日本婦人科腫瘍学会編. 第7章 妊娠合併子宮頸癌の治療“CQ32:妊娠中のIB･II期に対して推奨される治療は？”. 前掲書 4.

●森川守

1-⑭ 耐糖能検査 随時血糖・50g糖負荷試験・75g経口糖負荷試験

検査の目的

妊娠中の糖尿病発症は、将来の糖尿病発症リスクを上げるだけでなく、large for gestational age（LGA）や帝王切開率などをはじめとする周産期合併症の増加と関連する[1)]。さらに、近年では長期的な問題として、子宮内で高血糖に曝された子どもが、将来肥満や糖尿病などの生活習慣病を起こしやすいことが分かってきた。したがって、妊娠中の耐糖能検査や厳格な血糖コントロールは母児にとって極めて重要である。

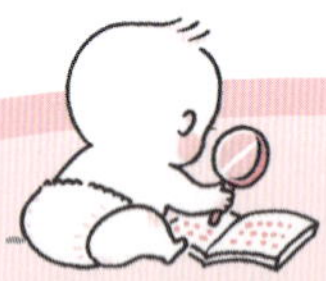

妊婦さんに伝えておきたいことはこれ！

- 妊娠中は糖尿病になりやすく、新しい基準（2010年）が採用されたことで6～9%程度の妊婦が診断されますが、妊娠が終わると多くの場合は正常に戻ります。
- 妊娠中だけではなく、将来にわたるお母さんと赤ちゃんのために大切な検査です。
- 仮に妊娠糖尿病になっても、適切な管理をすることで通常の分娩が可能です。
- 薬剤を使用する場合、胎盤移行性の問題からインスリン注射が基本です。

ガイドラインでの推奨

CQ005-1

- 耐糖能のスクリーニングを全妊婦に行う。（B）
- スクリーニングは以下に示すような二段階法を用いて行う。（B）
  ①妊娠初期に随時血糖測定（カットオフ値は各施設で独自に設定する）。
  ②妊娠中期（24～28週）に50gGCT（≧140mg/dLを陽性）、あるいは随時血糖測定（≧100mg/dLを陽性）。その対象は妊娠初期随時血糖法で陰性であった妊婦、ならびに同検査陽性であったが75gOGTTで非妊娠糖尿病とされた妊婦
- スクリーニング陽性妊婦には診断検査（75gOGTT）を行う（診断基準参照）。（B）
- 空腹時血糖値≧126mg/dL時には、75gOGTTは行わず、「妊娠中の明らかな糖尿病（overt diabetes in pregnancy）」と診断する。（B）
- 随時血糖値≧200mg/dL、もしくは50gGCT≧200mg/dL時には、75gOGTTは行わず、「妊娠中の明らかな糖尿病（overt diabetes in pregnancy）」の可能性について検討する。（診

断基準参照：空腹時血糖値によってはGDMと診断されることがあり得る)。(C)

OGTT：oral glucose tolerance test（経口糖負荷試験)、GCT：glucose challenge test（糖負荷試験)、GDM：gentational diabetes mellitus（妊娠糖尿病）

検査の進め方

実施時期

妊娠初期（4～12週）および24～28週。

検査の進め方

1．基本的には『産婦人科診療ガイドライン 産科編2017』[2]に沿って検査を行う。当院では、妊娠を主訴に受診し、児心拍を6～7週で確認した際に妊娠初期検査とともに随時血糖を測定している。随時血糖によるスクリーニングでのカットオフ値には一定の見解はないが、筆者の施設では随時血糖＜95mg/dLを正常のカットオフとしており、95mg/dL≦随時血糖＜200mg/dLであれば75gOGTTを施行する。また、前回妊娠時にGDMと診断された妊婦やDM家族歴のある妊婦、肥満妊婦、巨大児出産の既往がある妊婦、高年妊婦には随時血糖＜95mg/dLでも75gOGTTを施行している。

2．24～26週の妊婦健診時に50gGCTを行う。糖代謝異常妊婦に対する糖負荷試験は禁忌であるので、検査施行前に、すでに妊娠糖尿病または糖尿病合併妊娠、妊娠中の明らかな糖尿病の診断を受けていないかどうか、複数回確認する。50gGCTを行う時期はガイドラインでは24～28週となっているが、結果の説明や栄養相談、食事指導の予約などのステップを踏んでいる間に介入が遅くなる可能性があり、当院では24～26週の健診時に検査を行っている。 50gGCTで1時間値が140mg/dL以上であればGDMの確定診断のために75gOGTTを行う。50gGCTが施行困難な場合にはやや感度は劣るが随時血糖法（≧100mg/dLを陽性）でもよいとされる[3]。

数値をどう読む？ どう考える？

基準となる値

妊娠中の糖代謝異常の診断基準を 表1 に示す。

検査値の解釈と注意点

2010年の診断基準変更により、75gOGTTで1ポイント陽性でもGDMと診断されるようになった。また2015年から新診断基準が運用され、GDMについては変更なく、「妊娠時に診断された明らかな糖尿病」と「明らかな糖尿病」の2つの用語が「妊娠中の明らかな糖尿病（overt diabetes in pregnancy）」に統一された。「糖尿病合併妊娠（pregestational diabetes mellitus）」とあわせて、妊娠中の糖代謝異常は3種類に分類されることになる。随時血糖値≧200mg/dL、あるいは75gOGTTで2時間値≧200mg/dLの場合は、「妊娠

表1 妊娠中の糖代謝異常と診断基準

1．妊娠糖尿病 gestational diabetes mellitus（GDM）
75gOGTT において次の基準の１点以上を満たした場合に診断する。
①空腹時血糖値≧92mg/dL（5.1mmol/L）
②１時間値≧180mg/dL（10.0mmol/L）
③２時間値≧153mg/dL（8.5mmol/L）
2．妊娠中の明らかな糖尿病 overt diabetes in pregnancy
以下のいずれかを満たした場合に診断する。
①空腹時血糖値≧126mg/dL
② HbA1c 値≧6.5%
3．糖尿病合併妊娠 pregestational diabetes mellitus
①妊娠前にすでに診断されている糖尿病
②確実な糖尿病網膜症があるもの

（文献２より引用改変）

表2 妊娠初期の HbA1c と大奇形の発生率

HbA1c（%）	症例数	奇形発生率（%）
＜6.6	19	0
7.0 ～ 8.5	39	5.1
8.6 ～ 9.9	35	22.9
10.0＜	23	21.7

（文献４より引用）

中の明らかな糖尿病」の存在を念頭に置き、空腹時血糖≧ 126mg/dL または HbA1c 値≧ 6.5%の基準を満たすかどうか確認する。

HbA1c は糖尿病管理における重要な検査項目となっており、古くから妊娠初期における高値と胎児奇形の関連が報告されている 表2 [4)]。HbA1c はヘモグロビンとグルコースの結合体であり、ヘモグロビンは赤血球の重要な構成蛋白である。赤血球の寿命が約 120 日であることが主たる理由であるが、HbA1c は１～２か月前の血糖値の状態を反映する。妊娠中は週数が進むにつれて中期にいったん低くなり、その後妊娠初期レベルまで上昇する [5)]。妊娠中は、希釈性あるいは鉄欠乏による貧血に陥りやすいことが原因と考えられているが、評価に注意を要するだけでなく、10 か月という妊娠経過の中で適切な血糖管理を行うためには不十分な側面を持ち合わせている。

近年注目されているグリコアルブミン（glycoalbumin；GA）は血糖の変化に対する半減期は約 17 日であり、HbA1c に比べると実際的である。妊娠中は徐々に低くなる傾向が見られ、GA はアルブミンとの結合体であり、アルブミン値による修飾を受ける可能性はあるものの、妊娠高血圧症候群においても尿蛋白が 3g/日くらいまでであれば評価可能である。測定自体も容易で短時間で行えることから、今後は妊娠中の血糖コントロール指標として重要な位置を占めてくると思われる。

異常を示したら？

GDM、妊娠中の明らかな糖尿病、糖尿病合併妊娠のいずれにおいても厳格な血糖管理が必要である。空腹時血糖値 70 ～ 100mg/dL、食後 2 時間血糖値＜120mg/dL を目標として、食事療法・運動療法を行う。コントロール不良の場合には、インスリン療法を行う。胎児の発育や羊水量に注意しながら妊婦健診を行い、妊娠 32 週以降は胎児 well-being を評価しつつ管理する。

血糖値測定が最も直接的な評価指標になるが、これを補完するモニター指標として、前述の HbA1c、GA が用いられる。「科学的根拠に基づく糖尿病診療ガイドライン」では、妊娠中の管理目標として HbA1c を 6.2％未満に維持することを目指しており[6]、日本糖尿病・妊娠学会の調査委員会の検討では、GA を 15.8％未満に維持することを目指すことが提言されている[7]。

自己血糖測定（self-monitoring of blood glucose；SMBG）は重要なツールと考えられている。2012 年の診療報酬改定で妊婦に対する SMBG が保険適用となり、さらに 2016 年の改定で、75gOGTT で 2 点以上の GDM や 1 点以上かつ BMI ≧ 25 の症例に適用が拡大されたことから、適応のある症例には積極的に導入するべきである。持続血糖モニター（continuous glucose monitoring；CGM）はより詳細な血糖変動の評価が可能であるが、現時点では GDM に対する保険適用はない。

GDM 女性には分娩後 6 ～ 12 週の 75gOGTT を勧め、血糖値の正常化を確認する。

引用・参考文献

1）HAPO Study Cooperative Research Group, Metzger BE, et al. Hyperglycemia and adverse pregnancy outcomes. N Engl J Med. 358（19）, 2008, 1991-2002.
2）日本産科婦人科学会／日本産婦人科医会編. “CQ005-1：妊婦の糖代謝異常スクリーニングと診断のための検査は？”. 産婦人科診療ガイドライン産科編 2017. 東京, 日本産科婦人科学会, 2017, 26-8.
3）難波光義ほか. 妊娠糖尿病のスクリーニング.「妊娠と糖尿病」母児管理のエッセンス. 京都, 金芳堂, 2013, 149-53.
4）Miller E, et al. Elevated maternal Hemoglobin A1c in early pregnancy and major congenital anomalies in infants of diabetic mothers. N Engl J Med. 304, 1981, 1331-4.
5）平松祐司ほか. 正常妊婦におけるグリコアルブミン・ヘモグロビン A1c の基準範囲の設定. 糖尿病と妊娠. 10(1), 2010, 2226.
6）日本糖尿病学会編. “妊婦の糖代謝異常”. 科学的根拠に基づく糖尿病診療ガイドライン. 東京, 南江堂, 2013, 217-32.
7）清水一紀ほか. 糖尿病合併妊娠および妊娠糖尿病におけるグリコアルブミンと母児合併症に関する調査. 糖尿病と妊娠. 10, 2010, 27-31.

●岩田亜貴子　●倉澤健太郎

1-⑮ 細菌関連検査 腟分泌物培養検査

検査の目的

腟内は常在する乳酸桿菌（*Lactobacillus*）により正常な腟分泌物が維持されている。乳酸桿菌は剝脱した腟上皮細胞内のグリコーゲンをブドウ糖に分解する過程で過酸化水素を産生し、腟内の酸性度を上昇させ（pH 3.8 ～ 4.4）、一般の細菌が腟内では繁殖できない環境を形成し、腟の清浄度を維持する。

乳酸桿菌が減少する細菌性腟症では、腟の自浄作用が障害され、他の病原菌（好気性菌の *Gardnerella vaginalis* や嫌気性菌の *Bacteroides* 属、*Mobiluncus* 属など）が繁殖し、上行性に生殖器感染症を引き起こすことがある。妊婦では子宮内に炎症が波及し絨毛膜羊膜炎を引き起こすと、子宮、卵膜から炎症性サイトカインが発現し、プロスタグランジン産生を誘導し子宮収縮を来す。また、炎症性サイトカインにより頸管熟化、前期破水、早産の危険性が上昇する。

細菌性腟症と早産の関係について複数の疫学的研究が存在する。細菌性腟症の治療が早産を減少させないとの報告がある一方、細菌性腟症の妊婦での早産の危険度が高いことが報告されている。細菌性腟症において早産の危険度は上昇し、特に妊娠 16 週以前に細菌性腟症と診断された場合の危険度は OR 7.55 と非常に高く、妊娠 20 週までに抗菌薬にて治療を開始した場合、早産率が OR 0.72 に減少したとの報告がある。また、妊娠初期に細菌性腟症をスクリーニングし治療した群の早産率は減少し、緊急の頸管縫縮術の施行率も減少するとの報告もある。これらの結果は、細菌性腟症が早産の危険因子になることを示唆している。

腟分泌物培養検査では、常在菌である B 群溶連菌（group B *Streptococcus*；GBS）が検出されることがある。GBS は経腟分娩時に経産道的に児に垂直感染を起こし、新生児の重症 GBS 感染症（肺炎、敗血症、髄膜炎など）を引き起こすことがある。GBS 感染の有無を事前に確認することで、分娩時に陽性妊婦に抗菌薬を投与し、GBS 垂直感染を減少できる。詳細は次項（第 1 章⑯ p.56）に譲るとする。

⊙妊娠 20 週未満

細菌性腟症により流早産のリスクが高くなるため、治療により細菌性腟症に伴う流早産のリスクを低下できる可能性がある。

⊙ 35 週

GBS 感染の有無をチェックし、分娩時に陽性妊婦に抗菌薬を投与することで GBS 垂直感染を減少できる。

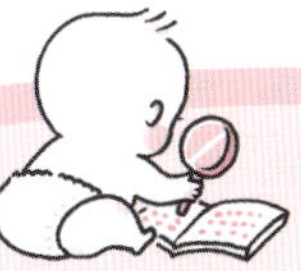

妊婦さんに 伝えておきたい ことはこれ！

- 早産既往のある早産ハイリスク妊婦においては、正常な細菌叢を有しているか否かの確認（細菌性腟症の有無）により、治療の対象となることがあります。
- 子宮内への感染の波及は早産の原因になります。
- すべての妊婦において、カンジダ症やGBS感染の有無を妊娠中に調べておくことにより、新生児への垂直感染予防対策を講じることができます。

ガイドラインでの推奨

CQ601

・細菌性腟症と診断されたら、早産ハイリスクと認識して管理する。（B）
・（早産予防を目的とした細菌性腟症のスクリーニング検査を20週未満に実施し、）細菌性腟症と診断された妊婦には、抗菌薬を用いて治療する。（C）

検査の進め方

腟鏡診にて色調やにおいなど腟分泌物の性状を観察し、腟円蓋部より腟分泌物を採取し、培養検査を施行する。

所見をどう読む？ どう考える？

基準となる所見

- 腟分泌物培養：*Lactobacillus* の有無、カンジダやGBSの有無など
- Nugent スコア：6点以下

所見の解釈と注意点

性器カンジダ症や腟トリコモナス症が特定の原因微生物の感染によって発症する一方、細菌性腟症は特定の単一の原因微生物はなく、複数の細菌感染が原因と考えられる。妊婦における細菌性腟症の頻度は約20％とされるが、約半数は無症状である。妊娠中は帯下の量的・質的な変化により判別が難しい場合もあるため、客観的な評価・診断が必要となる。

細菌性腟症の診断には、腟分泌物培養検査、Amselの診断基準とNugentスコアが有用である 表1 表2 。

表1 Amselの診断基準

次の4項目のうち、少なくとも3項目が満たされた場合に細菌性腟症と診断する
1. 腟分泌物の性状は、薄く均一である
2. 顆粒状細胞質を有する clue cell の存在
3. 腟分泌物に 10% KOH を1滴加えたときのアミン臭の有無
4. 腟分泌物の pH が 4.5 以上

表2 Nugentスコア

スコア	*Lactobacillus* 型	*Gardnerella* 型	*Mobiluncus* 型
0	＞30	0	0
1	5～30	＜1	＜1、1～4
2	1～4	1～4	5～30、＞30
3	＜1	5～30	
4	0	＞30	

Amselの診断基準では、①腟分泌物の性状が灰白色、均一、薄い、② clue cell の存在、③腟分泌物に 10% KOH を1滴加えたときのアミン臭の有無、④腟分泌物の pH が 4.5 以上の4項目のうち、少なくとも3つの項目が満たされた場合に細菌性腟症と診断する。

Nugent スコアでは、腟分泌物のグラム染色所見を用いて判定する。スライドガラスに腟分泌物を塗抹しグラム染色を行い、各視野に認められる *Lactobacillus*、*Gardnerella*、*Mobiluncus* の菌数をスコア化し、合計スコアが7点以上のときに細菌性腟症と診断する。Nugent スコアはより客観性が高く、信頼性も高いと考えられている。

異常を示したら？

細菌性腟症は早産の危険因子であり、早産を未然に防ぐためにも細菌性腟症の適切な管理は重要となる。早産を予防するために、①無症候のすべての妊婦を対象としたスクリーニング（治療の有用性は明らかではない）、②妊娠20週までにスクリーニングを行い、診断された場合には治療することは効果的である可能性がある、③早産ハイリスク妊婦を対象とした検査・治療は有用な可能性がある、ことが考えられる。

細菌性腟症に対する治療として、メトロニダゾール250mg 1日3回7日間内服が推奨されるが、メトロニダゾール腟錠250mg 1日1回7～10日間も治療効果が報告されている。わが国では有益性が危険性を上回ると判断される場合を除き、妊娠3か月以内の経口投与は禁忌とされている。なお20週未満に細菌性腟症、トリコモナス症、カンジダ症のすべてをスクリーニング検査して治療介入を行った群では、コントロール群に比較して、37週未満の早産率、出生体重において有利な結果が報告されている。

細菌性腟症の理想的な治療は、嫌気性菌などの病原菌を殺菌し、腟内細菌叢を *Lactobacillus* 優位の状態を回復させることである。その点、メトロニダゾール腟錠は

Lactobacillus に対する殺菌力が弱く、嫌気性菌に対し殺菌効果をもつため、有効な選択肢として期待される。また、細菌性腟症の原因は解明されていないが、ストレス、喫煙、不適切な陰部洗浄などの環境因子も関与する可能性があるため、妊婦および生殖期女性の生活習慣の健全化も重要であると考えられる。

引用・参考文献

1）日本産科婦人科学会／日本産婦人科医会編．“CQ109：細菌性腟症の診断と治療は？”．産婦人科診療ガイドライン婦人科外来編 2017．東京，日本産科婦人科学会．2017, 26-8.

2）日本産科婦人科学会／日本産婦人科医会編．“CQ601：妊娠中の細菌性腟症の取り扱いは？”．産婦人科診療ガイドライン産科編 2017．東京，日本産科婦人科学会．2017, 335-7.

3）Nugent RP, et al. Reliability of diagnosing bacterial vaginosis is improved by a standardized method of gram stain interpretation. J Clin Microbiol. 29（2）, 1991, 297-301.

4）Amsel R, et al：Nonspecific vaginitis：diagnostic criteria and microbial and epidemiologic associations. Am J Med. 74, 1983, 14-22.

5）Carey JC, et al. Metronidazole to prevent preterm delivery in pregnant women with asymptomatic bacterial vaginosis. National Institute of Child Health and Human Development Network of Maternal-Fetal Medicine Units. N Engl J Med. 342, 2000, 534-40.

6）McDonald HM, et al. Antibiotics for treating bacterial vaginosis in pregnancy. Cochrane Database Syst Rev. CD000262, 2007.

7）Sangkomkamhang US, et al. Antenatal lower genital tract infection screening and treatment programs for preventing preterm delivery. Cochrane Database Syst Rev. CD006178, 2015.

●大槻克文

1-⑯ 細菌関連検査 GBS

検査の目的

早発型新生児B群溶血性レンサ球菌（Group B *Streptococcus*；GBS）感染症の予防が目的である。GBS保菌妊婦の分娩中の抗菌薬投与は早発型新生児GBS感染症の予防に有効とされている。

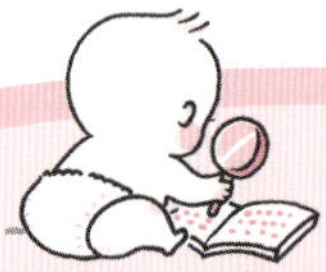

妊婦さんに 伝えておきたい ことはこれ！

- GBSは腟や直腸の常在菌です。性行為感染症や腟炎とは異なり、GBSを保菌していても母体への影響はありません。
- GBSを保菌している場合、分娩中に抗菌薬を投与することで早発型新生児GBS感染症の予防ができますが、100%の効果ではありません。

ガイドラインでの推奨

CQ603

①以下の方法でGBS保菌を確認する。
- 妊娠35～37週にGBS培養検査を行う。（B）
- 検体は腟入口部ならびに肛門内から採取する。（C）

②（正期産期では）以下の妊産婦には経腟分娩中あるいは前期破水後、新生児の感染を予防するためにペニシリン系などの抗菌薬を点滴静注する。（B）
- ①でGBSが同定
- 前児がGBS感染症
- 今回妊娠中の尿培養でGBS検出
- GBS保菌状態不明で、破水後18時間以上経過、または38.0度以上の発熱あり

検査の進め方

実施時期

妊娠35～37週の妊婦健診において、すべての妊婦に対して行う。ただし、早発型新生児GBS感染症の児を分娩した既往がある妊婦と、今回妊娠中の尿培養検査でGBS陽性であった妊婦は、本培養検査が陰性であっても予防を行うので、培養検査を省略できる[1～3]。

厚生労働省は「平成27年3月31日厚生労働省告示第226号」においてGBS検査を行

う妊娠週数と回数の基準を「妊娠33週から妊娠37週までの間に1回」と示しているが、『産婦人科診療ガイドライン産科編2017』[1]では、検査時期として「妊娠35～37週」を推奨している。米国では、2010年のCDCによるガイドライン[2]および2011年のACOGの会告[3]では、分娩の5週間以上前の培養検査は分娩時の培養検査結果の陰性的中率が低くなるとして、妊娠35～37週の全妊婦に対するスクリーニングを推奨している。米国のガイドラインに準拠したスクリーニング結果に基づく予防法を採用している以上、わが国においても可能な限り妊娠35～37週に培養検査を行うことが望ましいと考えられる。

検査の進め方

1．膣入口部周囲を検体採取用スワブで拭った後、そのスワブを肛門内に挿入する（スワブ先端が肛門括約筋を越える程度まで）。スワブは搬送用培地に入れて検査室に搬送する。培養検査まで数日間室温で保存することは可能であるが、高温環境下では検出率が低下し偽陰性となり得るので、可能ならば冷所保存する[3]。
肛門内から検体を採取した場合、通常の培養法ではGBSの検出率が逆に低下することがある。GBSを選択的に増殖させる選択培地の使用が推奨されている。

2．培養検査においては目的菌がGBSであることを明記する。また、ペニシリンアレルギーの妊婦については、アナフィラキシーの危険性を評価し、危険性が高い妊婦については、クリンダマイシンやエリスロマイシンの感受性検査を追加する[2, 3]。

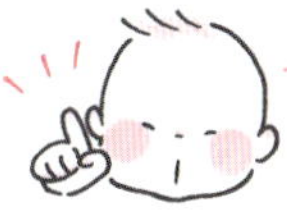

コツ！

検体採取時

膣内ではなく、膣入口部ならびに肛門内からの採取であるため、膣鏡を用いずに検体を採取する。

所見をどう読む？ どう考える？

基準となる所見

● 培養陰性

所見の解釈と注意点

上記の培養検査でGBS陽性の場合、GBS保菌者として取り扱う。妊娠35週未満にGBS陰性を確認した妊婦がその検査から5週間を超えて分娩となる場合、GBS陰性として扱うためには妊娠35週以降に再度培養検査を行い陰性を確認する必要がある。

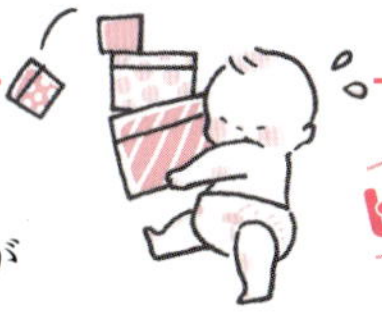

ピットフォール

培養検査が省略できるのは

早発型新生児GBS感染症の児を分娩した既往がある妊婦は、今回妊娠時も早発型新生児GBS感染症のハイリスクとされるため、すべて分娩中の抗菌薬投与の対象となる。また、尿培養 GBS 陽性患者では、腟・肛門の保菌量が多いとされているため、妊娠中に週数を問わず、一度でも尿培養で GBS 陽性となった場合には GBS 保菌者として取り扱う。

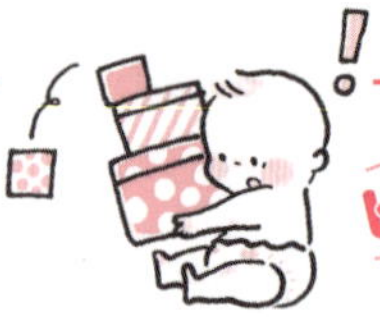

ピットフォール

培養結果が分からないとき

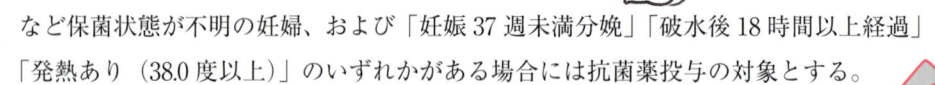

培養検査結果の確認困難あるいは培養未実施など保菌状態が不明の妊婦、および「妊娠 37 週未満分娩」「破水後 18 時間以上経過」「発熱あり（38.0 度以上）」のいずれかがある場合には抗菌薬投与の対象とする。

異常を示したら

GBS 陽性の場合、陣痛発来後あるいは前期破水時にペニシリン系薬剤静注による新生児感染症の予防を開始する 表 。破水や陣痛のない予定帝王切開の場合には予防投与は必要ない。

表　早発型新生児 GBS 感染症の予防に用いられる薬剤の用法・用量

ペニシリン過敏症なし アンピシリンを初回量２g 静注，以後４時間ごと１g を分娩まで静注
ペニシリン過敏症あり ●ペニシリンまたはセファロスポリンのアナフィラキシー危険が低い妊婦 セファゾリンを初回量２g 静注，以後８時間ごと１g を分娩まで静注 ●ペニシリンまたはセファロスポリンのアナフィラキシー危険が高い妊婦 ・GBS がクリンダマイシンかエリスロマイシンに感受性あり クリンダマイシン 900 mg を８時間ごとに分娩まで静注 エリスロマイシン 500 mg を６時間ごとに分娩まで静注 ・GBS がクリンダマイシンとエリスロマイシンに感受性不明または抵抗性あり バンコマイシン１g を 12 時間ごとに分娩まで静注

注意：ペニシリン投与歴について聴取し，ペニシリン投与後ただちに過剰反応を示した既往のある妊婦はアナフィラキシー危険が高い妊婦と判断する．アナフィラキシー危険が高い妊婦には GBS 培養検査時にクリンダマイシンとエリスロマイシンの感受性検査を行う．発熱などがあり，臨床的に絨毛膜羊膜炎が疑われる場合は広域スペクトラムを持ち，GBS に対しても効果のある薬剤を用いる．

（文献１～３より引用改変）

引用・参考文献

1）日本産科婦人科学会／日本産婦人科医会編．“CQ603：正期産新生児の早発型 B 群溶血性レンサ球菌（GBS）感染症を予防するためには？”．産婦人科診療ガイドライン産科編 2017．東京，日本産科婦人科学会，2017，341-4.

2）Verani, JR. et al. Prevention of Perinatal Group B Streptococcal Disease Revised Guidelines from CDC, 2010. MMWR Recomm Rep. 59（RR-10），2010, 1-36.

3）American College of Obstetricians and Gynecologists Committee on Obstetric Practice. ACOG Committee Opinion No. 485: Prevention of early-onset group B streptococcal disease in newborns. Obstet Gynecol. 131（2），2018, 397.

●小畠真奈

1-⑰ 細菌関連検査 クラミジア

検査の目的

クラミジア・トラコマティス（*Chlamydia trachomatis*）はトラコーマ（クラミジアにより引き起こされた慢性角結膜炎）を引き起こす病原体であるが、眼瞼結膜と同質の円柱上皮をもつ尿道・子宮頸管・咽頭にも感染を引き起こす[1)]。このクラミジア・トラコマティスによる性感染症（性器クラミジア感染症）は、感染症法では5類感染症として、性感染症定点医療機関からの報告が義務付けられている。現代では、眼から眼への感染は水道など衛生環境の向上により減少したが、泌尿生殖器への感染は症状が軽度または自覚症状に乏しいため受診しない無症候保有者が多い。わが国の性感染症の報告では、2003年よりクラミジア・トラコマティスの発生報告数は減少に転じたものの、ここ10年間は横ばいで推移している[2)]。そのうちクラミジア・トラコマティスによる性感染症は最も患者数が多い 図 [3)]。

女性のクラミジア感染症は子宮頸管での局所感染から容易に腹腔内へ波及し、子宮付属器炎や骨盤内炎症性疾患（pelvic inflammatory disease；PID）を引き起こす。さらに無症状のままで卵管通過障害や腹腔内癒着の原因となり、卵管妊娠や卵管性不妊症を引き起こす。周産期領域では、妊産婦のクラミジア感染症は絨毛膜羊膜炎の発症からプロスタグランジンが活性化され子宮収縮を来し、妊娠中の流早産の原因となり得る。そのほか、分娩時に未治療であることで、新生児結膜炎や新生児肺炎を発症する原因となることが知ら

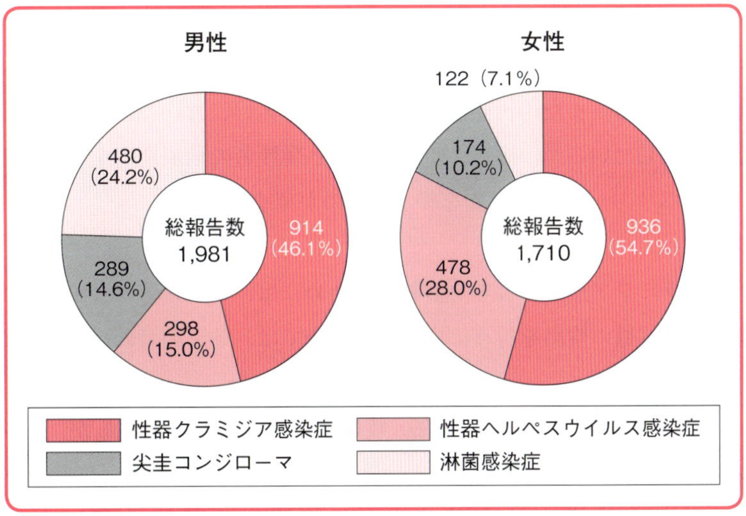

図 各性感染症が総報告数に占める割合（2018年4月）[3)]

（国立感染症研究所）

れている。未治療の感染妊産婦から出生した新生児の50%以上で母子感染が認められ、新生児結膜炎やクラミジア肺炎を発症するとの報告もある[4]。

わが国の妊婦健診においては、正常妊婦の3～5%程度にクラミジア保有者が見られるとされている[5]ため、妊娠中にクラミジア感染の有無を検査することは重要であり、感染している場合には分娩前に治療を完了させておく必要がある[6]。

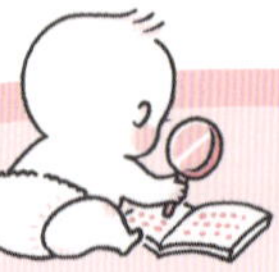

妊婦さんに伝えておきたいことはこれ！

- 正常妊婦の3～5%にクラミジア保有者が存在します。
- 妊娠中の流早産の原因や、新生児結膜炎や肺炎の原因となり得るため、妊娠中に検査を行い、感染が確認された場合には治療を行う必要があります。
- 性感染症であり、再感染予防のためにも同時にパートナーの検査・治療を行う必要があります。

ガイドラインでの推奨

CQ602

・母子感染を予防するために子宮頸管のクラミジア検査を行う。(B)

検査の進め方

実施時期

妊娠中のクラミジア検査実施時期について一致した見解はないが、米国CDCガイドラインではエビデンスに欠けるとしながらも、すべての妊産婦において妊娠初期に検査を行うことを推奨している。また、再感染リスクの高い妊産婦においては、妊娠後期に再検査を行うことも推奨している[7]。検査に要する日数と陽性者の治療期間を考慮すると、妊娠30週頃までにはスクリーニング検査を終了するのが望ましい。

検査の進め方

子宮頸管のクラミジア感染の有無を診断するためには、子宮頸管の分泌物または擦過検体からクラミジア抗原の検出を行う。血清抗体検査では、子宮頸管の感染を診断するのは難しい。

検出方法には分離同定法、核酸増幅法、核酸検出法、EIA法があるが、核酸増幅法の感度が高い。数年前までは核酸増幅法といえばPCR法のことを指していたが、現在はPCR法とは異なる検査方法が確立され、核酸増幅検査をNAT（Nucleic acid Amplification Test）と総称し、その中にはTMA（transcription-mediated amplification）

法、PCR 法、SDA（strand displacement amplification）法がある[1、6]。検出方法の詳細については割愛するが、子宮頸管の分泌物または擦過検体を用いた場合の各検査法における感度・特異度は、いずれも 90％以上である[7、8]。

所見をどう読む？ どう考える？

正常所見

抗原の検出がなければ、子宮頸管における感染は否定される。

所見の解釈と注意

内服治療後の治癒判定のための核酸増幅法による検査は高感度のため、早期に行うと偽陽性となることがあることから、3 週間以上空けて行うのが望ましい。

異常を示したら？

検査でクラミジア抗原陽性と判定されたら子宮頸管における感染を意味するため、原則として抗菌薬による内服治療を行う。ガイドラインにおいては、妊娠中の内服治療としてアジスロマイシン（ジスロマック®錠 250mg、1 回 4 錠 1 回）、またはクラリスロマイシン（クラリス®錠 200mg、1 回 1 錠 1 日 2 回 7 日間）を使用するとしている（推奨レベル B）[6]。アジスロマイシンによるクラミジアの消失率は 97％とされている[7、9]。治癒の判定のためには、治療 3 ～ 4 週間後に核酸増幅法や EIA 法などを用いて、抗原の陰転化を確認する[1、6]。また、再感染を予防するためにも、パートナーの検査・治療も同時に行うよう感染妊産婦へ説明を行う必要がある（推奨レベル C）[1、6]。

引用・参考文献

1）性感染症診断・治療ガイドライン 2016（改訂版）：性器クラミジア感染症．日本性感染症学会誌．27（1），2016，Supplement 62-6.
2）性感染症診断・治療ガイドライン 2016（改訂版）：発生動向調査から見た性感染症の最近の動向．前掲書 1，Supplement 134-51.
3）国立感染症研究所．感染症発生動向調査週報．通巻第 20 巻第 19 号，2018 年 5 月 25 日発行．https://www.nih.go.jp/niid/ja/souran.html（参照 2018-6-30）
4）Mylonas I. Female genital Chlamydia trachomatis infection: where are we heading? Arch Gynecol Obstet. 285 (5), 2012, 1271-85.
5）青木茂，高橋恒男．クラミジア／梅毒／淋菌症．産科と婦人科．83（9），2016，1027-31.
6）日本産科婦人科学会／日本産婦人科医会編．"CQ602：妊娠中の性器クラミジアスクリーニングと陽性例の取り扱いは？"．産婦人科診療ガイドライン産科編 2017．東京，日本産科婦人科学会，2017，338-40.
7）Centers for Disease Control and Prevention (CDC). Sexually transmitted disease treatment guidelines, 2015: Chlamydial infections. MMWR Recomm Rep. 64（3），2015, 1-137.
8）Geisler WM, et al. Diagnosis and management of uncomplicated Chlamydia trachomatis infections in adolescents and adults: summary of evidence reviewed for the 2010 Centers for Disease Control and Prevention Sexually Transmitted Diseases Treatment Guidelines. Clin Infect Dis. 53（Suppl 3），2011, S92-8.
9）Lau CY, et al. Azithromycin versus doxycycline for genital chlamydial infections：a meta-analysis of randomized clinical trials. Sex Transm Dis. 29, 2002, 497-502.

● 濱田洋実

第2章

超音波検査を理解しよう！

2-⑱～㉘

2-⑱ 胎嚢の確認

検査の目的

妊娠初期に子宮内に胎嚢を確認することは、妊娠診断の第一段階であり、子宮内外同時妊娠（heterotopic pregnancy）など特殊な病態を除けば、異所性妊娠（ectopic pregnancy）の否定が可能である。異所性妊娠、特に卵管妊娠などの破裂は、急性腹症および出血性ショックのため、診断と治療が遅れると死亡につながる重篤な病態であることを再認識する必要がある。

通常の妊娠診断テスト試薬（妊娠反応）は尿中 hCG が 25IU/L 前後で調整されているため、妊娠 4 週早期には陽性となる。しかし、妊娠反応陽性でも必ずしも正常の妊娠とは限らず、異所性妊娠や流産、生化学的妊娠（biochemical pregnancy：妊娠反応陽性のみで超音波断層法などにより着床部位の確認ができない状態から月経様の出血が起こる）などとの鑑別が必要である。そのため妊娠反応陽性の場合は、超音波検査により子宮内の胎嚢を確認することが極めて大切である。胎嚢は妊娠 4 週では見えないことも多く、通常妊娠 5 週以降で確認できるようになる。

異所性妊娠は、妊卵が正常子宮腔以外の場所に着床して起こる妊娠と定義される。頻度は全妊娠の 1％程度と推定されており[1]、生殖補助医療による妊娠では発症リスクが 4％程度に増加する[2]。異所性妊娠における死亡率は 1/3,000 程度との報告もある[3]。リスク因子として異所性妊娠既往、骨盤内癒着、骨盤腹膜炎既往、喫煙、不妊治療などが挙げられる。異所性妊娠の 95％は卵管妊娠であるため、子宮外妊娠という用語が用いられていた。しかし、間質部妊娠や頸管妊娠・帝王切開瘢痕部妊娠など、広義の子宮内だが正常着床部位である子宮内腔以外の異常妊娠も存在するため、「異所性妊娠」の用語が用いられる。着床部位により卵管妊娠（采部、膨大部、峡部、間質部）、卵巣妊娠、腹腔妊娠、頸管妊娠、帝王切開瘢痕部妊娠に分類される 図 1 。子宮内外同時妊娠は自然妊娠では極めてまれで

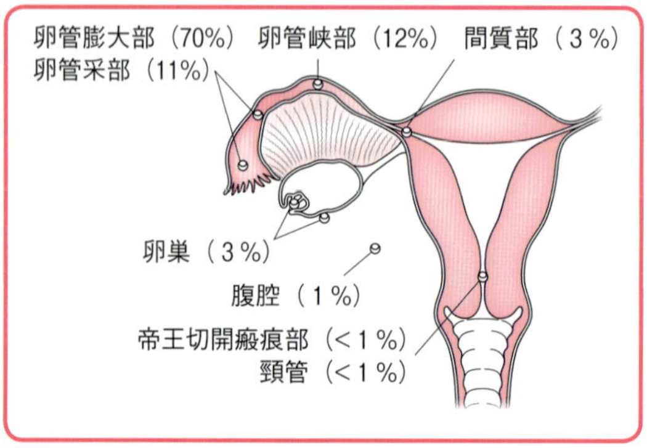

図 1 異所性妊娠の分類と頻度

あるが、生殖補助医療による妊娠では0.15～1％程度に発症するとの報告がある[4]。

胎嚢が子宮内に確認できても胎芽が確認できない場合は、正常妊娠のごく初期である可能性の他に、枯死卵や稽留流産、胞状奇胎などの場合があるため、適切な間隔（通常1～2週間）を空けて複数回の診察により診断を確定することが重要である。

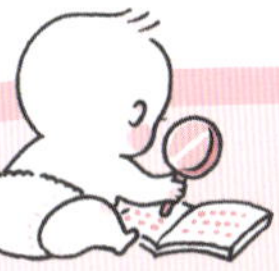

妊婦さんに伝えておきたいことはこれ！

- 妊娠初期に異所性妊娠を否定しておくことは、母体安全のために重要なことです。妊娠反応が陽性となったら早めに産婦人科を受診し、子宮内に胎嚢があることを確認してもらいましょう。
- 異所性妊娠は、診断と治療が遅れると死亡につながる危険もあります。また、緊急手術や妊孕性を温存できなくなる可能性もあるため、早期診断が重要です。
- 生殖補助医療による妊娠では、自然妊娠より異所性妊娠のリスクが増加します。また、生活習慣としては喫煙がリスク因子です。
- クラミジア感染症は、症状がなくても骨盤腹膜炎や腹腔内癒着などにより異所性妊娠のリスクを高めます。
- 胎嚢が子宮内にあるが胎芽や胎児が確認できない場合は、正常妊娠以外に稽留流産などの異常妊娠の可能性もあるため、慎重に診断を行うことが大切です。

ガイドラインでの推奨

CQ202　妊娠12週未満の流産診断時の注意点は？

- 異所性妊娠（子宮内外同時妊娠含む）の否定に努める。（A）
- 胎芽・胎児・胎児心拍が確認できない場合、適切な間隔をあけて複数回診察した後で、稽留流産と診断する。（B）

CQ203

- 妊娠反応陽性で以下のいずれかを認める場合、異所性妊娠を疑う。（B）
  ①子宮腔内に胎嚢構造を確認できない（妊娠5～6週以降）。
  ②子宮腔外に胎嚢様構造物を認める。
  ③流産手術後、摘出物に絨毛が確認されない。
  ④急性腹症を示す。
  ⑤ダグラス窩に多量の貯留液を認める。
  ⑥循環血液量減少が想定される所見（貧血、頻脈、低血圧）がある。

画像をどう読む？ どう考える？

正常所見と異常所見 図2 図3

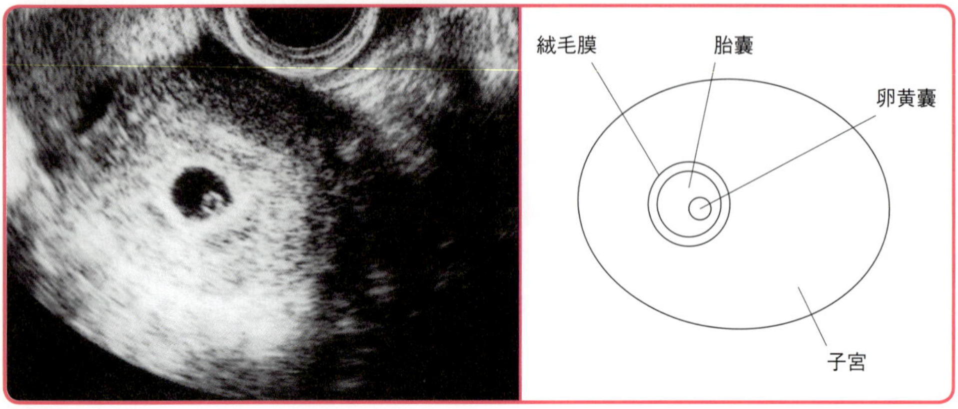

図2 正常妊娠（5週）

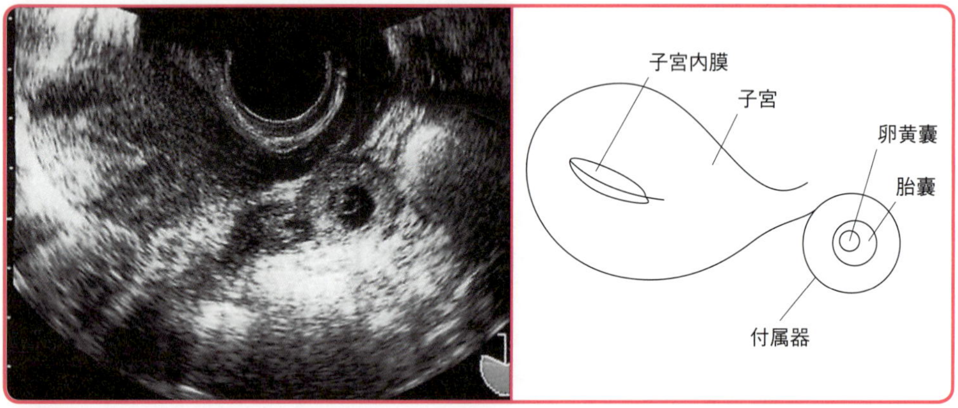

図3 卵管妊娠（5週）

所見の解釈と注意点

正常妊娠では妊娠5週で子宮内に胎嚢が確認できる 図2 。条件によっては卵黄嚢も描出可能である。妊娠6週では卵黄嚢に加えて、胎芽（胎児）および胎児心拍も確認可能となる。

一方、異所性妊娠では子宮内に胎嚢は確認できない。異所性妊娠の場合は子宮外に胎嚢様構造を描出できることがある 図3 。胎嚢様構造が確認できなくとも、付属器領域に血腫様の腫瘤構造を認めたり、ダグラス窩に液体貯留を認めたりする場合は、異所性妊娠の可能性が高い。

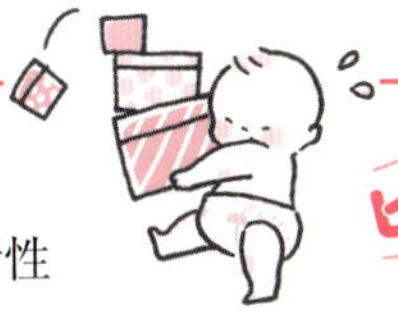

ピットフォール

子宮内外同時妊娠

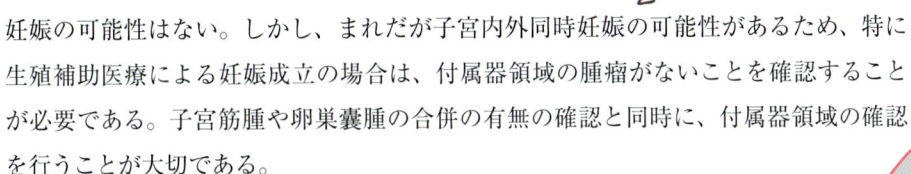

子宮内に胎嚢を認めた場合は、一般的には異所性妊娠の可能性はない。しかし、まれだが子宮内外同時妊娠の可能性があるため、特に生殖補助医療による妊娠成立の場合は、付属器領域の腫瘤がないことを確認することが必要である。子宮筋腫や卵巣嚢腫の合併の有無の確認と同時に、付属器領域の確認を行うことが大切である。

異常所見を認めたら？

妊娠反応陽性だが子宮内に胎嚢を確認できない場合は、正常妊娠、流産、異所性妊娠の鑑別が必要である。経腟超音波検査にて子宮外に胎嚢様構造が認められれば、異所性妊娠の診断が確定する 図3 。胎嚢は円形ないし類円形の無エコー像のまわりに白い縁取り（white ring）を伴う構造物として描出される。卵黄嚢や胎芽が胎嚢内に確認できれば、胎嚢と診断して間違いない。胎嚢としての構造がはっきりしない場合でも、卵巣とは異なる不均一な腫瘤像を付属器領域に認めれば異所性妊娠を強く疑う[5)]。ダグラス窩の液体貯留像も腹腔内出血を疑い、異所性妊娠の間接的な所見である。これらの所見がなくバイタルサインも正常な場合は、数日後（1 週間以内）に再度経腟超音波検査と hCG 定量を行う。hCG が不変もしくは減少している場合は流産や異所性妊娠流産を疑い、hCG が上昇している場合は正常妊娠か異所性妊娠を疑う 図4 。通常 hCG は 48 時間で倍加する。

妊娠 5 ～ 6 週以降および hCG が 1,000 ～ 2,000IU/L 以上の場合で、子宮腔内に胎嚢が確認できない場合は異所性妊娠を疑い、部位別検査を行う。無症状の異所性妊娠においても、90％前後で経腟超音波検査により部位診断が可能とされている[5)]。貧血、頻脈、低血圧などの循環血液量減少を示す症状やダグラス窩の液体貯留を認めた場合は、腹腔内出血を伴う異所性妊娠の可能性が高く、治療が必要である。超音波検査で部位別診断ができない場合は、子宮内容除去術による絨毛の確認も重要な検査である。

子宮内に胎嚢が確認できても、胎嚢の位置が通常とは異なる部位に偏在している場合は、間質部妊娠、頸管妊娠、帝王切開瘢痕部妊娠などの異所性妊娠を疑い精査を行う。これらの場合は MRI 検査も有用である。

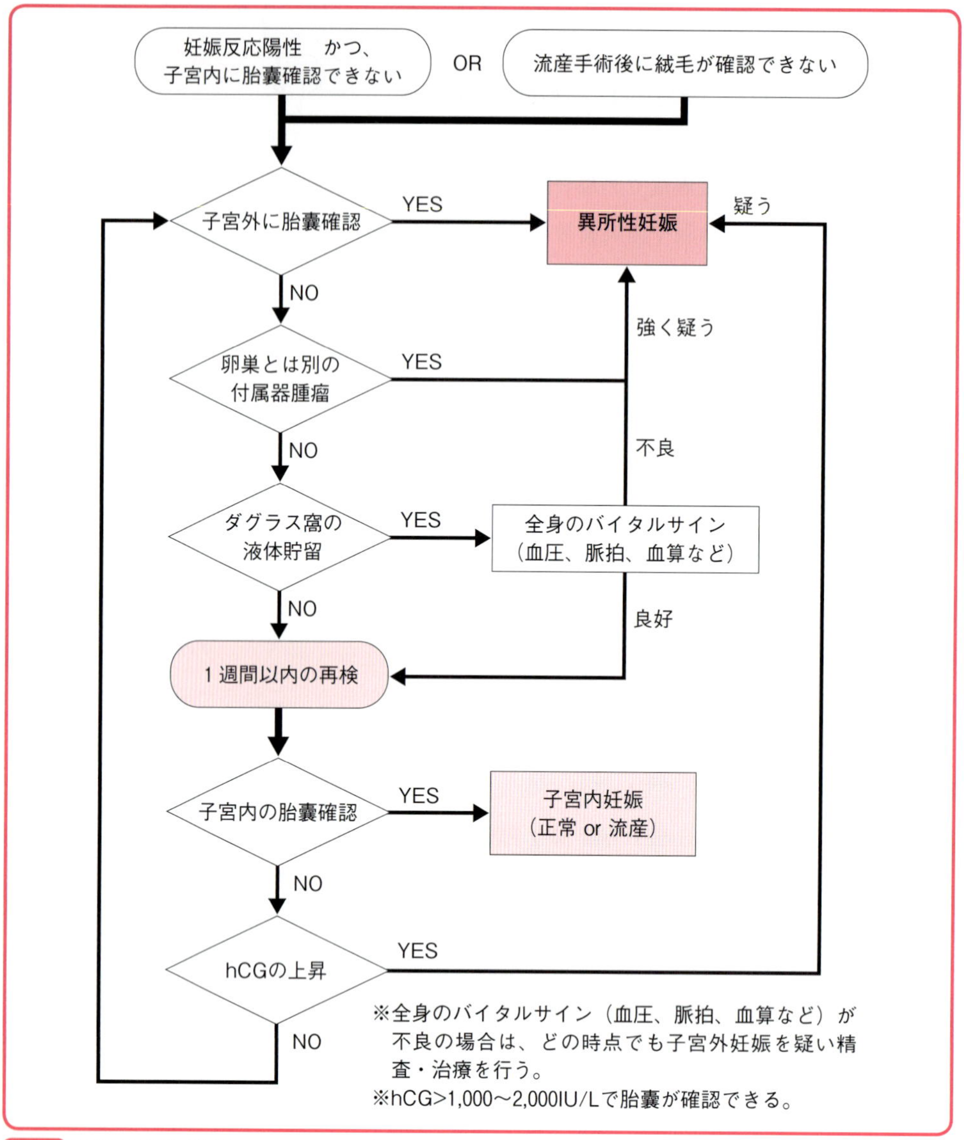

図4 異所性妊娠診断フローチャート

引用・参考文献

1）Coste J, et al. Ectopic pregnancy is again on the increase. Recent trends in the incidence of ectopic pregnancies in France（1992-2002）. Hum Reprod. 19（9）,2004, 2014-8.

2）Fernandez H, et al. Ectopic pregnancies after infertility treatment : modern diagnosis and therapeutic strategy. Hum Reprod Update. 10（6）, 2004, 503-13.

3）Grimes DA. Estimation of pregnancy-related mortality risk by pregnancy outcome, United States, 1991 to 1999. Am J Obstet Gynecol. 194（1）, 2006, 92-4.

3）Clayton HB, et al. Ectopic Pregnancy Risk With Assisted Reproductive Technology Procedures. Obstet Gynecol. 107（3）, 2006, 595-604.

4）Condous G, et al. The accuracy of transvaginal ultrasonography for the diagnosis of ectopic pregnancy prior to surgery. Hum Reprod. 20（5）, 2005, 1404-9.

●村越 毅

2-⑲ 妊娠週数の確認

検査の目的

分娩予定日（予定日）および胎齢を正確に決定することは、妊産婦管理の第一歩であり、産科の基本である。正確な予定日は流早産、胎児発育不全、過期妊娠などの管理を行う上で極めて重要な情報となる。予定日が不正確であると在胎週数が不確実となるため、母児に異常を認めた場合の介入が極めて困難となることがある。例えば、妊娠 24 週での胎児機能不全に対して介入を行ったら実は妊娠 21 週であったり、胎児発育不全と思っていたら単に週数が間違っていたり、分娩予定日超過で介入（分娩誘発）を行ったら実は 38 週であったり、など母児に不利な介入や必要ない介入を行ってしまう可能性がある。

⊙分娩予定日の決定方法

一般的には最終月経（last menstrual period；LMP）開始日から予定日を決定する（最終月経開始日に 280 日を加える）が、この決定法の前提には月経周期が 28 日型で整順であり、排卵が月経開始日から 14 日後に起こることを前提としている。しかし、すべての女性の月経周期が28 日ではなく、15％程度の女性で排卵が遅れると考えられている。また、LMP 開始日は妊婦本人の自己申告であるため、記憶違いや不正出血を月経と勘違いしての申告など不確定な要素が大きい。これらの不確実な要素を補うためには、超音波検査による計測所見や基礎体温表からの推定排卵日、体外受精などによる採卵日や胚移植日などの情報を用いる。

推定排卵日を用いて予定日を計算する場合は、推定排卵日を 2 週 0 日として推定排卵日に 266 日を加えた日付を予定日とする。また、凍結胚移植など採卵周期と胚移植周期が異なる場合は、胚移植日に受精後の培養日数を加味して決定する。いずれの場合も最終月経からの予定日との差が 2 ～ 3 日以内であれば変更しなくてもよい。

超音波計測では、妊娠初期の胎児頭殿長（crown-rump length；CRL）を用いることが推奨されている。日本超音波医学会では、CRL が 14 ～ 41mm（8 ～ 11 週）での分娩予定日（妊娠週数）の決定および確認（LMP からの予定日の評価）に用いることを推奨している[1)]。妊娠 12 週以降では CRL の計測が不正確となるため、児頭大横径（biparietal diameter；BPD）を用いることが推奨されている（BPD 20mm 以上）。また、複数回の胎児計測により予定日を再確認することも大切である。

妊娠第 2 三半期以降に初診となった場合は、LMP からの情報と超音波計測値（BPD など）により予定日を推定する。しかし、妊娠 20 週を超えた場合は個々の胎児発育差が大きくなるため、正しい予定日と推定予定日の間の誤差が大きくなることを理解し管理する。妊娠悪阻や胎動初覚の時期なども参考になる。

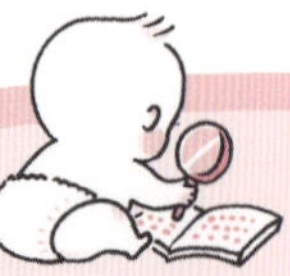

妊婦さんに 伝えておきたい ことはこれ！

- 妊娠初期（特に妊娠 10 週前後）が予定日決定に一番適した時期なので、この時期までに産婦人科を受診することが大切です。
- 最終月経の開始日の記憶は曖昧となることが多いため、妊娠を希望する場合は、最終月経の開始日をメモすることをお勧めします。
- 予定日を正確に決定することは、その後の妊娠管理にとって大切なことです。
- 「分娩予定日」という言葉は「その日に分娩となる」というような誤解を与えやすい言葉ですが、正常分娩は 37 週 0 日から 41 週 6 日までと幅があります。

ガイドラインでの推奨

CQ009

- 最終月経開始日から予定日を決定するが、排卵日や胚移植日が特定できる場合には排卵日や胚移植日から起算した予定日を用いる。（A）
- 最終月経開始日からの予定日と正確に測定された頭殿長（CRL）からの予定日（CRL が 14～41mm の時期）との間に 7 日以上のずれがある場合には CRL 値からの予定日を採用する。（B）
- 妊娠 20 週未満かつ妊娠 12 週以降と推定される場合、もしくは CRL ＞ 50mm の場合には最終月経開始日からの予定日と超音波計測値（児頭大横径〔BPD〕、大腿骨長〔FL〕など）からの予定日との間に 10 日以上のずれがある場合には超音波計測値からの予定日を採用する。（C）
- 妊娠 20 週以降も前項に準じて予定日を決定する。ただし誤差が大きい可能性も考慮し、早産・胎児発育不全・過期妊娠は慎重に診断する。（C）
- 出生前の情報が乏しく予定日決定が困難な例では、出生後に新生児情報より在胎週数を決定する。（C）

画像をどう読む？ どう考える？

正常所見 図 1

正確な CRL 計測は矢状断面で計測する。前額断面では大腿の一部などが描出され、誤差が大きくなる。胎児の屈曲や伸展も判断が困難で誤差を大きくするため、CRL が 14mm から 41mm までの時期に計測することが望ましい。

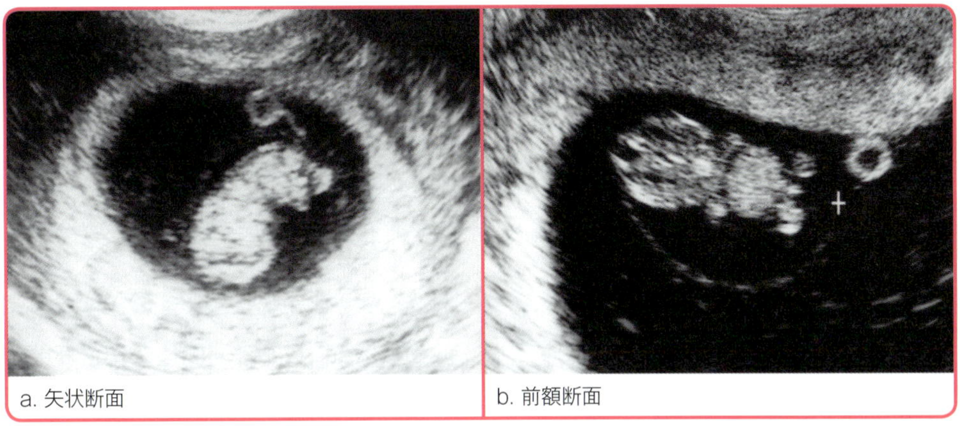

a. 矢状断面

b. 前額断面

図 1 CRL 計測の超音波断面

所見の解釈と注意点 図 2 図 3

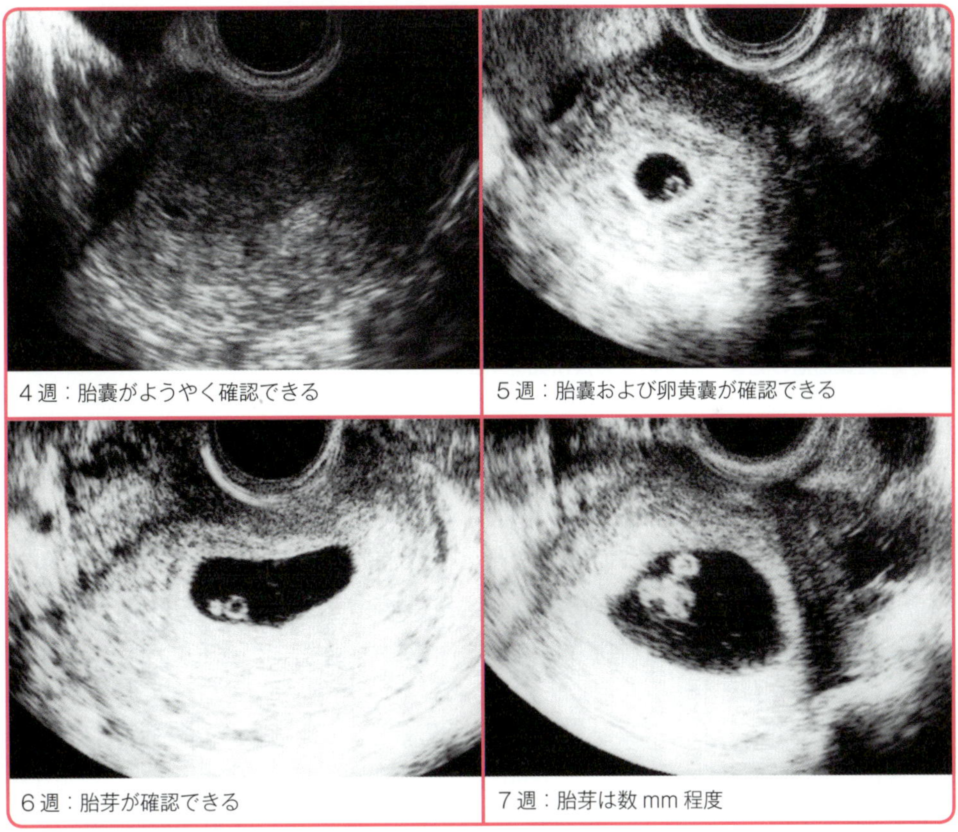

4 週：胎嚢がようやく確認できる

5 週：胎嚢および卵黄嚢が確認できる

6 週：胎芽が確認できる

7 週：胎芽は数 mm 程度

図 2 妊娠初期の胎嚢・胎芽の超音波所見①：4 ～ 7 週

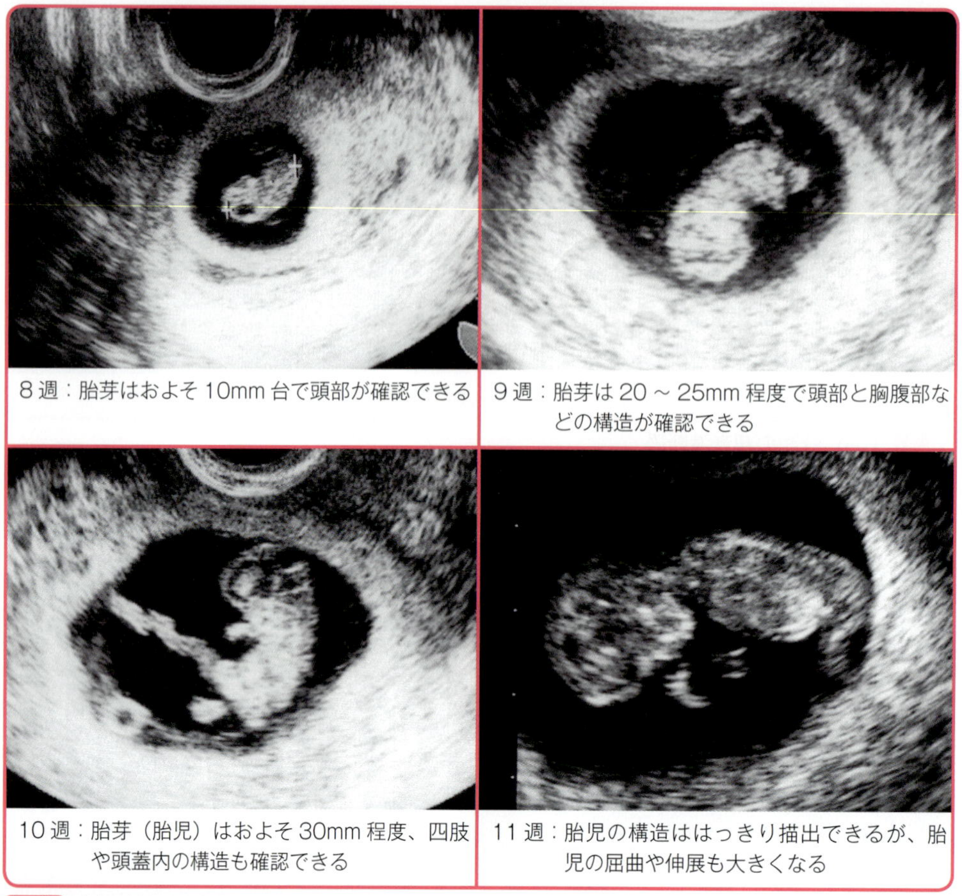

8週：胎芽はおよそ10mm台で頭部が確認できる

9週：胎芽は20～25mm程度で頭部と胸腹部などの構造が確認できる

10週：胎芽（胎児）はおよそ30mm程度、四肢や頭蓋内の構造も確認できる

11週：胎児の構造ははっきり描出できるが、胎児の屈曲や伸展も大きくなる

図3　妊娠初期の胎嚢・胎芽の超音波所見②：8～11週

異常所見を認めたら？

最終月経からの妊娠週数とCRLからの妊娠週数が異なる場合は、1～2週間程度の間隔で再検査が必要となる。最終的にCRLが25～35mm程度の時期に、複数回の超音波検査と最終月経からの妊娠週数を加味して予定日を決定する。通常は、最終月経からの予定日とCRLからの予定日に1週間程度以上のずれがある場合には、CRLからの予定日を採用する（最終月経の記憶が不確実な場合などは、正確に測定されたCRLによる予定日を採用することもある）。妊娠5～6週以降に胎嚢が見えない場合は、排卵の遅れによる妊娠週数の違いの他に、初期流産および異所性妊娠を念頭に置いて精査を行う（詳細は第2章⑱ p.64を参照）。

引用・参考文献

1）日本超音波医学会用語診断基準委員会．超音波胎児計測の標準化と日本人の基準値．超音波医学．30（3），2003，J415-40.

●村越 毅

2-⑳ 膜性診断

検査の目的

双胎妊娠はその膜性により予後が異なるため、妊娠初期（第1三半期）に双胎を診断するとともに正確な膜性診断を行うことが重要である[1、2)]。特に1絨毛膜双胎では、共通胎盤での吻合血管を介した予後に影響を与える合併症（双胎間輸血症候群や無心体双胎に代表される）を発症するため、これらの疾患に留意した管理が求められる。

双胎妊娠の膜性診断に適した週数は、妊娠10週前後（9～11週頃）である。妊娠8週以前では絨毛膜性診断は可能だが、羊膜は薄く見えづらいことが多く、羊膜の膜性診断は困難かつ不正確である。妊娠14週以降では、羊膜と絨毛膜が癒合し分離していないため、膜性診断が不正確となる。

少なくとも妊娠10週頃までに絨毛膜性診断を行い、1絨毛膜双胎であれば、14週までに羊膜の膜性診断を行うことが必要である。特に、1絨毛膜1羊膜双胎を疑う場合は繰り返し検査を行い、確実に羊膜の膜性診断を行うことが重要である。

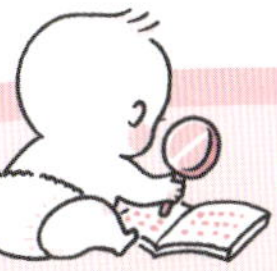

妊婦さんに伝えておきたいことはこれ！

- 双胎妊娠は、膜性診断により合併症や予後が異なります。
- 妊娠10週前後に（少なくとも14週までに）正確な膜性診断を行うことが双胎妊娠の管理の第一歩です。
- 1絨毛膜双胎と診断された場合は、双胎間輸血症候群などの特殊な合併症を発症する可能性もあるため、高次施設との連携や紹介が必要となります。
- 特に1絨毛膜1羊膜双胎では、臍帯相互巻絡などによる胎児死亡のリスクが高まります。

ガイドラインでの推奨

CQ701 双胎の膜性診断の時期と方法は？

- 以下の点に注意し超音波検査を行い、絨毛膜と羊膜の数から膜性を診断する。
  ①絨毛膜数は、胎嚢の数で診断する。（A）
  ②羊膜数は、胎嚢の中の胎児を含む羊水腔を囲う羊膜の数で診断する。（A）
  ③絨毛膜数の診断は妊娠10週までに行う。（A）

④一絨毛膜の場合、児を隔てる羊膜が確認できれば二羊膜と診断し、確認できなければ一羊膜の双胎を疑い、繰り返し検査し、羊膜数は遅くとも妊娠 14 週までに診断する。(A)

・妊娠週数が進み、絨毛膜と羊膜、羊膜同士が癒合して直接膜の数が数えられない場合は、子宮壁からの隔膜起始部の形状、隔膜の厚さ、胎盤数あるいは性別などを参考に膜性を診断する。(B)

画像をどう読む？ どう考える？

膜性診断のタイプ

⊙双胎妊娠

・2 絨毛膜 2 羊膜（DD） ・1 絨毛膜 2 羊膜（MD） ・1 絨毛膜 1 羊膜（MM）

⊙三胎妊娠

・3 絨毛膜 3 羊膜 ・2 絨毛膜 3 羊膜 ・2 絨毛膜 2 羊膜

・1 絨毛膜 3 羊膜 ・1 絨毛膜 2 羊膜 ・1 絨毛膜 1 羊膜

膜性診断のステップ 図 1

膜性診断のステップとしては、まず胎嚢の数（＝絨毛膜の数）を数える（Step1）、次に胎児（胎芽）の数を数える（Step2）、最後に羊膜の数を数えて膜性診断を確定する（Step3）。

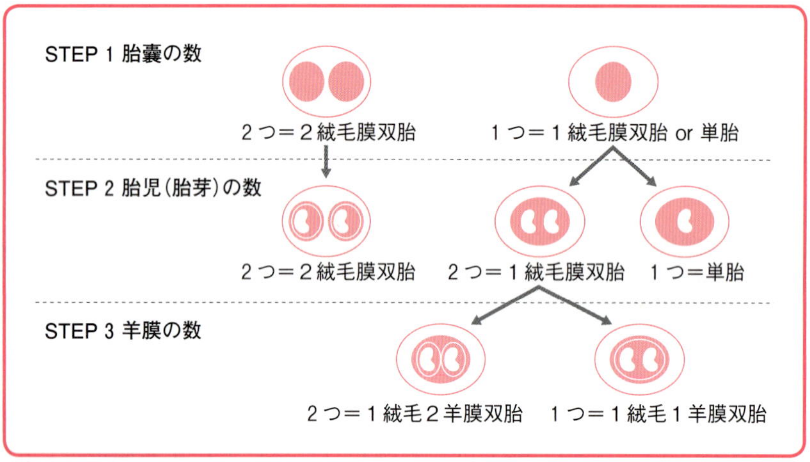

図 1 膜性診断のステップ

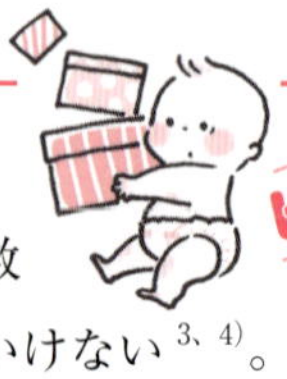

ピットフォール

卵黄嚢数と膜性診断

胎嚢数と絨毛膜数は一致するが、卵黄嚢数と羊膜数は一致しないため、卵黄嚢数を膜性診断に用いてはいけない[3、4]。

妊娠初期の膜性診断

超音波検査にて絨毛膜と羊膜の数を直接数えることで、膜性を診断する。絨毛膜は、胎嚢の外周に白く厚い線状の構造として描出される。羊膜は薄い膜様の構造であり、絨毛膜の内側に細い線状のエコー像として描出できる。

⊙ 2 絨毛膜 2 羊膜（DD）双胎 図2

胎芽と胎芽の間に絨毛膜の隔壁が確認できる。胎芽→羊膜→絨毛膜→羊膜→胎芽の順で描出される。隔膜の起始部は△（ラムダサイン）であり、同部位に白い絨毛膜が連続して描出される。

DD；dichorionic diamniotic

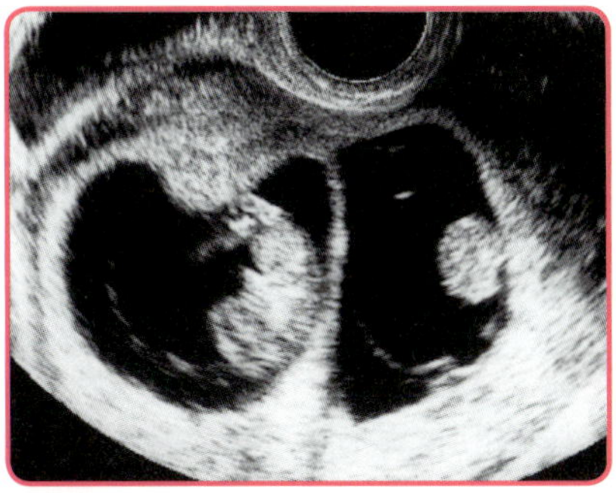

図2 DD 双胎

⊙ 1 絨毛膜 2 羊膜（MD）双胎 図3

胎芽と胎芽の間には羊膜の隔壁のみ確認できる。絨毛膜は両児の外周を一重に走行する。隔膜の起始部は妊娠初期では T サインではなく、状況によっては△に見えるが、絨毛膜は隔膜の起始部に入り込むことはない。

MD；monochorionic diamniotic

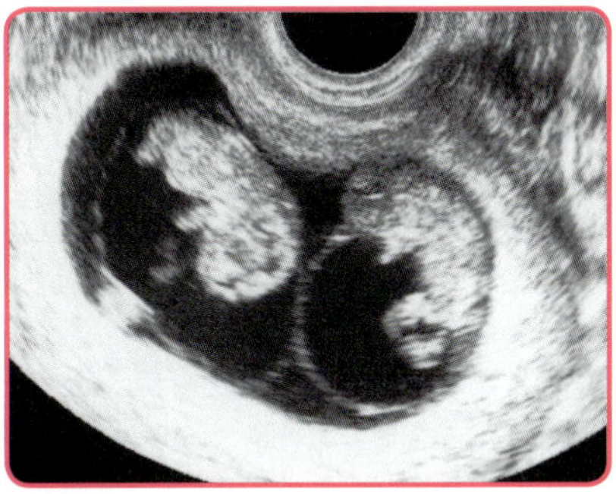

図3 MD 双胎

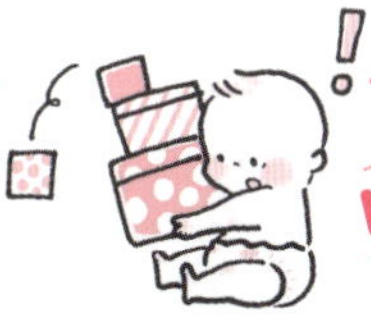

ピットフォール

2 卵性の MD 双胎

卵性診断と膜性診断の原則は、「2 卵性双胎は 2 絨毛膜双胎であり、1 絨毛膜双胎は 1 卵性双胎である」ことである。しかし、ごくまれに（頻度は不明）2 卵性の MD 双胎が存在することが報告されている[5]。

性別が異なる場合は 2 卵性であるため、通常は DD 双胎と診断してよいが、ごくまれな例外（上述）があることを知っておく必要がある。

副胎盤を伴う MD 双胎

胎盤が 2 つ離れて描出できれば分離胎盤であり、通常は DD 双胎と診断してよいが、副胎盤を伴う MD 双胎の可能性を念頭に置く必要がある[6]。

⊙1絨毛膜1羊膜（MM）双胎 図4

胎芽と胎芽の間に隔膜は存在しない。絨毛膜も羊膜も両胎芽の外周を胎嚢に沿って走行する。羊膜は薄いため、胎芽と胎芽の間に羊膜の隔膜がないことを確認するのは困難なことが多く、MM 双胎を疑ったら繰り返し精査を行うことが大切である。また、後述する臍帯相互巻絡を認めれば確定診断となる。

MM；monochorionic monoamniotic

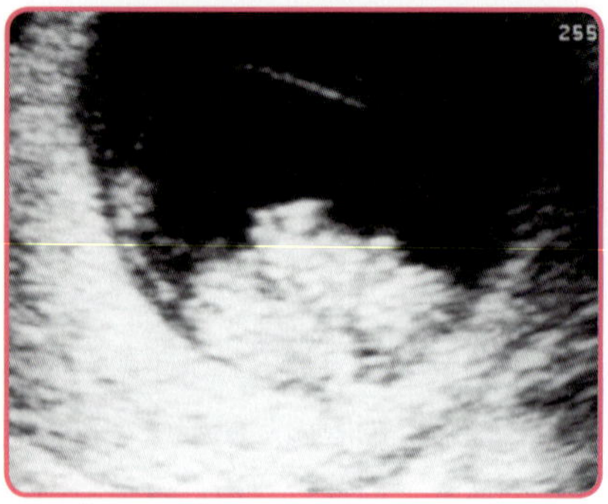

図4 MM 双胎

妊娠中期の膜性診断

妊娠中期の膜性診断は、絨毛膜と羊膜が癒合しているため、膜の数を直接数えることはできない。膜の起始部の形態（ラムダサイン、T サイン）、膜の厚さ、胎盤の数、児の性別などを考慮し推定する 表 。ラムダサインを認めれば DD 双胎である可能性が極めて高い。

表 第２三半期以降での膜性診断

	2絨毛膜2羊膜	1絨毛膜2羊膜
性 別	異性 or 同性	同性
胎 盤	分離（2つ）or 癒合（1つ）	癒合（1つ）
隔膜の起始部	ラムダサイン	T サイン
隔膜の厚さ	厚い（>2mm）	薄い（<2mm）
隔膜の層	4 層	2 層

⊙ラムダサイン（DD 双胎）図5

隔膜の起始部では、厚く白い絨毛膜が両側からなだらかに隔膜へ移行しており、△の白い構造が確認できる（ラムダサイン）。拡大して観察すると、絨毛膜が2枚合わさって隔膜を構成していることが確認できることもある。

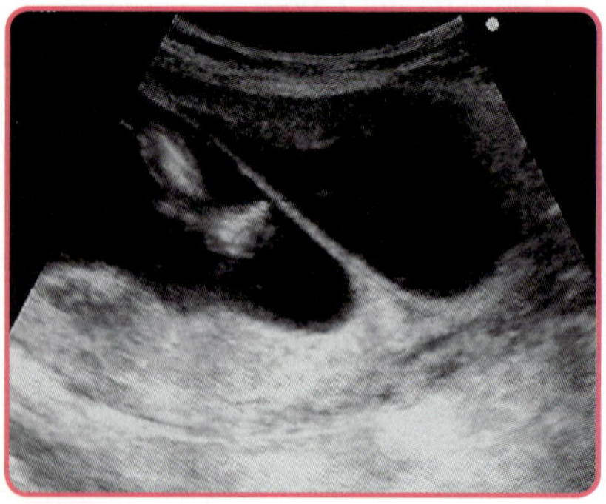

図5 ラムダサイン（DD 双胎）

◉Tサイン（MD双胎）図6

隔膜の起始部はなだらかではなく角を持っており、隔膜は薄い。絨毛膜は隔膜方向へは移行していない。第2三半期の比較的早い時期では隔膜の厚さは参考になるが、後半は隔膜の厚さでMD双胎とDD双胎を区別することは困難となる。同様に、隔膜の起始部も妊娠週数が上がるにつれ鑑別が困難となる。

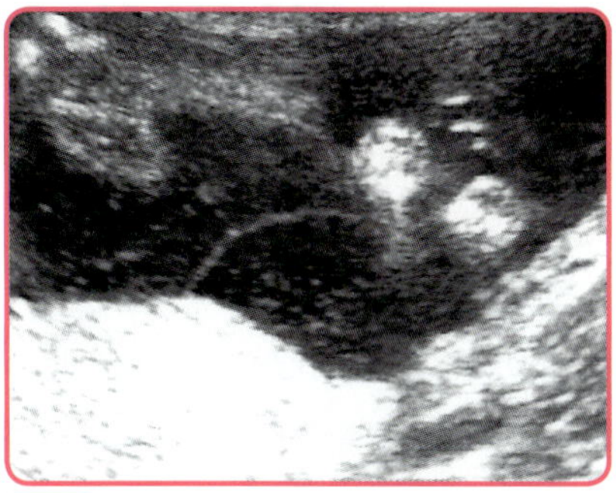

図6 Tサイン（MD双胎）

◉臍帯相互巻絡（MM双胎）図7

臍帯相互巻絡が描出できれば、MM双胎の診断は確定する。

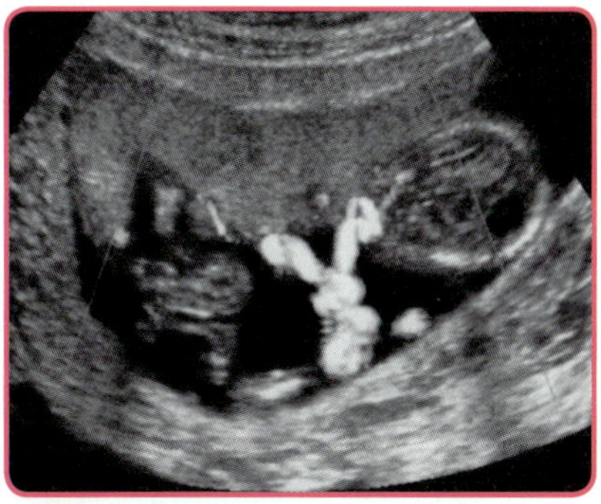

図7 臍帯相互巻絡（MM双胎）

三胎以上の膜性診断

三胎以上の多胎妊娠では、双胎での膜性診断の組み合わせで診断する。例えば、三胎妊娠では、3絨毛膜3羊膜、2絨毛膜3羊膜、2絨毛膜2羊膜、1絨毛膜3羊膜、1絨毛膜2羊膜、1絨毛膜1羊膜の膜性診断の組み合わせが存在する。個々の胎児のペアにおいての膜性診断を行い、全体での膜性診断を確定させる。

引用・参考文献

1）Minakami H, et al. Effects of placental chorionicity on outcome in twin pregnancies. A cohort study. J Reprod Med. 441（7），1999, 595-600.

2）村越毅ほか．多胎妊娠の短期および長期予後の検討．日本周産期・新生児医学会雑誌．41（4），2005，750-5.

3）Murakoshi T, et al. Monochorionic monoamniotic twin pregnancies with two yolk sacs may not be a rare finding: a report of two cases. Ultrasound Obstet Gynecol. 36（3），2010, 384-6.

4）Shen O, et al. Number of yolk sacs does not predict amnionicity in early first-trimester monochorionic multiple gestations. Ultrasound Obstet Gynecol. 27（1），2006, 53-5.

5）Souter VL, et al. A report of dizygous monochorionic twins. N Engl J Med. 349（2），2003, 154-8.

6）Lopriore E, et al. Twin pregnancies with two separate placental masses can still be monochorionic and have vascular anastomoses. Am J Obstet Gynecol. 194（3），2006, 804-8.

●村越 毅

2-㉑ 胎児発育

検査の目的

子宮の中にいる胎児の発育の状態を判断する一つの目安として胎児の大きさ（体重）の情報がある。生まれたときの新生児の体重がその後の発達に大きな意味をもつため、妊娠中に胎児の発育を評価することは重要である。胎児発育の評価は、超音波断層法を用いて、胎児の各部位（児頭大横径〔BPD〕、軀幹前後径〔APTD〕、軀幹横径〔TTD〕、軀幹周囲長〔AC〕、軀幹断面積〔FTA〕、大腿骨長〔FL〕など）を計測し、胎児計測値から胎児推定体重（estimated fetal weight；EFW）を計算する。得られた各計測値により胎児発育不全（fetal growth restriction；FGR）などの判断を行い、児の発育異常が疑われる場合には、原因検索を行い、妊娠管理指針や分娩方法の決定に活用する。

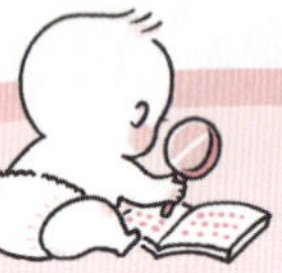

妊婦さんに 伝えておきたい ことはこれ！

- **超音波計測や胎児推定体重の計算には誤差が伴います。胎児推定体重には± 10%程度の誤差があることが知られています。例えば胎児推定体重が 2,000g の場合、児の体重は± 200g（1,800 ～ 2,200g の範囲）程度ということになります。**

ガイドラインでの推奨

CQ307-1

・（胎児発育不全〔FGR〕のスクリーニングとして、）妊婦全例に対して、妊娠中期以降 30 週頃までには超音波による胎児計測を行い必要に応じて再検する。（B）

画像をどう読む？ どう考える？

検査の時期

主に妊娠 20 週以降。

計測・算出方法

⊙児頭大横径（BPD） 胎児頭部の正中線エコー（midline echo）が中央に描出され、透明中隔腔（septum pellucidum）と四丘体槽（cistema corpora quadrigemina）が描出される断面を描出する。頭蓋骨外側から対側の頭蓋骨内側までの距離を計測する 図1 。

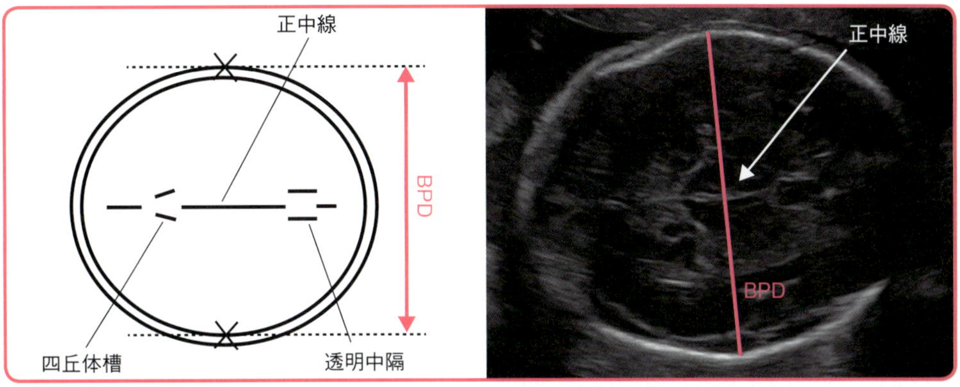

図1 BPD 測定断面

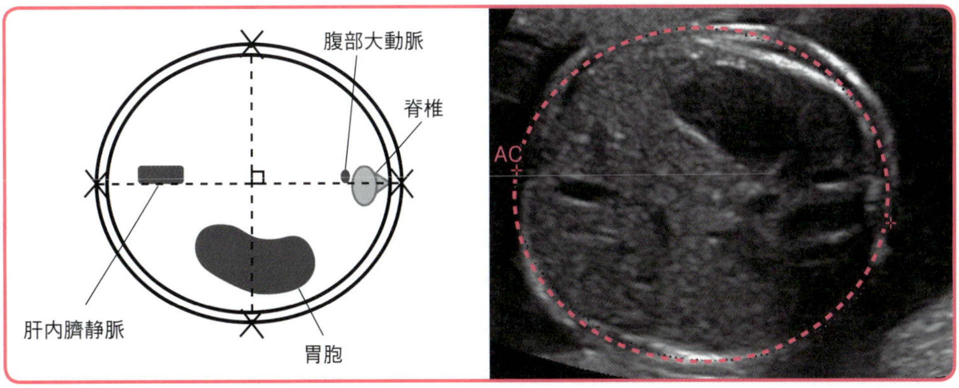

図2 AC 測定断面

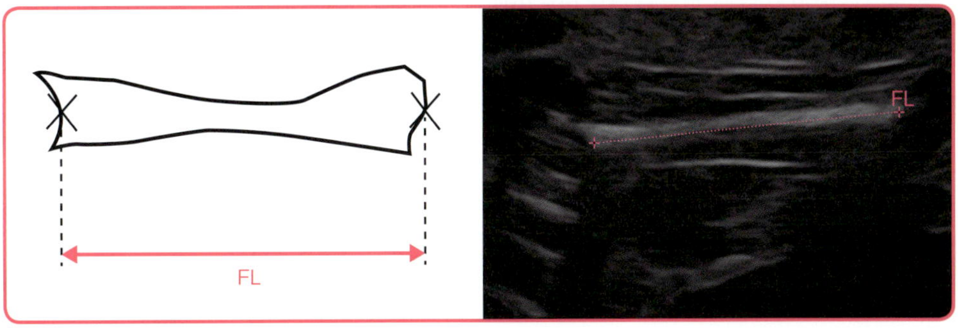

図3 FL 測定断面

◉腹囲（AC） 胎児の腹部大動脈に直交し、かつ胎児の腹壁から脊椎までの距離の前方1/3から1/4の部位に肝内臍静脈および胃胞が描出される断面で、エリプス法による腹部の外周をACとする 図2 。

◉大腿骨長（FL） 大腿骨の長軸が最も長く、両端の骨端部まで描出される断面を描出する。大腿骨化骨部分両端のエコーの中央から中央を計測する 図3 。

⊙胎児推定体重

推定体重の算出法はさまざまな方法が提唱されているが、日本産科婦人科学会および日本超音波医学会ではBPD、ACならびにFLの3つのパラメーターを用いた以下の方法を推奨している[1、2]。

- 胎児推定体重（g）$= 1.07 \times BPD^3 + 0.3 \times AC^2 \times FL$

所見の解釈と注意点

出生児の発育の基準値としては、日本人の在胎別出生時体格基準値 表 が広く用いられており、10～90% tileのものをappropriate for date（AFD）、出生体重が10% tile未満の症例をlight for date（LFD）、90% tile以上ものをheavy for date（HFD）とする分類がある。また、出生体重および身長が、在胎期間ごとの標準値の90% tile未満の児のことをSGA児（SGA；small for gestational age）と言い、その逆は、在胎期間に対して出生体重や身長が大きいLGA児（large for gestational age）である。

FGRの診断にあたって、診断基準としては定められていないが、周産期予後が問題となる児は出生体重が5% tile未満児であり、さらにその多くは3% tile未満児である。5% tileは正規分布集団においては－1.64SDに相当するため、FGRの診断基準としては胎児体重基準値の－1.5SDが目安と考えるのが主流である。

FGRの原因として、染色体異常や形態異常を伴った先天的要因と、遺伝学的には問題がなく胎児－臍帯－胎盤系の循環障害による、本来正常に発育するはずであったものに大きく分類される。FGRを疑った場合は、それまでの発育状況を確認し、形態評価などの原因検索を行い分娩時期や管理方針を決定することが重要である。

一方、巨大児やLGA児には糖尿病との関連や分娩・出産に伴うリスクという観点から難産、児頭骨盤不均衡（cephalopelvic disproportion；CPD）や分娩時を念頭に置いた管理が重要である。

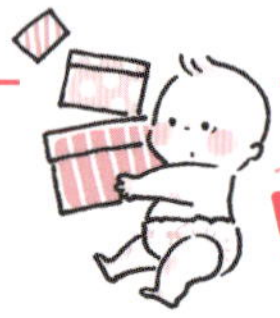

ピットフォール

推定体重と出生時の体重の誤差

出産直前の計測値による推定と実際の出生時の体重との相違は誤差±10%程度と言われており、4,000gの推定では±400g位の誤差範囲の精度ということになる。本法は、巨大児やHFD児に対する感度および陽性的中率が低い。このように相対的に巨大児などで誤差が大きくなるのは推定の方法論的限界である。

異常所見を認めたら？

発育異常の診断には、分娩予定日が正しく算定されていることの確認が重要であるため、FGRなどを疑った場合には、分娩予定日が正しく算出されているかどうかをまず確認する。方法としては妊娠初期に超音波画像により頭殿長（CRL）を確認することで、分娩予

表 胎児体重の妊娠週数ごとの標準値

gestational age	EFW(g)				
	−2.0SD	−1.5SD	mean	+1.5SD	+2.0SD
18W＋0	126	141	187	232	247
19W＋0	166	186	247	308	328
20W＋0	211	236	313	390	416
21W＋0	262	293	387	481	512
22W＋0	320	357	469	580	617
23W＋0	386	430	560	690	733
24W＋0	461	511	660	809	859
25W＋0	546	602	771	940	996
26W＋0	639	702	892	1,081	1,144
27W＋0	742	812	1,023	1,233	1,304
28W＋0	853	930	1,163	1,396	1,474
29W＋0	972	1,057	1,313	1,568	1,653
30W＋0	1,098	1,191	1,470	1,749	1,842
31W＋0	1,231	1,332	1,635	1,938	2,039
32W＋0	1,368	1,477	1,805	2,133	2,243
33W＋0	1,508	1,626	1,980	2,333	2,451
34W＋0	1,650	1,776	2,156	2,536	2,663
35W＋0	1,790	1,926	2,333	2,740	2,875
36W＋0	1,927	2,072	2,507	2,942	3,086
37W＋0	2,059	2,213	2,676	3,139	3,294
38W＋0	2,181	2,345	2,838	3,330	3,494
39W＋0	2,292	2,466	2,989	3,511	3,685
40W＋0	2,388	2,572	3,125	3,678	3,862
41W＋0	2,465	2,660	3,244	3,828	4,023

（文献 1、2 より引用）

定日の間違いがないことを確認する。その上で、発育異常と診断した際には、それまでの発育状況・胎児形態評価などの原因検索を行い、それに基づいての妊娠管理方針を決定する。

引用・参考文献

1）日本超音波医学会.「超音波胎児計測の標準化と日本人の基準値」の公示について. 超音波医学. 30, 2003, J415-40.

2）日本産科婦人科学会周産期委員会提案. 超音波胎児計測の標準化と日本人の基準値. 日本産科婦人科学会雑誌. 57, 2005, 92-117.

●濱田尚子

2-㉒ 胎児形態スクリーニング

検査の目的

妊娠中に行われる超音波検査は、子宮内に胎児や母体に危険を及ぼすような異常がないかを見つけるために行われる。リスクの高い分娩が想定される場合、高次施設への転院や、小児科医師の立会い分娩が選択される。

スクリーニングとは、リスクの高いケースをふるい分けて見つけるという意味である。あらかじめ「何か異常がある」ことを知っておいて、備えることは母児の予後の改善はもちろんのこと、医療者の負担軽減にもつながる。

一般的に、超音波による胎児スクリーニングとは、胎児異常の有無を、系統立てた超音波検査で見つけることを指す。超音波検査では、多くの形態的な変化を見つけることができる。しかし、見つかる所見は、胎児の生命に関わるもの・関わらないもの、出生後に治療が見込めるもの、超音波だけでは判断できないもの……などと多岐にわたる。次項（第2章㉓ p.90～）で述べるNTなどの超音波所見は、ダウン症候群などの染色体異常のスクリーニングとして利用される所見で、正常児にも認められるものである。本項では、このような染色体異常の可能性を推測する染色体異常の超音波スクリーニングとは別に、形態異常の有無のピックアップを目的としたスクリーニングについて述べる。

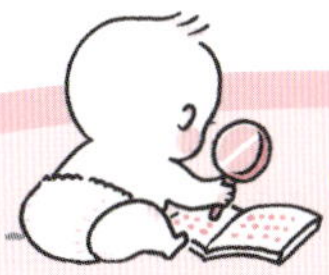

妊婦さんに伝えておきたいことはこれ！

- 胎児形態スクリーニングでは胎児形態を評価します。検査を受けたすべての妊婦に何らかの所見（異常）を認める可能性があります。
- 超音波検査では分からない異常もありますが、形態異常を見つけることができれば、早めに考え、対応することで、より良い準備・管理ができる場合があります。
- 赤ちゃんの異常や病気はさまざまあり、超音波検査ですべての疾患を評価できるわけではありません。
- 超音波検査では染色体異常を直接診断することはできません。染色体異常を持っている赤ちゃんでも形態異常のないこともあります。
- 超音波検査を受ける前に、検査について十分に理解した上で自分が知りたいこと、知りたくないことをはっきりさせた方がよいでしょう。

ガイドラインでの推奨

CQ307-1

・妊婦全例に対して、妊娠 30 週頃までには超音波による胎児計測を行い、必要に応じて再検する。(B)

CQ306-1

・子宮底長が過大のときは羊水過多を疑い、超音波断層装置により、amniotic fluid index (AFI)、羊水ポケットなどを計測して評価する。(B)

CQ306-2

・子宮底長が過小のときは羊水過少を疑い、超音波断層装置により AFI、羊水ポケットなどを計測して評価する。(B)

画像をどう読む？ どう考える？

確認項目

⦿初期（妊娠 11 ～ 13 週）図 1

・発育評価：頭殿長、大横径、大腿骨長の計測

・頭部の評価：頭蓋骨、脈絡叢、顔面、眼窩の確認

・胸部の評価：胸郭、心臓四腔断面、胎児心拍、横隔膜

・腹部の評価：胃、腹壁、膀胱

・骨格の評価：脊椎、四肢、手指

⦿中期（妊娠 20 週前後）

・頭部、胎位の確認：児頭大横径の計測。左右対称であるかの確認。側脳室の拡大がない、小脳の大きさや形態の確認 図 2 。顔面の形態の確認。上唇の確認。

・胸部：肋骨の形態、肺野の異常所見の有無の確認。心臓の位置・向き、心房・心室の確認 図 3 。流出路（大動脈、肺動脈）の確認。横隔膜の確認。

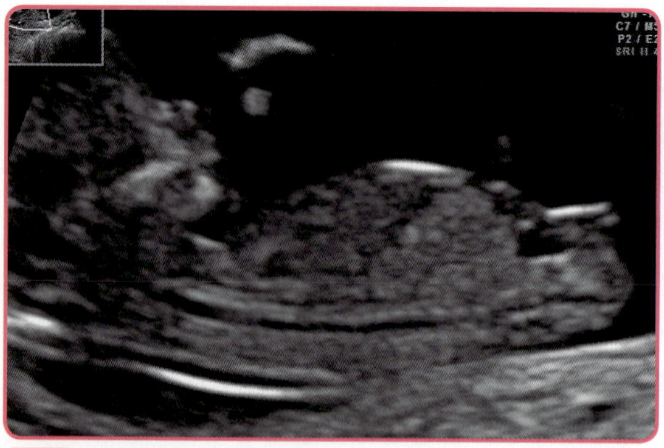

図 1 妊娠初期の正常胎児

超音波機器の解像度の向上によって、詳細な部分まで観察することができる。

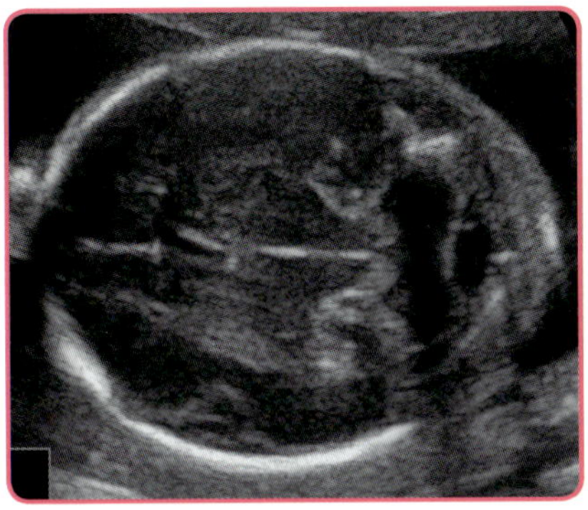

図2 妊娠中期の正常脳
頭蓋骨の形態、脳の左右対称性、側脳室の拡大の有無、小脳の大きさ、形態などを確認する。

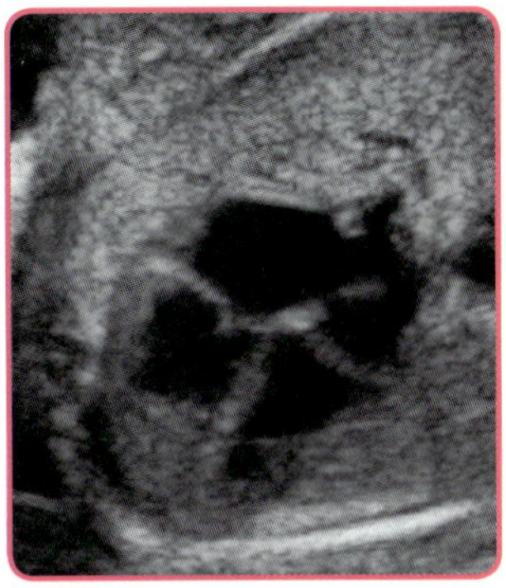

図3 妊娠中期の正常心臓
四腔断面と呼ばれる画像である。2心房2心室であることが分かる。左右心房・心室の大きさ、心室中隔、卵円孔などを確認する。

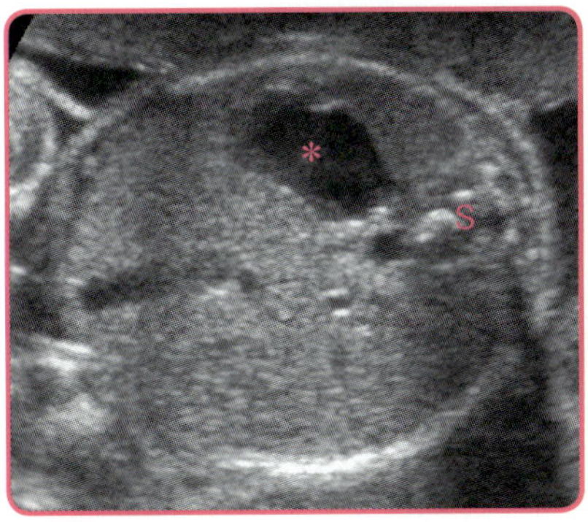

図4 妊娠中期の正常腹部横断面
この画像で腹囲を測定する。脊椎（S）、胃（＊）が描出されている。

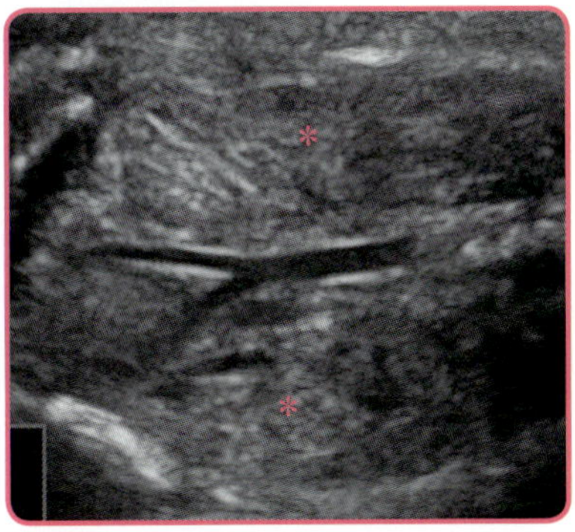

図5 妊娠中期の正常腹部冠状断面
大動脈から総腸骨動脈への分岐、両側腎臓（＊）が描出されている。写真右が頭側。

・腹部：腹囲の計測 図4 。腹壁や臍帯付着部の確認。肝臓や胃の位置の確認。腎臓・膀胱の形態、水腎症の有無の確認 図5 。外性器の確認。
・骨格：大腿骨長の計測。四肢・指の確認。脊椎の確認。
・胎児付属物：胎盤の位置（前置胎盤の有無）、臍帯異常（卵膜付着など）の確認。

⦿分娩前（妊娠35～36週以降）

・胎児発育の評価：大横径、腹囲、大腿骨長など
・well-being の評価：羊水量
・臍帯の評価：臍帯巻絡、臍帯下垂

所見の解釈と注意点

⦿初期

妊娠初期に行われる胎児の形態異常スクリーニングとしての超音波検査は、日本ではまだ一般的ではないが、欧米では広く行われている。超音波機器の解像度の向上によって、初期でも形態異常を見つけることができる。

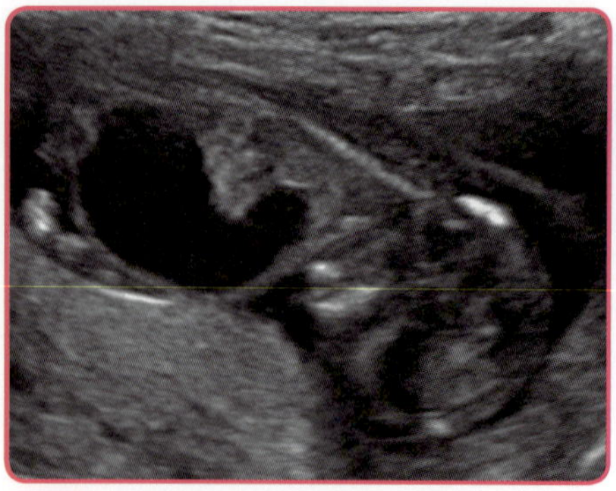

図6 **妊娠初期の泌尿器系の異常**
腎盂と尿管の著明な拡大を認め、胎児尿路閉塞が疑われる。初期には比較的大きく児の生命予後に関わる形態異常を診断することが可能である。

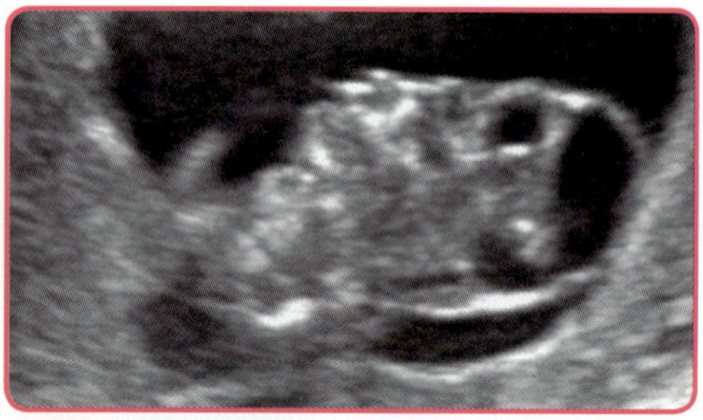

図7 **妊娠初期の無頭蓋症**
頭蓋骨がきれいに描出されず、脳が羊水中で浮遊しているのが分かる。

初期に診断される形態異常は、胎児の全身浮腫、無脳症、腹壁破裂、臍帯ヘルニア、巨大膀胱、体幹・骨格・四肢の異常など比較的大きなものである 図6 図7 。

◉中期

妊娠中期に行われる胎児の形態異常診断を目的とした超音波検査は、広く多くの施設で普及している。どこまで確認する必要があるかに関しては議論の分かれるところであるが、本項では基本的なところを取り上げた。

中期に診断されることの多い形態異常は以下の通りである。

・頭部：髄膜瘤、水頭症、小脳低形成 図8 、口唇裂、頸部腫瘍など
・胸部：先天性心疾患 図9 、大血管異常、先天性嚢胞状腺腫様形成異常など
・腹部：横隔膜ヘルニア、水腎症 図10 、膀胱の異常など
・骨格：骨の発育異常、髄膜瘤、手指の異常など

◉分娩前

分娩前では、胎児に対する羊水腔の割合が減少することや、胎児の骨がしっかりしてくることなどから、超音波が通りにくく、形態異常の評価は難しくなる。よって、胎児の形

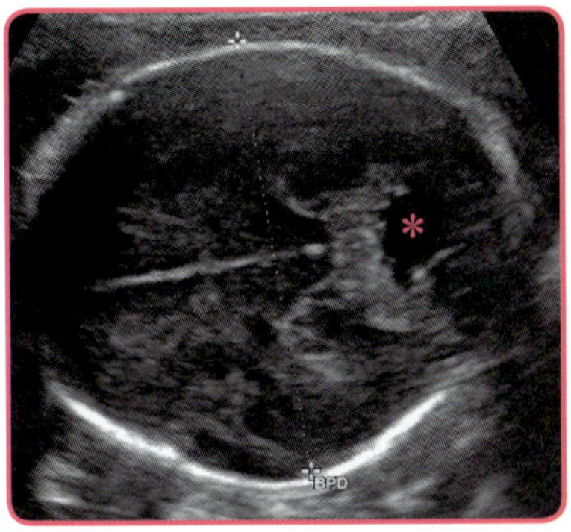

図8 妊娠中期の小脳低形成
小脳が小さく、小脳の後側の大槽（*）と呼ばれる空間が広がっている。症例は羊水検査によって18トリソミーと診断された。

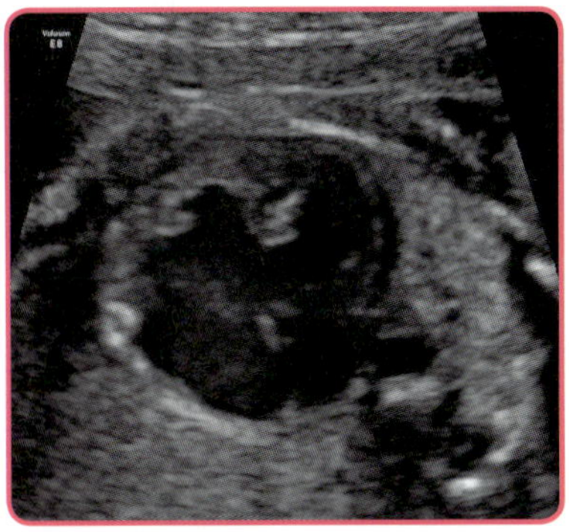

図9 妊娠中期の心房心室中隔欠損症
心室中隔と心房中隔がなく、心臓内に1つの腔しか描出されていない。

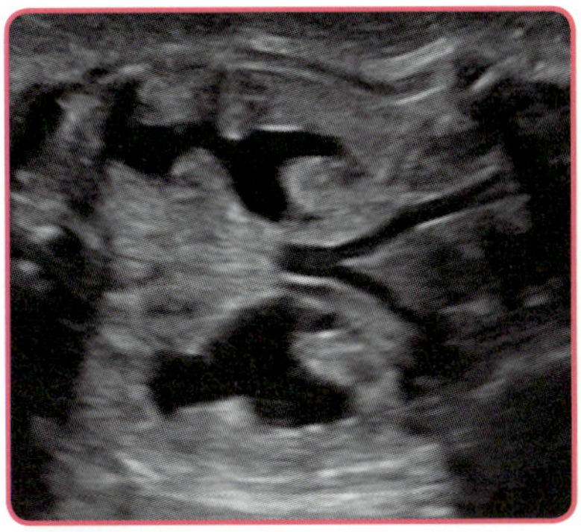

図10 妊娠中期の両側水腎症
両側の腎盂拡大が著明である。写真左が頭側。大動脈から両側の総腸骨動脈への分岐も描出されている。本症例では巨大膀胱もあり（写真には描出されていない）、後部尿道弁による尿路閉塞のために水腎症が発症した。

態異常のスクリーニングは妊娠中期までに行われることが望ましい。分娩前は主に、胎児発育の評価や well-being（元気かどうか）の評価が中心となる。

well-being の評価は、胎動など（biophysical profile score；BPS）で行われるが、その中でも羊水量は重要である。胎児や胎盤機能不全の状態では羊水は減少傾向となる。一方、羊水過多が顕著になってくるのもこの時期である。羊水過多の原因は、羊水の産生過多や吸収減少、特発性などさまざまであるが、羊水過多を認めた場合は、胎児形態異常として、上部消化管閉鎖や頸部、肺などに異常のある可能性を考えて精査する必要がある。

分娩前には臍帯巻絡、特に頸部巻絡2回以上や頸部以外への臍帯巻絡、臍帯下垂を評価し、分娩方針を決定するのが望ましい。

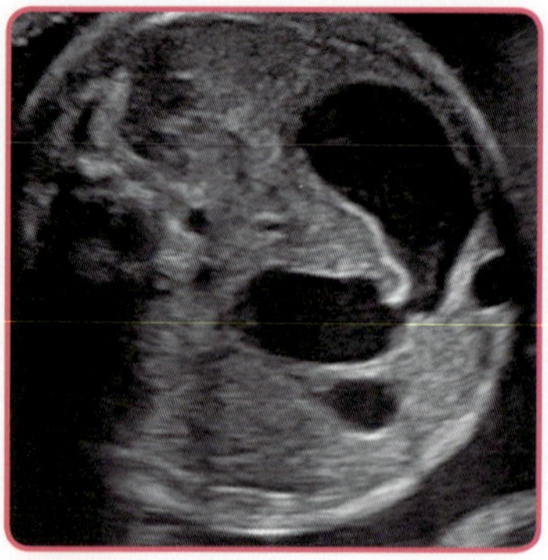

図11　妊娠中期の十二指腸閉鎖
通常、胃は1つの腔として描出されるが、2つの腔が描出されている（double bubble sign）。羊水過多も伴うことが多い。ダウン症候群に見られることもしばしばある。

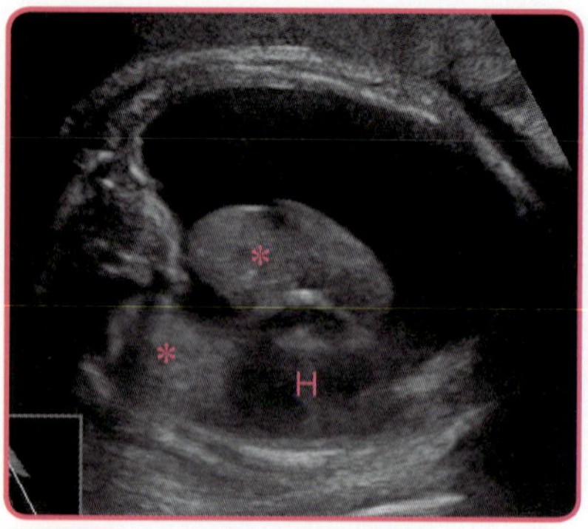

図12　妊娠後期の胎児胸水
妊娠後期に徐々に、右肺に胸水貯留が起こり、肺（*）、心臓（H）が左側に圧排されている。胸水の原因は乳び胸であることが多い。

その他、妊娠後期になって発見されやすい異常には、食道閉鎖、十二指腸閉鎖 図11、胸水 図12 などがある。

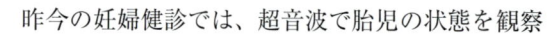

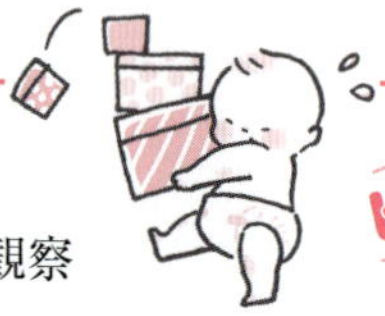

ピットフォール

知りたくないこともある

昨今の妊婦健診では、超音波で胎児の状態を観察することが中心で、容易に侵襲なく施行できる検査である一方、重大な選択を迫られる情報を引き出す出生前診断の一つのツールであることを忘れてはならない。

超音波で胎児を見たとき、形態異常の情報だけでなく、ダウン症候群などの染色体異常についての情報を得ることもある。性別を知りたいという妊婦がいる一方、健診で性別は言わないでほしいという妊婦もいる。それと同様に、それぞれが知りたい情報、知りたくない情報はさまざまである。

超音波検査で、さまざまな胎児異常を見つけることが可能となったが、困難なこともある。例えば、超音波では機能的な異常についての評価や、皮膚の色および表面の異常を見つけることは困難である。染色体異常についても、可能性のある超音波所見から羊水検査などを経て診断に至ることはあるが、超音波検査のみで診断は不可能である。

超音波プローブを当てる前に、妊婦やパートナーに、超音波検査で何が分かり、何が分からないかを知ってもらい、胎児について知りたいこと、知りたくないこと、受けたい検査、受けたくない検査をはっきりさせておくことがトラブル回避のためにも重要である。当院ではこれらのことを妊娠初期に説明し、それぞれの希望を書面で確認している。

異常所見を認めたら？

⦿初期

まだ小さいため、妊娠初期に確定診断できる形態異常は少なく、妊娠中期まで待たなければ分からないものが多い。安易な説明は無用な妊娠中絶を招く可能性もあり、慎まれるべきである。本当に異常を有する児は子宮内胎児死亡に至ることもあり、かつ、それは不可避であるので、初期に診断を急いだりせず、正しいカウンセリングを心掛け、各々に合った対応をすべきである。

⦿中期以降

妊娠中期以降に診断可能な形態異常は多い。基本的には、診断された異常別に予後を推測し、精査や管理が行われる。羊水過多を認めた場合は、胎児形態異常として、上部消化管閉鎖や頸部、肺などに異常のある可能性を考えて精査する必要がある。形態異常によっては特定の染色体や遺伝子異常との関連が深いものもあり、カウンセリングの後、それらの検査を行うこともある。

出生後の管理や手術を要するケースもあるので、小児科、小児外科との連携も重要である。出産前の妊婦が直接 NICU を見学したり、小児外科や形成外科などの手術の説明を聞いたりするプレネイタルビジットもしばしば行われる。十分なディスカッションの上、分娩場所・時期・方法について決定されることが望まれる。

●長谷川潤一　●仲村将光　●松岡 隆　●濱田尚子　●新垣達也　●市塚清健

2-㉓ Nuchal Translucency (NT)

検査の目的

⦿マーカーによる染色体異常のリスク推定（染色体異常のスクリーニング）

超音波検査の目的の一つに、分娩前に胎児形態異常を診断して新生児医療につなげることが挙げられる。わが国でも、系統立てた胎児形態異常のチェックが広く行われるようになった。形態異常を診断した場合、その異常に関連する染色体異常を疑うことがある。

一方、胎児染色体異常の診断は、侵襲的検査である絨毛もしくは羊水染色体検査によってのみ施行可能である。形態異常を認めない染色体異常の症例もしばしばあるので、胎児の染色体異常を知りたい場合は、これらの侵襲的検査が必要になる。しかし、侵襲的検査はリスクを伴うため、染色体異常のハイリスク症例を抽出する方法が考案、研究されている。正常胎児にも見られることがあるが、染色体異常児に見られる頻度の高い超音波検査所見を超音波マーカーと呼び、それらを用いてリスク推定を行う。超音波マーカーは、病的なものを見ているとは限らず、正常胎児にも見られる「あくまで所見」であるので、形態異常とは別に考える。ダウン症候群に対する初期の超音波マーカーの中で、nuchal translucency（NT）が最も疾患と関連深いことが知られている。

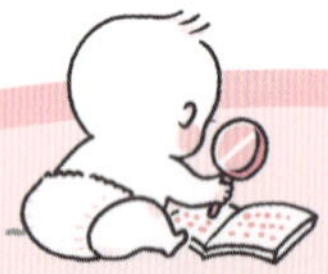

妊婦さんに伝えておきたいことはこれ！

- NTは、胎児の首の後ろの皮下の厚さで、すべての胎児にあるものであり、NTが厚くても胎児が正常か異常であるかの判別をすることはできません。
- 基準に従って正確に測られたNTが5mm（相当厚く見える）あっても、元気な赤ちゃんである確率は50%あります。
- 赤ちゃんに染色体異常があるかどうかを明らかにしたければ、侵襲的検査（絨毛・羊水検査）が必要です。
- NTを見てもらう（測定してもらう）かどうかは、超音波検査を実施する前に決めておく必要があります。
- NTを見るのには高度な技術が必要なので、希望する場合は専門施設で検査すべきです。
- 赤ちゃんの染色体異常のスクリーニングを希望しないのであれば、その検査を受ける必要はありません。

ガイドラインでの推奨

CQ106-3

- NT 値の計測は出生前遺伝学的検査（非確定的検査）と位置づけられていることに留意し、計測する場合には倫理的側面に十分配慮する。(A)
- NT 値をもとに胎児染色体異常を疑う場合、染色体異常の確定診断のためには羊水検査（場合によっては絨毛検査）が必要と説明する。(A)
- NT 値を計測する場合には、以下の条件による正確な計測を行う。(B)
  ①妊娠 11 週 0 日～13 週 6 日での測定
  ②超音波画像での拡大率が十分であり、胎児上半身が大きく描出されていること
  ③正中矢状断面で計測されていること

画像をどう読む？ どう考える？

基準となる値

● 妊娠 11 ～ 13 週で 99%の児は 3.5mm 未満

※ 3.5mm は正常／異常のカットオフ値ではない。

NT は、正常・異常にかかわらず、妊娠 11 ～ 13 週に超音波で見る胎児後頸部に確認できる皮下の厚みのことをいう。よって、NT はすべての児に見られ、その厚さがマーカーとなっている。

NT の測定は、児が画面上部を向いた胎児正中矢状断面において計測されなければならない 図 1 。適切な胎児の正中矢状断の画像は一面しかなく、間脳、鼻尖、鼻骨、上顎骨、後頸部、背骨が入っていて、頬骨、脈絡叢、眼窩などが入っていない画像である。NT は 0.1mm のオーダーで測定されるため、画面いっぱいに胎児胸部以上が拡大されていなければならない。この画像上で適切に置かれた計測キャリパーによって測定を行う。特に胎勢の影響を受けやすい CRL についても同様であり、頭頂から外陰部までがきれいに描出された画面で測定されなければならない。超音波検査によるこれほど細かい測定であるので、胎児の位置などで正確な測定が困難なことも少なくない。

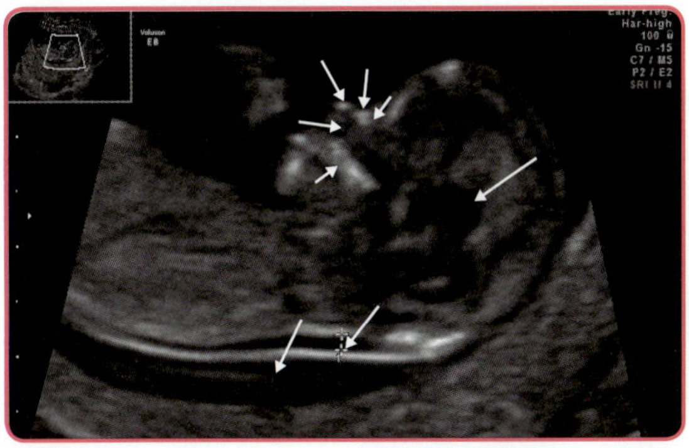

図 1 NT 測定におけるチェックポイント
妊娠 11 週 0 日～ 13 週 6 日（CRL 45 ～ 84mm）に測定。

所見の解釈と注意点

⊙ NT は診断検査に使われるのではない！

診断検査は、直接異常そのものの有無を確認するものである。一方、スクリーニング検査は、疾患に特異的ではなくても関連する所見を見つけ出し、異常の可能性の高いハイリスクなケースをピックアップするために行われるものである。ある所見があれば（あるいはなければ）疾患を同定できるものは「診断」であり、ある所見や検査値があった場合、異常である可能性が高いけれども正常なこともあるというような結果しか得られないものは「スクリーニング」である。スクリーニング検査では、関連する所見や検査対象の物質のことをマーカーと呼ぶ。NT はあくまでマーカーであり、異常所見ではない。

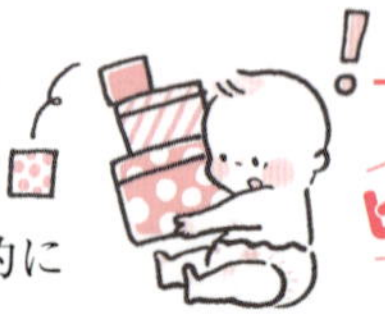

ピットフォール

マーカーの問題点

マーカーによる染色体異常の推定は、非侵襲的に胎児のダウン症候群などの染色体異常の可能性を推定できるというメリットから安易に行われる傾向にある。しかし、説明と理解が不十分な場合、精神的な面、社会的、倫理的な面などでもトラブルの原因となることがしばしばある。実際の推定の際には、事前の遺伝カウンセリングと検査の測定精度管理が重要である。NT を含む初期の超音波マーカーは、検者の手の動きひとつで測定値、確率計算値が動いてしまう（0.1mm 単位での測定）ことを忘れてはならない。

スクリーニング検査としての NT の評価

児が染色体異常を持っているおおよその確率は、NT の厚さが 3.5mm 未満で 0.2%（1/500）であるが、4mm、5mm、6mm となると、20%、30%、50%になるといわれている。一方、健常生児を得る確率は、70%、50%、30%であることも知られており[1)]、NT が厚いからといっても健常生児が得られる可能性を十分に認識しておく必要がある 図2 。

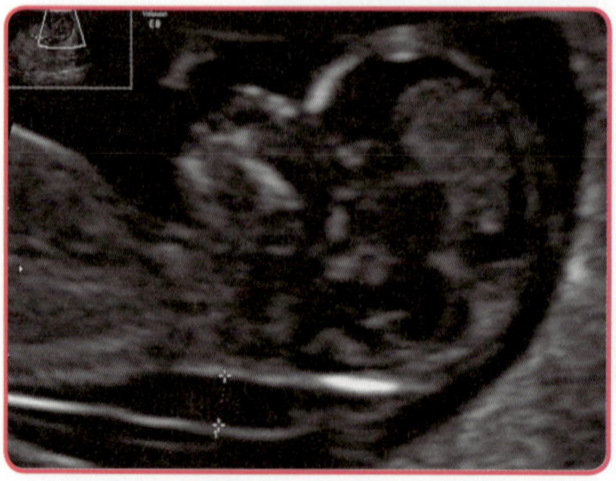

図2 NT が厚くみられる例（妊娠 13 週）
NT は 3.4mm である。この児がダウン症である可能性は、母体年齢が 35 歳で約 6%、40 歳で 15%程度である。

またNTは、頭殿長（crown-rump length；CRL）の成長とともに増大傾向を示すので、NT測定値だけでなく正確なCRLの測定値も必要である。CRLで補正したNT測定値から正確なリスク推定が行われるべきで、その計算のためにはライセンスや専用のソフトウエアが必要である。詳細はFetal Medicine Foundationのウェブサイト（https://www.fetalmedicine.com/）などを参照するとよい。NTを見るには、専門的な知識と精密な超音波計測、説明と検査に十分な時間を使える環境が必要であり、安易に評価する所見ではないことを強調する。

引用・参考文献

1）Souka AP, et al. Increased nuchal translucency withnormal karyotype. Am J Obstet Gynecol. 192, 2005, 1005-21.

●長谷川潤一　●仲村将光　●濱田尚子

2-㉔ 子宮頸管長・内子宮口の形態

検査の目的

妊婦健診で子宮頸管長と内子宮口の形態を評価することが一般的になってきた。経腟超音波検査で子宮頸管長が短縮している症例は、自然早産の危険性が高く、慎重な経過観察を要し、高次医療施設への転院を考慮する。しかしながら、早産既往などの自然早産に関連する背景がない症例では、頸管長が短縮していても正期産まで妊娠を継続できる症例も少なくない。

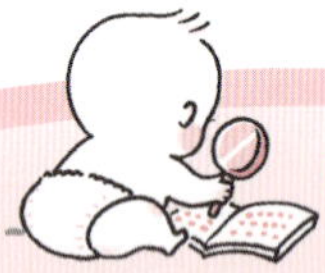

妊婦さんに 伝えておきたい ことはこれ！

- **最も多い妊産婦の母体搬送の原因は切迫早産です。**
- **在胎 28 週未満の新生児は重篤な合併症を罹患する危険性が高いです。**
- **自然早産に関連する背景には、早産既往、子宮頸管円錐切除術既往、子宮頸管ポリープがあります。**

ガイドラインでの推奨

CQ001　特にリスクのない単胎妊婦の定期健康診査（妊婦健診）は？

- 妊娠 13 ～ 19 週：頸管長測定や内診・腟鏡診による子宮頸管状態の把握は流早産ハイリスク妊婦の抽出に有用である可能性があるがそのエビデンスは乏しい。※
- 妊娠 20 週頃：この時期の頸管長測定や内診・腟鏡診による子宮頸管状態の把握は早産ハイリスク妊婦の抽出に有用である可能性がある。※

※解説内での記述。

CQ301　頸管無力症への対応は？

- 既往妊娠が頸管無力症と診断された、あるいは強く疑われた場合、以下のいずれかを行う。（B）
  - 頸管の短縮・開大に注意しながらの経過観察
  - 予防的頸管縫縮術
- 既往妊娠で頸管無力症と診断、あるいは強く疑われ、頸管短縮を認めた場合、治療的頸管縫縮術を行う。（C）
- 今回妊娠経過中に、頸管無力症と診断された場合、以下のいずれかを行う。（A）
  - 「切迫流早産」に準じた注意深い経過観察
  - 治療的頸管縫縮術

CQ302　切迫早産の診断と管理の注意点は？
・全妊婦を対象として、妊娠 18 ～ 24 週頃に経腟的に子宮頸管長を測定する。（C）

検査の進め方

実施時期

妊娠 18 ～ 24 週頃。

Iams らは、妊娠 24 週に子宮頸管長が短縮している症例は、妊娠 35 週未満の早産の危険性が高いと報告している[1)]。しかしながら、頸管長測定による早産の予測精度はそれほど高くないため、早産の危険性が低い症例を含めた全例に施行するべきかについては意見が一致していない[2, 3)]。また、妊娠早期の流早産を予測するためには、より早い週数での頸管長測定が必要であるが、遅い週数の方が検査精度が高まると報告されている[4～6)]。筆者らの施設では、早産の危険性が高い症例（早産既往、子宮頸管ポリープなど）には妊娠早期から複数回の頸管長測定を実施し、早産の危険性が低い症例には、23 ～ 26 週にのみ頸管長測定を実施している。

検査の進め方

1. 前腟円蓋に挿入したプローブを左右に動かして、頸管の正中部分で頸管腺領域を描出し、組織学的内子宮口を同定する。
2. 計測は、外子宮口から組織学的内子宮口までの頸管に沿ったトレース計測または 2 直線の合算とする 図 1 。

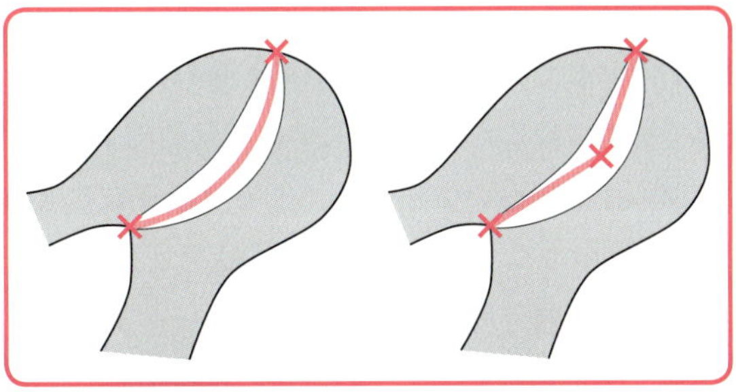

図 1　頸管長の計測方法
トレース計測または 2 直線の合算。

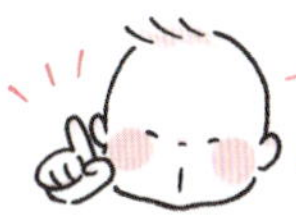

コツ！

正確な測定

膀胱が充満している場合や超音波プローブで頸管を強く圧迫している場合には、実際の頸管長よりも長く測定されたり、開大している内子宮口が閉じて観察されることがある。よって、排尿後に検査することとプローブで頸部を圧迫しすぎないことが肝要である。

画像をどう読む？ どう考える？

正常所見 図2

- 頸管腺の上縁に組織学的内子宮口を認める
- 妊娠 28 週未満における正常の頸管長：35 ～ 40mm

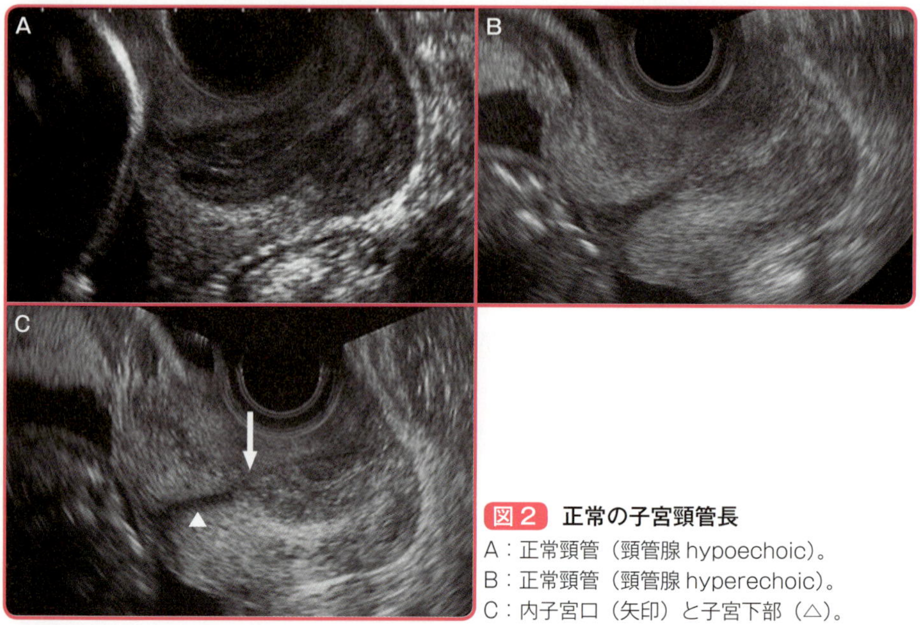

図2 正常の子宮頸管長
A：正常頸管（頸管腺 hypoechoic）。
B：正常頸管（頸管腺 hyperechoic）。
C：内子宮口（矢印）と子宮下部（△）。

所見の解釈と注意点

妊娠早期は子宮下節が開大していないため、子宮下節の部分を含めて測定すると誤差が生じる。このような誤差を生じないために、正しい組織学的内子宮口の同定が重要である。Guzman らは 15 ～ 24 週の妊婦において頸管長による早産予知の ROC 曲線を作成し、頸管長 25mm が 30 週以前の早産のカットオフ値として最適であると報告している[4]。

異常所見を認めたら？

⊙頸管長短縮 図3

頸管長短縮を認めた場合、細菌性腟症や頸管炎、絨毛膜羊膜炎の有無を確認するために腟分泌液培養検査や頸管粘液中顆粒球エラスターゼ（EL）測定、頸管腟分泌液中癌胎児性フィブロネクチン（PTD）測定、血液検査などを行って病態の把握に努める（第 4 章 ㊹ p.186 参照）。また、治療方針の決定に当たっては経腹超音波検査も併用して、常位胎盤早期剝離を示唆する所見や胎児奇形の有無を確認する注意深さも必要である。

筆者らの施設では、妊娠週数の早い（26 週未満）頸管長短縮例は入院を指示している。頸管縫縮術の適応は、海外のガイドライン[7]に準じている。子宮口が開大する症例や早産既往がある症例は頸管縫縮術の適応とし、内診や超音波所見に変化のない頸管長短縮例は慎重に経過観察している。国内の報告では、Sakai らが頸管長短縮例に対する子宮頸管縫

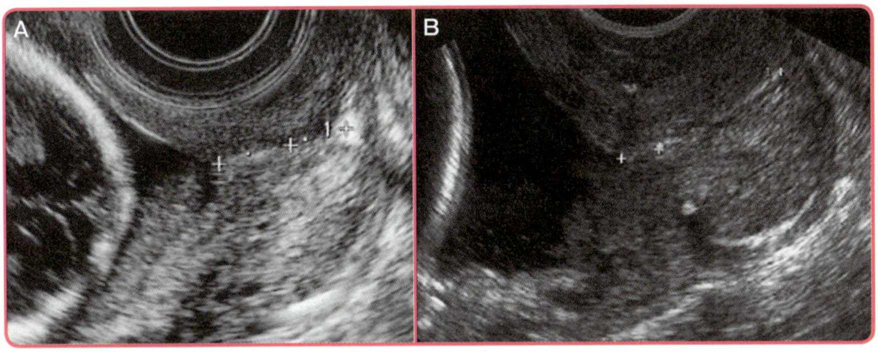

図3 頸管長短縮
A：頸管長 16mm（妊娠 17 週）。
B：シロッカー手術後（残存頸管長 20mm）。

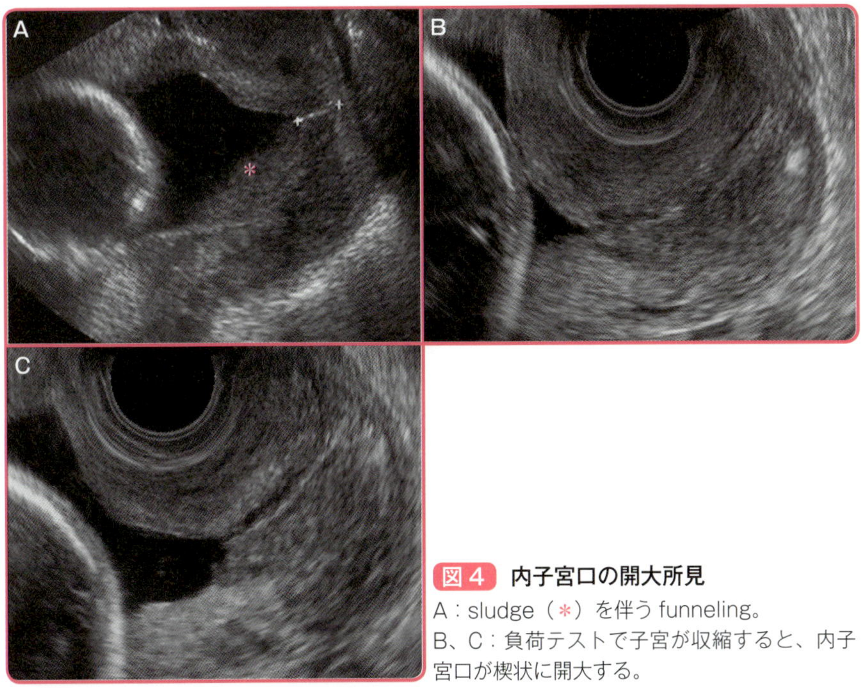

図4 内子宮口の開大所見
A：sludge（*）を伴う funneling。
B、C：負荷テストで子宮が収縮すると、内子宮口が楔状に開大する。

縮術は頸管炎のない症例に対しては有効であるが、頸管炎のある症例ではむしろ行うべきではないと報告している[8)]。

⦿内子宮口の開大所見 図4

経腟超音波を施行している際に、内子宮口が開大し、羊水腔が頸管内に楔状に陥入している像が観察されることがあり、これを funneling と呼んでいる。このとき、子宮頸管長の短縮を伴うことが多いため、経腟超音波検査にはある程度の時間をかけ、funneling の有無を確認する必要がある。

⦿Amniotic fluid sludge 図4

経腟超音波検査で、内子宮口付近に認める高輝度の浮遊物または沈殿物を sludge（スラッジ）と呼ぶ[9]。sludge は前期破水や子宮内感染との関連が報告されているが、早産の予測に有用であるかについての見解は明らかではない[6]。

引用・参考文献

1）Iams JD, et al. The length of the cervix and the risk of spontaneous premature delivery. National Institute of Child Health and Network. N Engl J Med. 334, 1996, 567-72.
2）Berghella V, et al. Cervical assessment by ultrasouond for preventing preterm delivery. Cochrane Database of Syst Rev. 2013, Issue 1.
3）Lim K, et al. SOGC Clinical Practice Guideline. Ultrasonographic cervical length assessment in predicting preterm birth in singleton pregnancies. J Obstet Gynaecol Can. 33, 2011, 486-99.
4）Guzman ER, et al. A comparison of sonographic cervical parameters in predicting spontaneous preterm birth in high-risk singleton gestations. Ultrasound Obstet Gynecol. 18, 2001, 204-10.
5）深見武彦ほか．妊娠中期の子宮頸部超音波画像による切迫流早産の前方視的検討．産婦の実際．49, 2000, 101-8.
6）Mella MT, et al. Prediction of preterm birth : cervicalsonography. Semin Perinatol. 33, 2009, 317-24.
7）The American College of Obstetricians and Gynecologists. Cerclage for the Management of Cervical Insufficiency. Clinical Management Guidelines for Obstetrician-Gynecologists 2014.
8）Sakai M, et al. Evaluation of effectiveness of prophylactic cerclage of a short cervix according to interleukin-8 in cervical mucus. Am J Obstet Gynecol. 194, 2006, 14-9.
9）Bujold E, et al. Intra-amniotic sludge, short cervix, and, risk of preterm delivery. J Obstet Gynaecol Can. 28, 2006, 198-202.

●大場智洋

2-㉕ 子宮付属物の位置確認

検査の目的

胎盤や臍帯は胎児の生命維持に重要で、その異常は重篤な胎児予後と深く関連する。妊娠経過に伴って胎盤を循環する母体血は増加するため、胎盤から出血が起こった場合は母体生命を脅かすほど多量になることがある。また、臍帯異常は、胎児機能不全と密接に関連するため、安全な分娩管理のためにも超音波診断には意義がある。妊娠中期以降に診断すべき胎盤異常として前置胎盤、臍帯異常として臍帯付着部異常（卵膜付着および前置血管）があり、それらについて解説する。

⦿前置胎盤

前置胎盤は、胎盤が内子宮口の全部または一部を覆う状態を示し、全分娩の0.5％に合併する。妊娠中に全く症状なく経過する症例もあるが、前置胎盤・低置胎盤いずれも子宮収縮（陣痛）や子宮口の開大に伴って、胎盤と子宮壁のずれ（剝離）が生じることで出血を引き起こす。分娩時（帝王切開中）の出血も多くなりやすく、播種性血管内凝固症候群（disseminated intravascularcoagulation syndrome；DIC）、輸血、妊産婦死亡のリスクが高い[1)]。

⦿臍帯付着部異常

臍帯は通常、胎盤の中央か側方に付着することが多いが、胎盤の辺縁に付着するものを辺縁付着、卵膜に付着するものを卵膜付着という。臍帯に備わるワルトン膠質は、その弾力で正常の臍帯血管を外力から守っているが、卵膜付着では膠質が欠如した脆弱な臍帯血管がむき出しになっている状態で、臍帯付着部位と胎盤実質との間の卵膜上を走行している 図1 。そのため、弱い外力でも容易に臍帯血管が圧迫され、胎児心拍数モニタリング異常（胎児機能不全）、新生児仮死、新生児死亡などを引き起こす。卵膜付着の出現頻度は単胎において2％程度で、双胎妊娠ではその10倍の頻度である。

前置血管は、さらに卵膜血管が内子宮口近くに存在するものである 図2 。分娩中の診断は不可能で、分娩前の超音波診断が必須である。卵膜血管が内子宮口上にあるため、胎児先進部の圧迫や破水時の血管断裂のリスクが高く、周産期死亡が高頻度である。前置血管での児生存率は、分娩前に超音波で診断されていた症例では97％であるのに対し、診断されていなかった症例では44％と報告されているように[2)]、分娩前の超音波診断と、陣痛発来や破水前の帝王切開が救命のポイントとなる[1～3)]。

いずれの胎盤・臍帯異常も母児にとって、生命を危機にさらす可能性がある。正しい超音波診断を心掛けることや、早い時期から、分かりやすく異常を説明することが重要である。

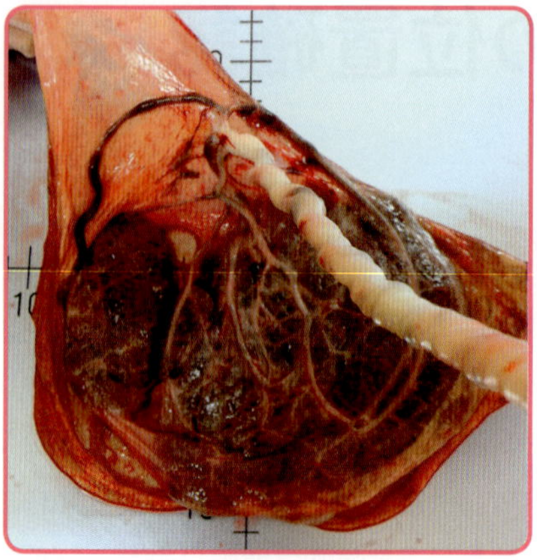

図 1　卵膜付着の胎盤写真
卵膜付着では、膠質が欠如した脆弱な臍帯血管がむき出しになっている状態で、臍帯付着部位と胎盤実質との間の卵膜上を走行している。

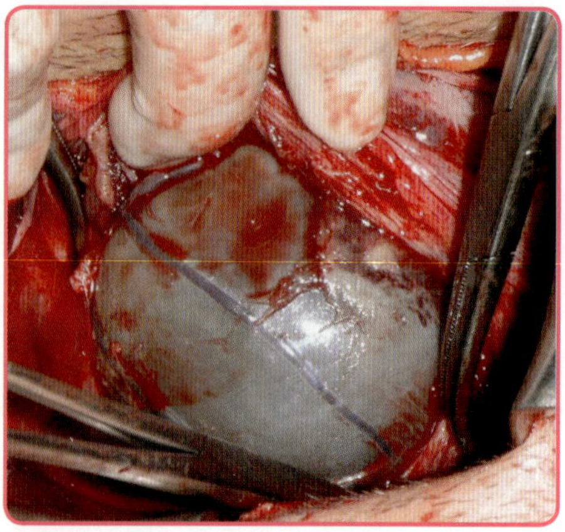

図 2　前置血管の帝王切開写真
脆弱な卵膜血管が内子宮口付近を走行している状態である。

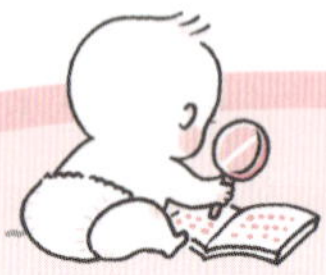

妊婦さんに伝えておきたいことはこれ！

- 前置胎盤と診断された場合、妊娠中に突然の多量出血が起こる可能性があります。しかし、その出血を予測することはできません。無理せず、遠出せずのんびりと過ごすことが大事です。
- 卵膜付着などの臍帯位置異常と診断されても、実際トラブルが起こるのは一部の場合です。適切な妊娠・分娩管理によって、そのほとんどの赤ちゃんが元気に生まれてきます。

ガイドラインでの推奨

CQ304

・前置胎盤は経腟超音波検査で診断する。（B）

解説内で「妊娠中に、胎盤付着部位について超音波検査で確認し、前置胎盤や低置胎盤の有無について明らかにしておく」「おおむね妊娠 20 週以降を確認する週数とする」と記載されている。

CQ305

・低置胎盤の場合、分娩後には（経腟分娩・帝王切開分娩ともに）異常出血に注意する。（A）

CQ411

・分娩時の胎児心拍数波形のレベル分類 1 ～ 5 の場合、表（第 5 章㊺ 表 3 p.198 参照）を参考に対応（経過観察、監視の強化、保存的処置、急速遂娩準備、急速遂娩）する。（C）

画像をどう読む？ どう考える？

正常所見

経腹超音波で、子宮体部に付着する胎盤と、その実質から出る臍帯付着部を確認できれば、ほぼ正常の胎盤・臍帯付着であると診断できる[4)]図3。

妊娠初期は胎盤が完成しておらず、胎盤と絨毛膜の区別は困難である。妊娠16週以降になると、経腹超音波で胎盤や臍帯の位置は明瞭となる。逆に、妊娠後期になると、児が大きくなり羊水腔が狭くなるために胎盤や臍帯の評価は難しくなる。よって、妊娠中期における胎盤や臍帯の評価は重要である。

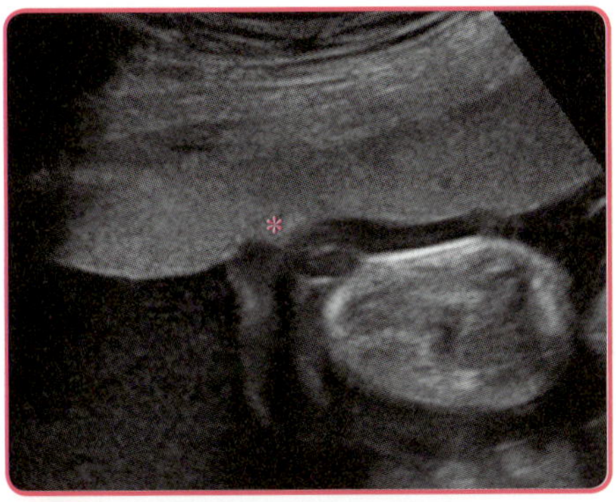

図3 正常胎盤の経腹超音波写真
子宮体部に付着する胎盤と、胎盤上からでる臍帯付着部（*）を確認できれば、胎盤・臍帯の位置異常はない可能性が高い。

所見の解釈と注意点

前置胎盤の診断は妊娠20週以降に、経腟超音波によって行う。内子宮口と胎盤の位置関係を確認し、胎盤が内子宮口を覆っていれば前置胎盤、内子宮口と胎盤辺縁との距離が2cm未満の場合を低置胎盤と診断する。それ以上離れている場合は常位胎盤である[1)]図4。

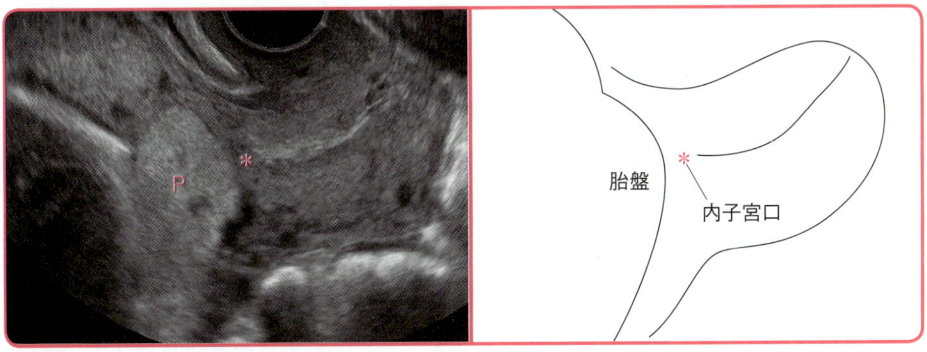

図4 前置胎盤の経腟超音波写真
内子宮口（*）の上に胎盤（P）が覆っており、前置胎盤である。

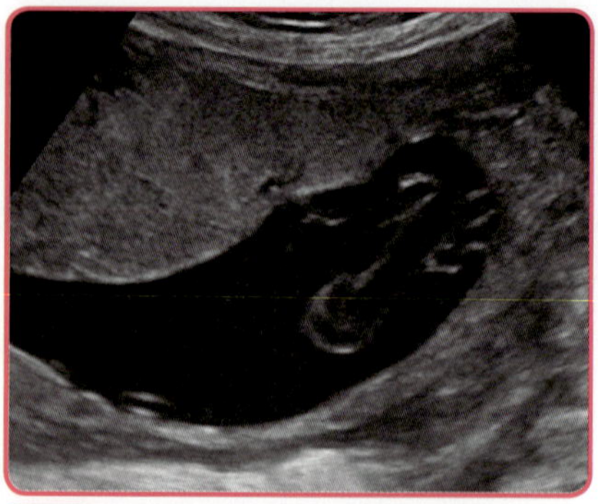

図5　卵膜付着の経腹超音波写真
臍帯付着部は胎盤実質上になく、子宮筋に付着しており、その間をつなぐ卵膜血管が認められる。

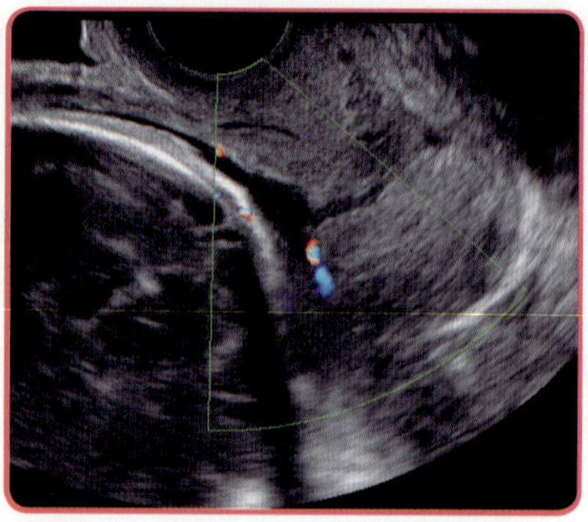

図6　前置血管の経腟超音波写真
内子宮口付近に、卵膜血管（断面）を認める。

卵膜付着の診断は、胎盤実質上に臍帯が付着している所を探し、見当たらないとき卵膜付着を疑う。胎盤周囲を広く描出し、臍帯が子宮壁に付着する場所を描写するか、卵膜上を子宮壁に沿って走行する卵膜血管が胎盤表層血管につながる部分を描出することで診断する。描出しにくいときは、母体の体位を変えたり、カラードプラを併用するなどの工夫も必要である。妊娠中期以降、臍帯付着部位が移動することはなく、分娩前に一度でも確認できればよいのであるから、はっきり描出できるまでは根気よく検査し、正しく診断を下すのがポイントである 図5 。

前置血管の多くは、この卵膜付着の方法で診断可能である。確定診断は経腟超音波検査で行う。内子宮口付近を走行する卵膜血管を描出することで行うが、B モードでは卵膜との鑑別が難しい場合も多く、カラードプラを用いて確認するのが望ましい 図6 。胎児先進部が子宮口に密着する場合も多く、胎児が動くのを待つか、下腹部から先進部を軽く押し上げ隙間をつくり、診断する。低置胎盤、子宮下部に臍帯付着部位の存在する症例、分葉胎盤、副胎盤、多胎、卵膜付着、体外受精（in vitro fertilization；IVF）妊娠などが前置血管のハイリスク群といわれている[1]。

ピットフォール

前置胎盤の migration

妊娠の早い時期に前置胎盤と診断されても、実際の分娩時にはそうでなくなる症例（偽陽性）がしばしばある。胎盤が子宮口を覆っているように描出され、あたかも前置胎盤と誤認される症例があること、胎盤と子宮口との見かけの位置が変わる（migration する）ことがある。

前置胎盤と診断されていた症例が、そうでなくなったときは前置血管に注意！

子宮口周辺の胎盤実質が萎縮してしまって、そこに胎盤の表層血管だけが残ることがある。

異常所見を認めたら？

⊙前置胎盤

妊娠後期の子宮下節の伸展によって、内子宮口と胎盤の位置関係は変化することが知られており、妊娠20週頃に前置胎盤と診断されても、後にそうでなくなる症例がある。よって、辺縁・部分前置胎盤の場合は、その評価を分娩直前まで慎重に行うべきである。しかし、妊娠32週以降での全前置胎盤と診断される症例で、妊娠10か月までに前置胎盤でなくなることはあまりない。

前置胎盤は妊娠中の突然の出血が産婦や児の問題になるが、現在でも、その予測は難しい。頸管長の短い症例や、子宮収縮のある症例では出血のリスクが高くなるとも言われているが[5]、全くそのような徴候のない症例にも突然出血する場合があり、過信は禁物である。出血があった場合は入院管理が勧められる。

⊙臍帯付着部異常

卵膜付着は、外力に弱い臍帯血管がむき出しの状態であるため、軽い子宮収縮でも圧迫の影響を受けやすく、一過性徐脈を呈しやすい。脆弱な臍帯血管の圧迫が起こり始めた場合、急速に増悪することもあるので、胎児心拍数モニタリングは分娩第1期から厳重に行われなければならない。そのため、卵膜付着の症例に対しては、分娩誘発やフルモニタリングによる分娩管理も考慮すべきである。

前置血管では、子宮口付近にある脆弱な臍帯血管が容易に圧迫され、また断裂の恐れもあるため、軽い子宮収縮にも気を使い、切迫早産徴候の有無の確認が重要である。頻回な胎児心拍数モニタリングによって圧迫の影響がないかを確認する。子宮収縮がある場合は安静入院管理も考慮し、それでも子宮収縮が頻発する場合や一過性徐脈が出現する場合は、高次施設での早い時期の帝王切開を考慮すべきである。リスクと利益を考慮すれば、遅くとも妊娠36週までには分娩するのが望ましい。

引用・参考文献

1）Oyelese Y, et al. Placenta previa, placenta accreta, and vasa previa. Obstet Gynecol. 107, 2006, 927-41.
2）Oyelese Y, et al. Vasa previa: the impact of prenatal diagnosis on outcomes. Obstet Gynecol. 103, 2004, 937-42.
3）Catanzarite V, et al. Prenatal sonographic diagnosis of vasa previa: ultrasound findings and obstetric outcome inten cases. Ultrasound Obstet Gynecol. 18, 2001, 109-15.
4）Hasegawa J, et al. Vasa previa is not infrequent. J Matern Fetal Neonatal Med. 25, 2012, 2795-6.
5）Stafford IA, et al. Ultrasonographic cervical length and risk of hemorrhage in pregnancies with placenta previa. Obstet Gynecol. 116, 2010, 595-600.

●長谷川潤一　●瀧田寛子　●新垣達也　●濱田尚子　●仲村将光

2-㉖ 羊水量

検査の目的

羊水は胎児付属物の一つであり、妊娠中は外力による胎児への損傷の危険性を減少させ、胎児の肺、腸管および筋骨格系などの発達を促す重要な役割を担っている。また、分娩時は臍帯や胎児への直接的な外力を緩衝する役割も重要で、それにより胎児は保護される。

羊水の産生機構については正確には解明されていないが、図1 に示すような産生機構があると考えられる[1)]。

妊娠初期での胎児側からの羊水の産生はわずかであるが、妊娠 20 週以降、羊水の産生は胎児尿や肺胞分泌液が主となる。妊娠中期以降になると胎児尿産生は妊娠週数とともに増加し、7 ～ 8 か月で最大の 700 ～ 800mL となる。その後、妊娠後期にかけて減少する[2)] 図2 。胎児尿の産生亢進あるいは吸収障害によって羊水過多を来す一方、胎児尿の産生の低下あるいは羊水の流出によって羊水過少を来す。このように羊水量の異常は胎児側の異常を反映するため、羊水量異常の有無を評価することは妊娠中の管理や娩出時期を決定する上で非常に重要である。

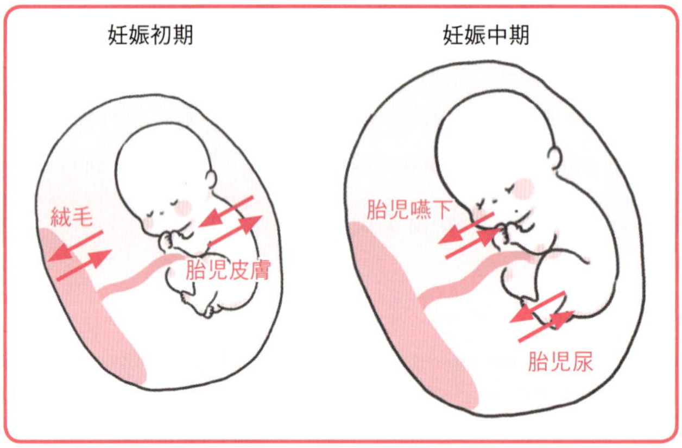

図1 羊水の産生機構[1)]

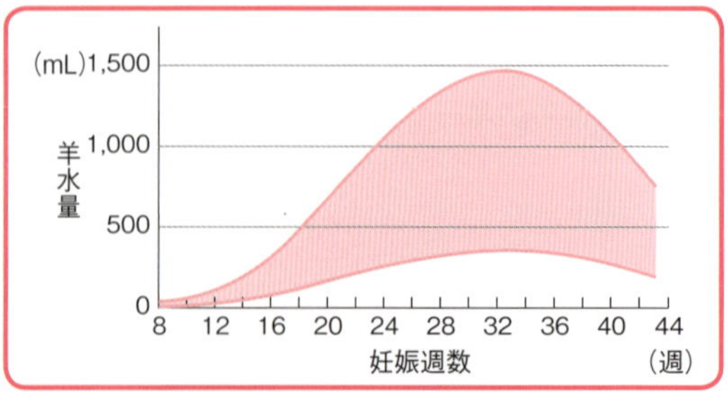

図2 正常妊娠経過に伴う羊水量の変化

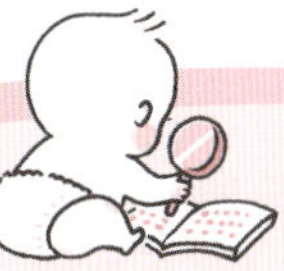

妊婦さんに 伝えておきたい ことはこれ！

- 羊水量は胎児の循環の良否を表す指標の一つです。
- 妊娠経過に伴い羊水量が変化しますが、羊水量異常が疑われた場合、精査する必要があります。

ガイドラインでの推奨

CQ306-1

- 子宮底長が過大のときは羊水過多を疑い、超音波断層装置により AFI、羊水ポケット等を計測して評価する。（B）
- 羊水過多を認めたら、その原因検索に努める。（A）
- 羊水過多症には母体症状軽減、妊娠期間延長を目的とした羊水除去を考慮する。（C）

CQ306-2

- 子宮底長が過小のときは羊水過少を疑い、超音波断層装置により AFI、羊水ポケット等を計測して評価する。（B）
- 妊娠中期に羊水過少を認めたら、胎児尿路系異常や前期破水などその原因検索に努める。（A）
- 児の well-being に注意する。（B）

画像をどう読む？ どう考える？

羊水量の評価方法

⦿ AP（amniotic pocket）

母体腹壁に超音波プローブを垂直に当て、子宮腔内で最も広い羊水腔を1か所描出し、羊水腔部分（羊水ポケット）の距離を測定する[3] 図3 。本法は簡便ではあるが定量的な判定法ではないため、経時的な変化を正確に観察できない。

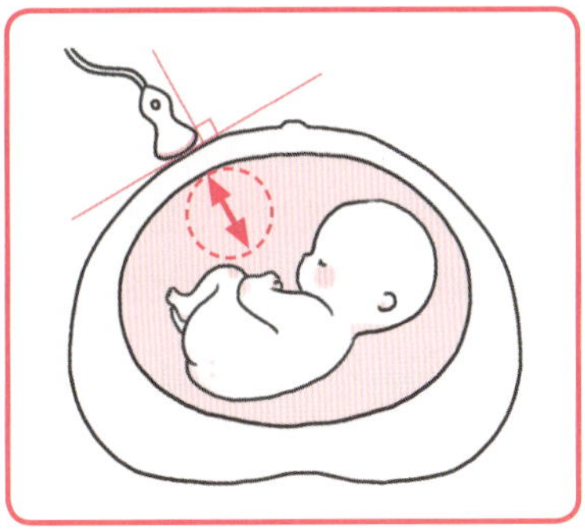

図3 APの測定法

⦿ AFI（amniotic fluid index）

妊娠子宮を腹壁体表面上 4 分割し、超音波プローブを妊婦の長軸方向で床に対し垂直に当て、それぞれの羊水腔の最大深度を cm で測定しその総和で表現する [4] 図 4 。本法は測定者再現性に優れていることから羊水半定量法となっている。

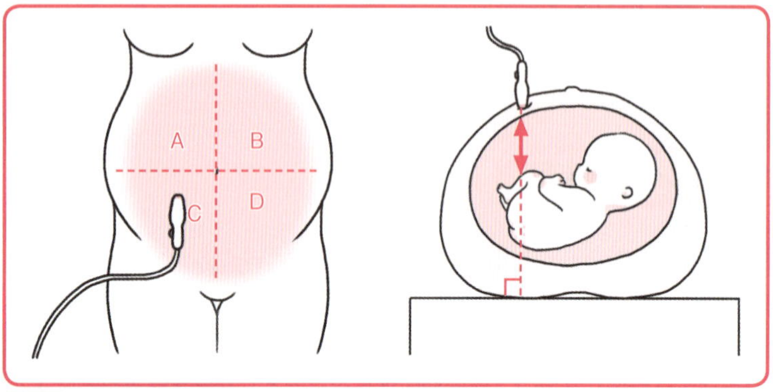

図 4 AFI の測定法
AFI（cm）＝A＋B＋C＋D

所見の解釈と注意点

最大羊水ポケット測定法では 2cm 未満を羊水過少、8cm 以上を羊水過多と定義する。AFI では 5 未満を羊水過少、24 ないし 25 以上を羊水過多と定義するのが一般的である。いずれもあくまで周産期予後との関連から定義された境界値であることに注意し、妊娠経過に伴う羊水量の変動を考慮して評価するべきである。

異常所見を認めたら？

羊水過多、羊水過少が疑われる場合には原因を検索し、適切な妊娠、分娩管理を行うことが重要である 表 。

羊水過多では経時的な羊水量の変化や分娩時期の判断が必要である。軽度～中等度羊水過多では羊水除去を必要としないことが多く、自然軽快もみられる。重症羊水過多症の場合は羊水穿刺による羊水除去が考慮される。羊水除去にあたっては事前に破水、陣痛発来、感染、出血、胎盤早期剝離といった合併症が起こる可能性があることに注意する。

羊水過少では児の well-being に注意する。予後や管理方針に関しては羊水過少の発現時期によって左右されるが、軽度～中等度羊水過少症例では予後良好例も多く、妊娠継続が可能と判断した場合には、定期的な超音波検査で発育、羊水量と胎児心拍数モニターを評価する必要がある。妊娠中期の高度羊水過少症例に対しては、その診断目的に加温した生理食塩水または乳酸加リンゲル液を羊水腔に注入する人工羊水注入が考慮される場合もある。

表　羊水量の異常と原因疾患

<table>
<tr><th colspan="3">羊水量の異常</th><th>原因疾患</th></tr>
<tr><td rowspan="6">羊水過多</td><td rowspan="3">羊水産生の増加</td><td>胎児体表面からの漏出増加</td><td>神経管欠損（無脳症、脳瘤、嚢胞性二分脊椎など）、腹壁異常（臍帯ヘルニア、腹壁破裂など）</td></tr>
<tr><td>羊膜からの漏出増加</td><td>胎盤・臍帯腫瘍、胎児水腫、双胎間輸血症候群</td></tr>
<tr><td>胎児尿産生量の増加</td><td>母体糖尿病、双胎間輸血症候群、胎児尿崩症、胎児尿細管機能異常（偽性低アルドステロン血症、Bartter 症候群など）</td></tr>
<tr><td rowspan="3">羊水吸収の減少</td><td>上部消化管の器質的通過障害</td><td>Pierre-Robin 症候群（小顎症）、頸部奇形腫、先天性食道閉鎖症、十二指腸閉鎖症など</td></tr>
<tr><td>嚥下機能障害</td><td>中枢神経系障害（嚥下運動障害）、胸郭低形成性骨系統疾患、神経筋疾患（神経筋ミオパチーなど）</td></tr>
<tr><td>原因不明</td><td>特発性羊水過多</td></tr>
<tr><td rowspan="4">羊水減少</td><td colspan="2">胎児腎尿路系疾患</td><td>腎無形成（Potter 症候群）、腎異形成、閉塞性尿路疾患など</td></tr>
<tr><td colspan="2">胎児尿産生量の減少</td><td>胎児発育不全、胎児機能不全、胎児死亡、過期妊娠、母体薬物使用など</td></tr>
<tr><td colspan="2">羊水の喪失</td><td>前期破水</td></tr>
<tr><td colspan="2">原因不明</td><td>特発性羊水減少</td></tr>
</table>

引用・参考文献

1）荒木勤．最新産科学：正常編．東京，文光堂，2001，46-8.

2）Brace RA, et al. Normal amniotic fluid volume change throughout pregnancy. Am J Obstet Gynecol. 161, 1981, 254-8.

3）Manning FA, et al. Qualitative amniotic fluid volume determination by ultrasound: antepartum detection of intrauterine growth retardation. Am J Obstet Gynecol. 139, 1981, 254.

4）Phelan JP, et al. Amniotic fluid volume assessment with the four-quadrant technique at 36-42 week's gestation. J Reprod Med. 32, 1987, 540-2.

●後藤未奈子

2-㉗ 胎児血流計測（臍帯動脈・中大脳動脈）

検査の目的

超音波ドプラ血流計測法を用いて、胎児の循環動態を非侵襲的に評価することが目的である。臍帯動脈血流によって胎児胎盤循環を、中大脳動脈血流によって胎児脳循環の動態を観察することで、ハイリスク胎児の病態評価を行い、適切な妊娠管理に活用する。

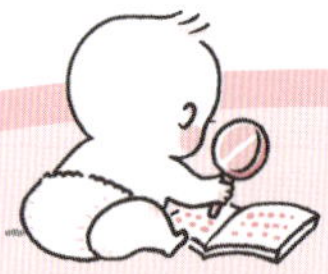

妊婦さんに伝えておきたいことはこれ！

- 子宮内の胎児の状態を評価する方法の一つとして、超音波ドプラ血流計測法があります。
- この検査で、胎児の循環動態（血液の流れ）が評価できます。
- この検査は、胎児発育不全の児や胎児貧血のリスクがある児など、ハイリスクな胎児に対して行う検査です。
- 妊娠の管理は、この検査や他の検査方法を用いて、総合的に判断して行います。

ガイドラインでの推奨

胎児発育不全（FGR）、胎児貧血のハイリスク妊婦（Rh（D）陰性妊婦およびパルボウイルスB19 感染妊婦）、一絨毛膜二羊膜（MD）双胎において、臍帯動脈・中大脳動脈の評価が推奨されている。

CQ307-2 FGR の取り扱いは？

・管理中、以下の検査のいずれかを必要に応じて行い、分娩時期・様式を決定する。（B）
超音波パルスドプラ法による胎児臍帯動脈血流測定など

解説：胎児 well-being に関する検査には、NST（non-stress test）、CST（contraction stress test）、BPS（biophysical profile scoring）、推定体重の推移、羊水量、超音波パルスドプラ法による臍帯動脈血流や中大脳動脈測定などがある。

CQ008-2 Rh（D）陰性妊婦の取り扱いは？

・抗 Rh（D）抗体価が高値の場合、妊娠後半期に 1 ～ 2 週ごとに超音波検査で胎児水腫および胎児貧血について評価する。（B）

解説：超音波パルスドプラ法を用いた胎児中大脳動脈最高血流速度計測値が胎児貧血の推定に利用されている。

CQ614 パルボウイルス B19（PB19）感染症（リンゴ病）の診断と取り扱いは？

・PB19 感染妊婦には、胎児感染兆候（胎児貧血・胎児水腫等）について評価する。(B)

解説：胎児貧血の評価には、超音波ドプラ法を用いた胎児中大脳動脈最高血流速度計測値の評価も有用である。

CQ703 双胎間輸血症候群（TTTS）や無心体（TRAP sequence）を疑う所見は？

・最大羊水深度を測定し、一児に羊水過多、かつ他児に羊水過少を認めたら双胎間輸血症候群を考える。(B)

解説：TTTS と診断された場合は、Quintero の stage 分類により重症度の判定を行う。stage 分類の血流異常には、臍帯動脈、静脈管、臍帯静脈の評価が必要である。

一児のみ胎児発育不全（selective IUGR；intrauterine growth retardation）と診断され、発育不全児の臍帯動脈血流波形の異常（拡張期途絶もしくは逆流）を伴う場合は予後不良であると言われている.

画像をどう読む？どう考える？

検査の時期

・臍帯動脈：妊娠 22 週から分娩まで（双胎であれば 16 週から分娩まで）

・中大脳動脈：妊娠 22 週から分娩まで

測定されるパラメーター

胎児血流速度波形から得られるパラメーターには、PI (Pulsatility Index)、RI (Resistance Index)、収縮期最高血流速度がある 図1 。

一般的な超音波ドプラ血流計測方法[1)]

・胎児の呼吸様運動など動きのない状態で計測する。

・超音波照射角と測定する血管の走行軸が一致していることが望ましい 図2 。

・血流波形のノイズを除去するために wall filter は 50 ～ 60Hz 程度に設定する。

・画面の横軸には 4 ～ 7 つの波形が並び、波形の振幅が縦軸の 75％程度になるように調整する 図2 。

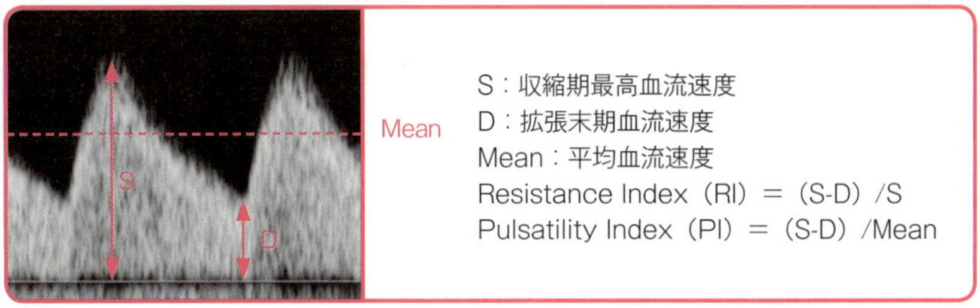

図1 胎児血流波形の各パラメーター

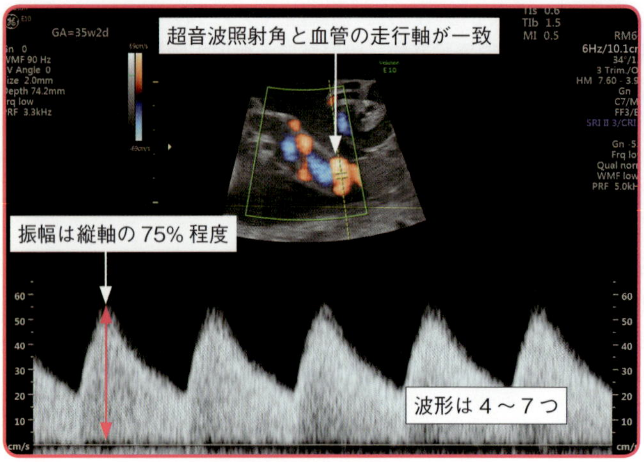

図 2　妊娠 35 週　臍帯動脈の超音波ドプラ波形

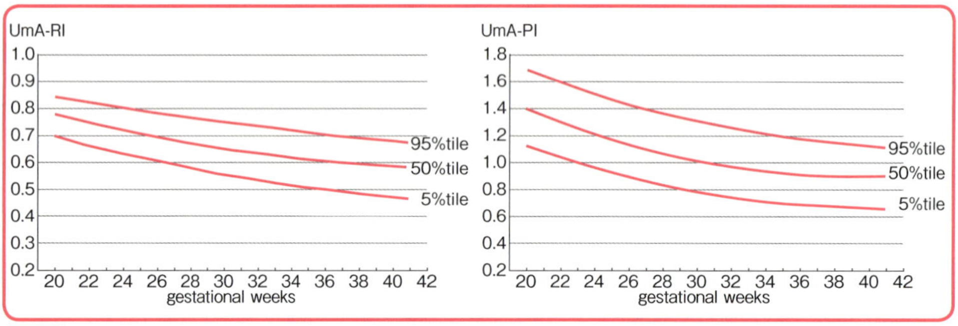

図 3　各妊娠週数における臍帯動脈 RI 値および PI 値　（文献 2 より引用、一部改変）

正常所見

⦿臍帯動脈

- 臍帯動脈は、胎児心臓の収縮期・拡張期に応じて、いずれも順行性に胎児から胎盤へ向かう血流である。
- 妊娠週数に伴い、拡張期血流は増加し、PI および RI は低下する[2)]図 3 。
- 胎児側から胎盤側に移動するに伴い、PI および RI は低下する[1)]。
- 測定部位は、簡便性と再現性の点から、free loop 図 2 や臍輪部付近での観察が推奨されているが[2, 3)]、臨床的には測定部位による影響は小さい。

⦿中大脳動脈

- 中大脳動脈は、最も計測が容易な頭蓋内血管で、頭蓋内血流の 80％以上が流れている。
- 妊娠 30 週前後に、PI および RI 値は最大値を示し、その後、低下する[2)] 図 4 。
- 中大脳動脈最高血流速度は、週数とともに増加する[3)]（各妊娠週数における正常域値は「産婦人科診療ガイドライン産科編」CQ008-2 参照[4)]）。
- 測定部位は、Willis 輪から分岐した直後の近位部で測定する 図 5 。

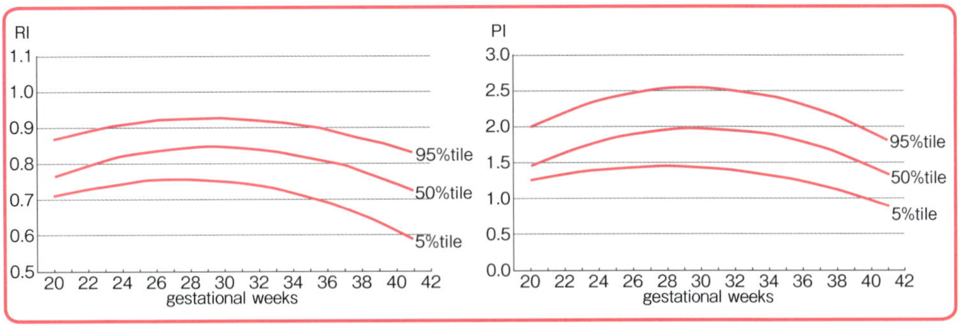

図4 各妊娠週数における中大脳動脈 RI 値および PI 値　（文献２より引用、一部改変）

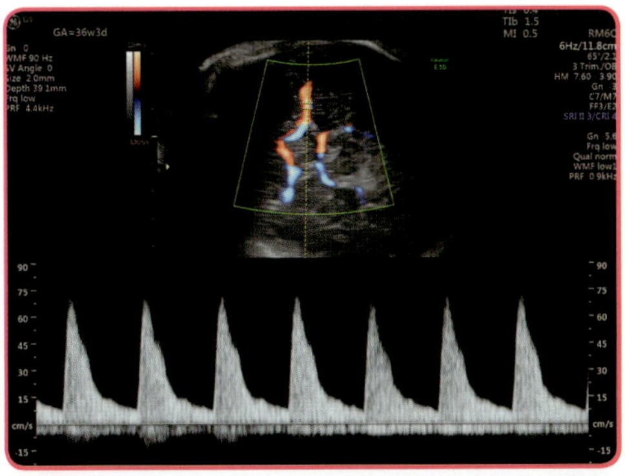

図5 妊娠 36 週、中大脳動脈の超音波ドプラ波形

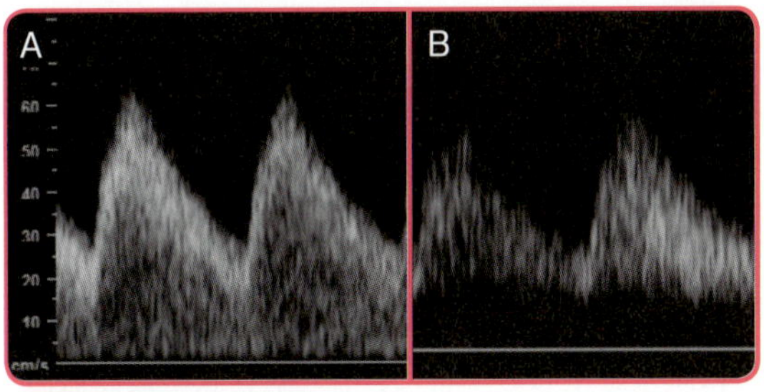

図6 計測時の超音波装置の設定により見え方が異なる臍帯動脈

A：適切な設定
B：不適切な設定

所見の解釈と注意点

⊙臍帯動脈の拡張期血流が途絶しそう？

Wall filter を適切に設定することで、低周波数のノイズを除去して、クリアな波形を得るが、除去する範囲を広げると、拡張期に検出されるべき血流波形が過小評価される。図6 のように、正常（A）であるはずの臍帯動脈血流波形が、wall filter の設定が不適切だと、同じ血管を評価してもあたかも拡張期に血流が減少した異常（B）であるように見えることがある。

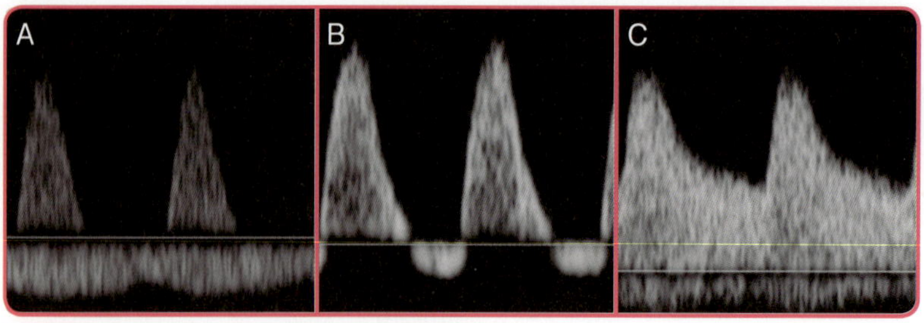

図7 臍帯動脈・中大脳動脈の異常波形

A：臍帯動脈の拡張期途絶（妊娠 26 週 FGR）
B：臍帯動脈の拡張期逆流（妊娠 28 週 FGR）
C：中大脳動脈の血流増加（B と同じ症例）

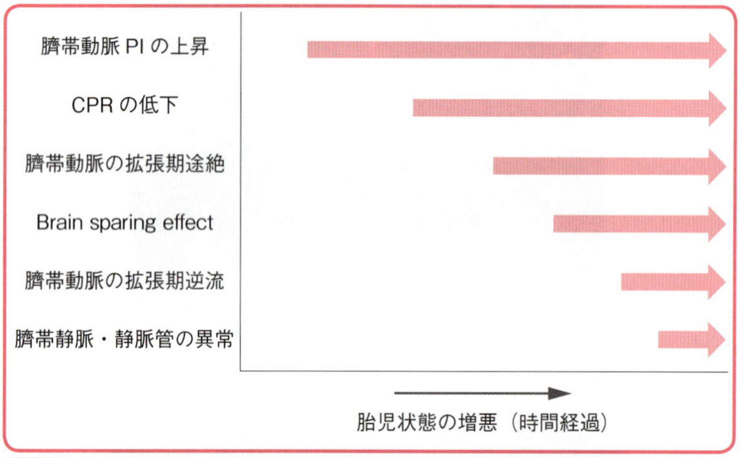

図8 胎児発育不全の胎児状態の増悪における胎児血流異常の出現順序

（文献 5 を参考に作成）

⊙走行する血管に対して、傾いて計測しても大丈夫？

超音波照射角と測定する血管の走行軸は、一致していることが望ましい。傾きが強くなればなるほど、計測値に誤差を生じる。特に、中大脳動脈の最高血流速度を測定する際は、少なくともその角度の差は 20° 未満が望ましい。

⊙胎児発育不全ではない場合の、臍帯動脈血流異常は？

正常発育児の場合、臍帯動脈血流の計測は胎児の病態評価や予後改善に寄与しない。胎児形態異常や染色体異常でも、臍帯動脈血流異常が見られる場合があるため、注意する。

異常所見を認めたら？

⊙臍帯動脈の途絶・逆流

胎盤側の抵抗の増加や、胎児側の駆出力の低下により、臍帯動脈血流は変化する。特に、臍帯動脈の拡張期途絶や拡張期逆流 図7 を認めたときは、重度の胎盤循環不全の存在が示唆され、胎盤機能不全による胎児の低酸素状態やアシデミアを疑う。

FGR の胎児状態の増悪において最初に登場する所見は臍帯動脈 PI 値の異常であり 図8 [5]、また、臍帯動脈の拡張期逆流や臍帯動脈 PI 値の高度上昇は神経学的および生命

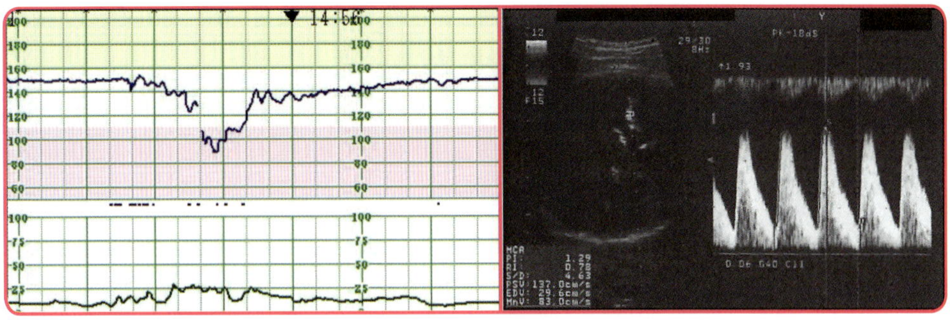

図9 妊娠38週の胎動減少
左：胎児心拍数図
右：中大脳動脈の最高血流速度の上昇（2.23MoM）

予後の不良因子であるとの報告もある。そのため、臍帯動脈血流の異常値を示すFGRにおいては、ハイリスク症例として管理し、経時的な評価と娩出時期の慎重な検討が必要である。

⊙胎児血流再分配

胎児が低酸素状態となった場合、胎児の臓器血流の再分配（redistribution）が生じて、より重要臓器である脳・心筋・副腎への血流量が増加し、他の末梢組織や胎盤への血流量は減少する。この状態は、brain sparing effectまたはredistributionと言われ、胎児の低酸素状態への適応メカニズムとして理解されている。図7B・図7Cでは、臍帯動脈拡張期逆流を認める胎児の中大脳動脈は血流量が増加して、その抵抗値は減少している。このように、中大脳動脈の抵抗が下がり、臍帯動脈の抵抗が上昇するため、CPR（cerebroplacental ratio；中大脳動脈PI/臍帯動脈PIの比）が低下する。中大脳動脈PIの2SD低下をbrain sparing effect、CPRの2SD低下をredistributionと定義して用いることが多い[5, 6]（各妊娠週数におけるCPRの基準値はBaschatらの文献[6]を参照）。FGRの状態・発症時期によっては、臍帯動脈の拡張期途絶・逆流よりも、CPRの低下の方が胎児のwell-beingをより反映する可能性があり、注意が必要である図8[5]。

⊙中大脳動脈の最高血流速度の上昇

中大脳動脈の最高血流速度が上昇している場合は、胎児貧血を疑う。最高血流速度は妊娠週数に伴って変化するため、ガイドラインCQ008-2[4]やWebサイト（www.perinatology.com）から週数ごとのMoM（multiples of the Median）値を見積もり、MoM値が1.5以上の場合に中等度以上の貧血があると評価する。胎児貧血が疑われる症例には胎児採血が考慮される。週数によっては、娩出後に精査および治療を行う。図9は、妊娠38週の胎動減少と胎児心拍数図の異常があった症例で、中大脳動脈の最高血流速度は2.23MoMと上昇していた。娩出後、著明な胎児貧血あり、母児間輸血症候群と診断された。

⊙ MD双胎での血流評価

TTTSと診断した場合、臍帯動脈血流を評価し、そのstageを決定する。selective

IUGR と診断した場合、臍帯動脈血流を評価し、その type を決定する。それぞれの stage と type により、予後予測および治療戦略を検討する。

引用・参考文献

1）Bhide A, et al. ISUOG practice guidelines: use of Doppler ultrasonography in obstetrics. Ultrasound Obstet Gynecol. 41（2）, 2013, 233-39.

2）日本超音波医学会.「超音波胎児計測の標準化と日本人の基準値」の公示について. 超音波医学. 30, 2003, J415-40.

3）Society for Maternal-Fetal Medicine Publications Committee. Doppler assessment of the fetus with intrauterine growth restriction. Am J Obstet Gynecol. 206（4）, 2012, 300-8.

4）日本産科婦人科学会／日本産婦人科医会編. "CQ008-2：Rh（D）陰性妊婦の取り扱いは？". 産婦人科診療ガイドライン産科編 2017. 東京, 日本産科婦人科学会, 2017, 44-7.

5）Turan OM, et al. Progression of Doppler abnormalities in intrauterine growth restriction. Ultrasound Obstet Gynecol. 32（2）, 2008, 160-7.

6）Baschat AA, Gembruch U. The cerebroplacental Doppler ratio revisited. Ultrasound Obstet Gynecol. 21（2）, 2003, 124-7.

●新垣達也

2-㉘ 子宮動脈血流測定

検査の目的

◉妊娠高血圧症候群／腎症発症のリスク評価

子宮動脈血流量は妊娠初期 50mL/min から妊娠後期 500 ～ 750mL/min に増加する。正常妊婦では、子宮動脈の RI（resistance index）・PI（pulsatility index）値は胎盤循環血液量の変化に伴い、妊娠週数の経過とともに低下する[1)]。一方、妊娠高血圧症候群を発症するような症例では、妊娠初期の胎盤形成期に子宮らせん動脈の再構築（リモデリング）が障害され、子宮らせん動脈の血管が十分に拡張しないことで、妊娠中期以降に胎児や胎盤に必要な子宮血流量の増加が確保できない[1)]。子宮らせん動脈の再構築障害により子宮胎盤循環が抑制されているとき、子宮動脈 PI 値が上昇すると考えられる[2)]。そのため、妊娠高血圧腎症発症のリスク評価に子宮動脈 PI を用いることができる[2)]。また、妊娠後期の子宮動脈血流の変化は、妊娠高血圧腎症の臨床症状が出現する前の子宮胎盤循環不全による血管収縮の結果を示していると考えられる[1)]。妊娠後期に発症する胎児発育不全のリスク評価に妊娠後期の子宮動脈計測が用いられる可能性のあることや[3)]、妊娠後期胎児発育不全に子宮動脈血流異常を合併したときには cerebroplacental ratio（CPR）の異常率が上昇すること、帝王切開率が上昇することも報告されている[4)]。

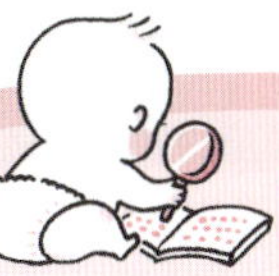

妊婦さんに 伝えておきたい ことはこれ！

- 妊娠高血圧症候群や胎児発育不全の予測のため計測します。
- PI 値が高ければ、胎児発育や妊娠高血圧症候群の発症に注意して妊娠管理を行います。

ガイドラインでの推奨

CQ309-2

・妊娠高血圧腎症の再発リスクが高い女性には、次回妊娠時に低用量アスピリン服用を考慮する。（C）

上記記載はあるが、妊娠高血圧腎症再発リスク評価に子宮動脈血流を用いるとの記載はない。

画像をどう読むどう考える

正常所見 図1 図2

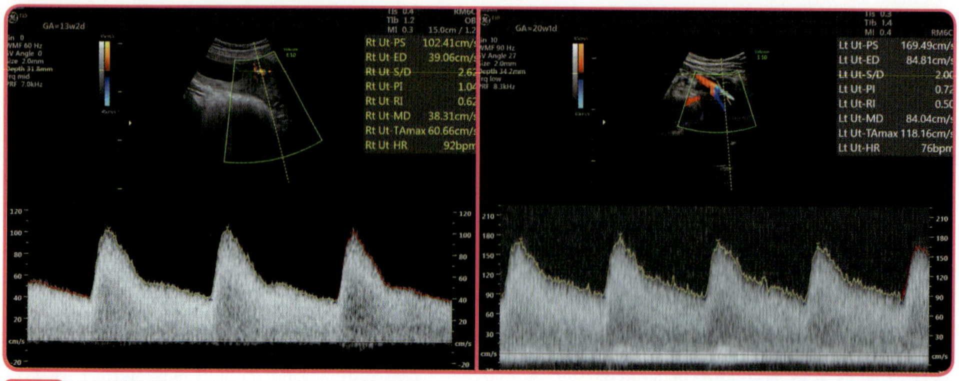

図1 正常所見

左：妊娠 11 週子宮動脈、右：妊娠 20 週子宮動脈。notch は認めない。

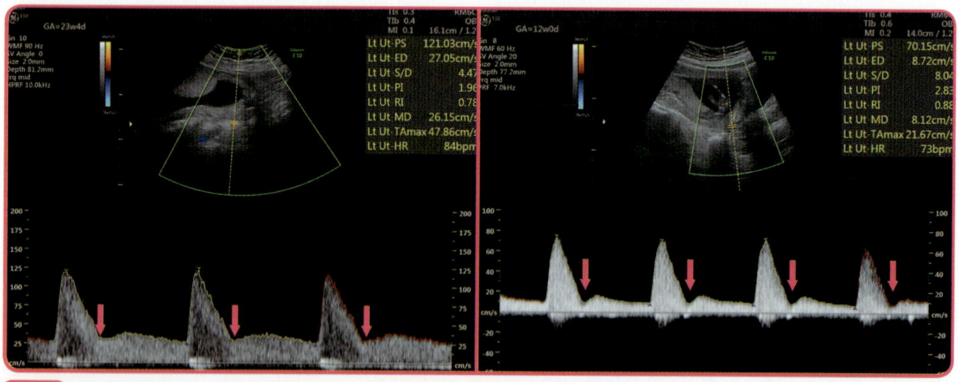

図2 異常所見

左：妊娠 12 週子宮動脈、右：妊娠 23 週子宮動脈。notch を認める（↓）。

子宮動脈血流計測方法

血流計測の際、ドプラを使うときには thermal index（TI）は 1.0 以下とし、ドプラ利用時間は可能な限り短く、通常 5 ～ 10 分以内・最大 60 分以内とする[5)]。この原則を守るため、カラードプラを用いる際には color box を狭めた上で子宮動脈血流計測を行う[5)]。また、先天的に子宮形態異常がある妊婦の場合、子宮動脈血流計測値は信頼性が低いことも理解しておく必要がある[5)]。

カラードプラを用いると、内子宮口の高さで上行枝と下行枝に分岐する子宮動脈本管の走行を確認することができる[5)]。この内子宮口の高さ付近で経腹超音波もしくは経腟超音波を使って子宮動脈血流計測を行う[5)]。血流計測は左右別々に計測し、notch（拡張期切痕）の有無の確認も行う。

経腹超音波で子宮の正中矢状断を描出し、子宮頸管腺・内子宮口を同定する[1, 5)]。超音波プローブを側方に傾け、カラードプラで子宮動脈が子宮体部に向けて上行する部位を確認し、パルスドプラで血流測定を行う[1、5]。妊娠中期以降では腹部下側方にプローブを当て内側に傾け、カラードプラを用いて外腸骨動脈と交わる子宮動脈を同定し、交差する直前の部位でパルスドプラで血流測定を行う[1、5]。

パルスドプラを用いる際は子宮動脈全体を計測するためにサンプリングゲートを2mmとし、角度はできるだけ小さく20°もしくは30°未満となるように設定する[5]。連続的に3回の同じような形の血流波形を確認できたときにPI値を計測する[1]。子宮反対側でも同様に計測するが、妊娠週数が進むと子宮が右に傾き、左子宮動脈が右子宮動脈ほど側方にはないことが多いことに注意する[5]。左右の平均PIを用いて判断する[1]。

経腟超音波でも同様に、まず子宮頸管・内子宮口を描出したのちにプローブを側方に動かし、子宮動脈を同定する[5]。子宮動脈血流速度は50cm/sec以上[5]であるので、その他の血管と区別するために速度を確認する。

所見の解釈と注意点

正常妊婦では、子宮動脈のPI値は妊娠週数の経過とともに低下する[1]。早発型妊娠高血圧腎症の症例では妊娠初期から子宮動脈PIは高値を示し、notchを認める頻度も高く、これらは子宮らせん動脈の再構築障害による子宮胎盤循環の高血管抵抗状態を反映していると考えられる[1]。よって、子宮動脈PI値95% tile以上などPI値が高い場合やnotchも認める場合には異常所見ととらえる。34週未満発症の妊娠高血圧腎症に関して、偽陽性率10%水準で母体背景のみでは51%であった検出率が、子宮動脈PIを加えると75%に上昇する[2]。遅発型妊娠高血圧腎症症例では、胎盤形成不全ではなく、臨床症状が出現する直前の子宮胎盤循環不全による血管収縮の結果、妊娠第3三半期・33週以降で子宮動脈PI高値を示す[1]。高血圧合併妊娠と正常妊娠の間で子宮動脈PIに明らかな違いは認めないので、高血圧合併妊娠では子宮動脈PIが正常でも妊娠中のリスク評価には有用でないため、注意して管理することが必要である[1]。

異常所見を認めたら？

子宮動脈血流異常を認めた場合、その後の妊娠経過中に妊娠高血圧症候群を発症するリスクが高くなる[2]。そのため、妊娠初期に妊娠高血圧症候群ハイリスクと診断した際には低用量アスピリンの内服を検討する（第8章⑨ p.274参照）。さらに妊娠中に妊娠高血圧症候群や胎児発育不全の有無を定期的に確認する。また、胎児発育不全と診断した症例で子宮動脈PI 95%以上高値を認めた場合には、子宮動脈血流正常症例と比較して、その後の胎児血流再分配や胎盤機能不全による帝王切開率が高くなる[4]。そのため、胎児発育不全を認めるときに子宮動脈血流異常があれば、CPR異常の有無を確認するために胎児中大脳動脈血流と臍帯動脈血流計測で評価し、その後も胎児機能不全による帝王切開率が高いことを考慮して管理する[4]。

引用・参考文献

1）Khalil A, et al. Longitudinal changes in uterine artery Doppler and blood pressure and risk of pre-eclampsia. Ultrasound Obstet Gynecol. 43（5）, 2014, 541-7.

2）Poon LC, Nicolaides KH. First-trimester maternal factors and biomarker screening for preeclampsia. Prenat Diagn. 34（7）, 2014, 618-27.

3）Figueras F, et al. Diagnosis and surveillance of late-onset fetal growth restriction. Am J Obstet Gynecol. 218（2S）, 2018, S790-802.

4）Cruz-Martinez R, et al. Clinical utility of third-trimester uterine artery Doppler in the prediction of brain hemodynamic deterioration and adverse perinatal outcome in small-for-gestational-age fetuses. Ultrasound Obstet Gynecol. 45（3）, 2015, 273-8.

5）Bhide A, et al. ISUOG practice guidelines: use of Doppler ultrasonography in obstetrics. Ultrasound Obstet Gynecol. 41（2）, 2013, 233-39.

●徳中真由美

第3章

出生前遺伝学的検査を理解しよう！

3-㉙～㉜

3-㉙ 母体血清マーカー検査／コンバインド検査

検査の目的

母体血清マーカー検査とは、母体血清中の胎児あるいは胎盤由来ホルモン、または蛋白質を血液生化学的に測定し、胎児が21トリソミー（ダウン症候群）、18トリソミー、開放性神経管奇形に罹患している確率を推定する方法で、出生前に施行される検査の一つである。また、コンバインド検査とは妊娠初期母体血清マーカーのPAPP-A（pregnancy-associated plasma protein A）とhCG（human chorionic gonadotropin）またはfree-βhCGを測定し、さらに超音波検査で測定したnuchal translucency（NT）を組み合わせることで、胎児が21トリソミー、18トリソミーの可能性の評価を行う検査である。

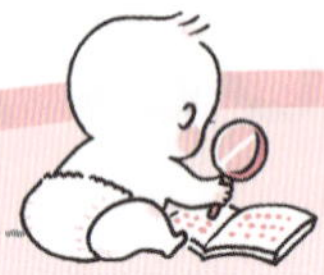

妊婦さんに伝えておきたいことはこれ！

- 母体血清マーカー検査とは母体の血液検査で、胎児が21トリソミー、18トリソミー、開放性神経管奇形に罹患している確率を推定する検査です。
- コンバインド検査は、母体の血液検査と超音波検査を行い、胎児が21トリソミー、18トリソミーに罹患している確率を推定する検査です。
- 母体血清マーカー検査も、コンバインド検査も罹患可能性を推定する検査ですので、陽性となった場合、診断的検査として絨毛染色体検査や羊水染色体検査が必要となります。
- 検査前後の遺伝カウンセリングが重要です。

ガイドラインでの推奨

CQ106-5

- 染色体検査・遺伝子検査は、遺伝カウンセリングを行った後、インフォームドコンセントを得て実施する。（A）
- 出生前遺伝学的検査について、検査を希望する妊婦・家族に説明する際は、以下の点に注意する。
  胎児超音波検査、母体血清マーカー検査および母体血を用いた胎児染色体検査は、非確定的検査である。（B）

近年、妊婦や社会の母体血清マーカー検査に対する認識が変化している状況を踏まえて、2013 年日本産科婦人科学会の「出生前に行われる遺伝学的検査および診断に関する見解」[1]では、わが国においても、「産婦人科医が妊婦に対して母体血清マーカー検査を行う場合には、適切かつ十分な遺伝カウセリングを提供できる体制を整え、適切に情報を提供することが求められている。また、検査を受けるかどうかは妊婦本人が熟慮の上で判断・選択するものであり、検査を受けるように指示的な説明をしたり、通常の妊婦健診での血液検査と誤解するような説明をして通常の定期検査として実施するようなことがあってはならない」と記載している。

検査の進め方

実施時期

11 ～ 19 週。

検査の進め方

母体血清マーカー検査は母体採血という非侵襲的な手技により可能な検査であるが、確定診断となる羊水検査などとは異なり、あくまで罹患確率を求める検査である。よって、妊婦の正しい理解のためには検査前後の遺伝カウンセリングが必要である。

日本での血清マーカー検査は、クワドロプル検査（クアトロテスト™）として主に妊娠 15 ～ 17 週で行われている。母体より数 mL 採血を行った後に血清分離を行う。血清は 2 ～ 3mL 必要であり、検査会社に送付し、結果が得られるまでは 7 ～ 10 日間程度である。採血に伴う合併症はあるが、胎児に直接影響を与える可能性はない。

血清マーカーとして、妊娠第 2 三半期では AFP（α-feto protein）、hCG、uE3（unconjugated estriol）、inhibin A の 4 項目が使用される。各マーカー単独での検出率は低く、複数のマーカーを組み合わせて精度を高めることにより、確率計算を行う。日本でよく使用されている検査は、妊娠第 2 三半期のマーカーを利用したものであり、検査会社により目的の疾患に合わせて 1 ～ 4 種類のマーカーが組み合わされている。

コンバインド検査は、妊娠 11 ～ 13 週の時期に、超音波検査による胎児 NT 測定値と PAPP-A と hCG を組み合わせて胎児が 21 トリソミー、18 トリソミーに罹患している確率を推定する検査で、この方法は欧米における染色体異常スクリーニングのスタンダードである。

クワドロプル検査は採血のみの検査であるが妊娠 15 週以降に行われる。コンバインド検査は妊娠 11 週から 13 週に行うことができるが、NT 測定が必要である。NT 測定には専門資格と時間を必要とし、超音波検査であるので、肥満や胎児姿勢の影響でどうしても測定困難者がいる。これらの違いを理解した上でどの検査を選択するか決定する必要がある。

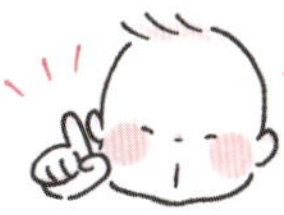

コツ！

遺伝カウンセリング

あくまで非確定的な検査であり、検査前後の遺伝カウンセリングが重要である。

数値をどう読む？ どう考える？

基準となる値

母体血清マーカーの値と疾患の関係を 表1 に示す。

検査会社によって異なる値が用いられている。ある会社では、ダウン症の場合295分の1、18トリソミーの場合100分の1、開放性神経管奇形の場合145分の1でカットオフ値を設定している。

表1 母体血清マーカーと疾患との関連

	AFP	uE3	hCG	Inhibin A	PAPP-A	β hCG
21トリソミー	↓	↓	↑	↑	↓	↑
18トリソミー	↓	↓↓	↓↓	—	↓↓	↓↓
開放性神経管奇形	↑	—	—	—	—	—

↑：増加、↓：減少、—：変化なし

検査値の解釈と注意点

⊙母体血清マーカー検査

胎児が21トリソミーである可能性について検査する場合には、各マーカーにつき、その測定値が中央値からどれだけ離れているか（multiple of median；MoM）を算出し、そこから、その年齢の母体での胎児が21トリソミーである平均の確率よりどの程度高いかの尤度比（likelihood ratio;LR）を得て、その胎児が21トリソミーである確率を算出する。リスク算出に影響を与えるものとしては、人種、妊娠週数、多胎の有無、体重、家族歴、抗てんかん薬の有無、インスリン依存性糖尿病の有無、喫煙の有無、体外受精の有無がある。一般にトリプルスクリーニングとして知られているAFP、uE3とhCGの組み合せは5%の偽陽性率で、21トリソミーの69%を検出することができる[1, 2]。また、クワドロプル検査としてinhibin Aが加わると、5%の偽陽性率で、21トリソミー検出率は81%まで上昇する[1, 2]。

母体血清マーカー検査によって得られるのは、あくまで児が21トリソミーに罹患している確率であり、確定診断ではない。診断を確定するには、主として羊水穿刺によって採取した胎児細胞の染色体検査を行う必要がある。

検査の偽陽性率や陽性的中率を示すために、結果を陰性／陽性に分けるカットオフラインを設定しているため、カットオフラインより高い場合はスクリーニング陽性（screen positive）、低い場合は陰性（screen negative）と判定される。これは、多くは35歳妊婦が21トリソミー児を妊娠している可能性とほぼ同様のカットオフラインを設定しているだけであって、必ずしも、スクリーニング陰性でも罹患児の可能性がないわけではない。逆に、高値であっても、罹患児と判定されるわけではない。このことを踏まえて結果を伝

表2 母体血清マーカー検査を実施する場合の遺伝カウセリングの注意点

1. 生まれてくる子どもは誰でも障害を持つ可能性があり、また、障害を持って生まれた場合でもさまざまな成長発達の可能性があること。
2. 染色体異常としては21トリソミーが検査対象で、その確率を計算する検査である。
3. 21トリソミー以外では18トリソミーと神経管閉鎖不全も検査対象である。これら以外の染色体異常は対象ではない。
4. 21トリソミーと18トリソミーと神経管閉鎖不全の最新の情報についての説明。
   ・検査の目的・方法・原理・結果の理解の仕方などについての説明。
   ・予想される結果とその後の選択肢についての説明。
5. 結果は確率で示され、一定の基準値より確率が高いか低いかで、確定できる検査（羊水検査）が必要かどうかを判断する。
6. 確定診断検査ではないので、染色体異常の確率が高いとされたとしても、最終的に異常かどうかの確定には羊水検査が必要である。
7. 確定診断ではないので、染色体異常の確率が低いという結果でも、確実に正常かどうかは分からない。
8. 開放性神経管奇形の診断には、詳細な超音波検査が必要である。
9. 新生児の３%程度は何らかの先天異常を有するとされているので、染色体異常がなくてもそうした異常が見つかることがある。

える必要があり、確率をどうとらえるかは妊婦それぞれが異なっており、その妊婦にとって判断が困難な確率が示される場合もあり得ることを、検査前の遺伝カウンセリングに含めることも必要である 表2 。

18トリソミーに関してもAFP、uE3とhCGの3つの血清マーカーから、ダウン症候群の場合と同様に確率が算出される。開放性神経管奇形に関しては、AFPの値からその確率が算出されていることを踏まえて結果を解釈する必要がある。

⦿コンバインド検査

コンバインド検査の場合も血清マーカー検査と同様に、超音波検査による胎児NT測定値とPAPP-AとhCGの組み合わせを、専用ソフトウエアによって、母体年齢による染色体異常のリスクに、妊娠週数やCRLで補正されたNTと血清マーカー値の測定値の尤度比を掛け合わせて、統計的にリスク値を計算する。偽陽性率5%をカットオフとした場合のマーカーによる21トリソミーの検出率は、NTだけでは58%、母体年齢とNTを用いた場合の検出率は63%であるが、コンバインド検査では83%となっている[3)]。

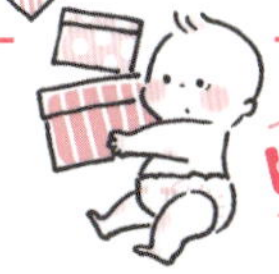

ピットフォール

リスクの算出

リスク算出に影響を与えるものとしては、人種、妊娠週数、多胎の有無、体重、家族歴、抗てんかん薬の有無、インスリン依存性糖尿病の有無、喫煙の有無、体外受精の有無がある。よって、正確な検査結果を求めるためには、正確な情報を検査会社に伝える必要がある。特に、妊娠第1三半期に行われるNT測定とPAPP-AとhCG（またはfree-βhCG）の組み合わせでリスクを算出する検査では、NT の正確な測定値（第 2 章㉓ p.90 参照）が重要となるため、資格を有した専門家による検査が必要である。

異常を示したら？

スクリーニング陽性となった場合の対応としては、①非確定的ではあるが、検査による流産の可能性がない母体血胎児染色体検査（NIPT）を行う、②確定的な検査である絨毛染色体検査や羊水染色体検査を行う、③これ以上の検査を行わない、といういずれかの対応になると考えられる。これらは、検査結果開示時点で遺伝カウンセリングに含まれる内容である。

引用・参考文献

1）日本産科婦人科学会．出生前に行われる遺伝学的検査および診断に関する見解．2013（平成 25）年 6 月 22 日．http://www.jsog.or.jp/ethic/H25_6_shusseimae-idengakutekikensa.html（参照 2018-07-24）

2）Malone FD, et al. A comparison of first trimester screening, second trimester screening, and the combination of both for evaluation of risk for down syndrome. N Engl J Med. 353, 2005, 2001-11.

3）Wald NJ, et al. First and second trimester antenatal screening for Down's syndrome: the results of the serum, urine and ultrasound screening study (SU-RUSS). J Med Screen. 10, 2003, 56-104.

●佐村 修

3-30 絨毛染色体検査

検査の目的

絨毛染色体検査（chorionic villus sampling；CVS）とは、子宮内の絨毛を採取し、その絨毛細胞を特殊な培養液中で培養し、胎児染色体を調べる目的で行う検査である。表 に挙げるような適応[1]となる妊婦に行う。日本では以前は年間100件前後で施行されていたが[2]、現在では妊娠初期から胎児スクリーニングを行うことにより、施設によっては年間2,000件程度行われているなど、実施数は増加傾向にある。

表 出生前遺伝学的検査の適応（日本産科婦人科学会．出生前に行われる遺伝学的検査および診断に関する見解．2013）

1. 夫婦のいずれかが、染色体異常の保因者である場合
2. 染色体異常症に罹患した児を妊娠、分娩した既往を有する場合
3. 高齢妊娠の場合
4. 妊婦が新生児期もしくは小児期に発症する重篤なX連鎖性遺伝病のヘテロ接合体の場合
5. 夫婦の両者が、新生児期もしくは小児期に発症する重篤な常染色体劣性遺伝病のヘテロ接合体の場合
6. 夫婦の一方もしくは両者が、新生児期もしくは小児期に発症する重篤な常染色体優性遺伝病のヘテロ接合体の場合
7. その他、胎児が重篤な疾患に罹患する可能性がある場合

（文献1より引用）

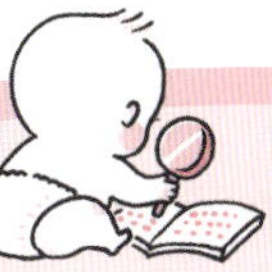

妊婦さんに伝えておきたいことはこれ！

- 胎児染色体の確定診断検査です。
- 検査に伴う流産の可能性が1%程度あります。
- 検査前後の遺伝カウンセリングが重要です。
- 検査前に結果で異常が出た場合のことも考えて、この検査を受ける受けないを決定する必要があります。

ガイドラインでの推奨

CQ106-5

- 染色体検査・遺伝子検査は、遺伝カウンセリングを行った後、インフォームドコンセントを得て実施する。（A）
- 絨毛、羊水、および臍帯血検査は確定的診断が可能である。（B）

検査の進め方

実施時期

妊娠10～14週の時期に施行されるCVSは、胎児の四肢奇形率の上昇とは関連しないが、それ以前に施行されたCVSでは最大1～2%ほど、重篤な四肢奇形に関連すると報告[2]されており、現在では妊娠の10週以降でおよそ11～14週の時期に行う施設が多い。

検査の進め方

1. 絨毛染色体検査を行う前に十分な遺伝カウンセリングを行うことが重要である。
2. 針穿刺による母体から児への胎内感染の可能性があるため、検査前にはHBV、HCV、HIV抗体検査を行っておく。また、Rh(D)不適合妊娠の場合には、検査後、感作予防を目的とした抗Rh(D)ヒト免疫グロブリン投与が望ましい。CVSの合併症として感染、出血、破水などがあるが、検査後に流産となる可能性は一般的には1%未満[3]と考えられている。
3. CVSには経腹法と経腟法の2種類がある。現在は、流産のリスクが少ないため、経腹法で行う施設が多いが、基本的には絨毛膜有毛部の付着部位により手技は選択される。

　経腹法は18ゲージのPTC針を用いて、胎盤の矢状断面に超音波ガイド下に刺入する。超音波プローブに穿刺用アタッチメントを装着し、モニターのガイドラインに沿って穿刺する場合と、穿刺用アタッチメントを使用せずフリーハンドで穿刺する場合がある。超音波で観察する際に子宮内の絨毛が高輝度に描出される面を出し、超音波ガイドラインに沿った部分の絨毛がなるべく長くなるようにするのが肝要である。目標部分に到達したら、針先をその場所で数度往復し、その部分の絨毛を破壊して吸引しやすくする 図 。内筒を除去した後に、組織培養液を含んだ20mLのシリンジの中に絨毛を吸引する。採取した絨毛検体を、実体顕微鏡で確認する。

　経腟法では、患者を載石位にして、外陰部、腟内、頸管部を消毒する。次に腟鏡を挿入し、子宮頸管の前唇を鉗子で把持し、子宮の操作の助けとなるようにする。カテーテルの先の約3～5cmのところを少し曲げて、子宮頸管腺の部分に頸管を通じて、抵抗がなくなる部分まで優しく挿入する。そこで術者は、超音波を操作する人がカテーテルの先を映し出すまで待機する。カテーテルは胎盤と平行に挿入し、ほぼ胎盤の遠位端まで到達させる。そして、内筒を抜去し、培養液を含む20mLのヘパリン添加シリンジを取り付ける。シリンジは陰圧をかけるために用いる。吸引しながら2、3度往復し、カテーテルとシリンジをゆっくりと引き、絨毛がシリンジに吸引されているか目で見て確認する。また、絨毛生検バイオプシー鉗子を用いて採取する場合もある。

　絨毛は白い樹枝状の構造物として観察されるが、慎重にかつ無菌的に確認され、実体顕微鏡下に細切される。この組織が適切なものであるかどうかを決定することは、母体由来の脱落膜組織のコンタミネーションを最小限にするために重要なことであ

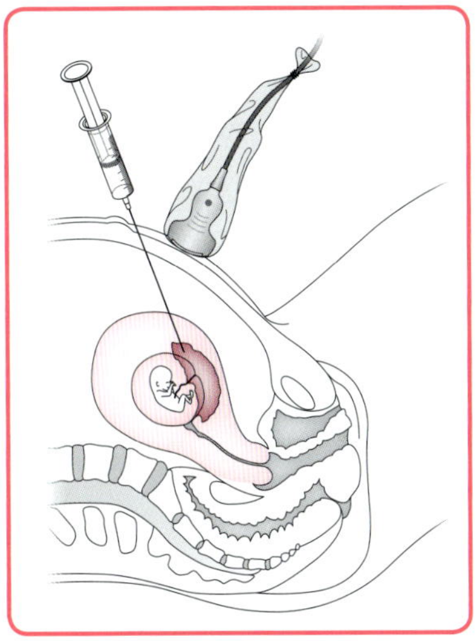

図 経腹的な絨毛採取の様子を描いた模式図

る。清潔な、脱落膜を含まない絨毛は、次のステップのためにペトリ皿に移される。絨毛細胞は２つの細胞遺伝学的な分析方法に供される。

4．採取した絨毛は、染色体検査（分染法、通常 G バンド法）に提出される。染色体の結果を得るためには、絨毛細胞の培養が必要である。絨毛細胞の直接法では３～４日以内に結果を得ることができる。培養法では結果を得るまでに６～８日を要する。ほとんどの分析施設では、両方の結果を参考に結果を報告する。

コツ！ 検査手順

絨毛染色体検査も、羊水染色体検査と同様に、遺伝カウンセリングの上、検査に同意された夫婦の自由意思によって行う自費検査（保険対象外）である。ただし、羊水検査に比較して流産のリスクも高く、胎盤の限局性モザイク（confined placental mosaicism；CPM）の可能性もあるために、十分適応を検討する必要がある。

数値をどう読む？ どう考える？

基準となる値

- 正常核型：46,XY もしくは 46,XX

検査値の解釈と注意点

結果は染色体核型で表現される。正常核型の他に、inv(9)(p12q13) のように正常変異と見なされる核型もあるので、結果の解釈には注意を要する。

絨毛染色体検査の結果の解釈は、培養の過程を経ているために注意を要する。また、CVSに特有の状況として、胎盤に限局したモザイク（CPM）の頻度が1～2%に存在する。CVSによる染色体分析は、得られた絨毛細胞を直接観察した場合（直接法）と、培養後に観察した場合（培養法）では、細胞の由来が異なるとされる。培養法による結果は、胎児自身を形成する細胞の結果により近いと考えられている。CPMが疑わしい場合は、その核型によっては、胎児由来の細胞を採取する羊水検査も検討する[4)]。また、微小な染色体異常や低頻度モザイクなど、検出されない場合があることにも留意する必要がある。もちろん、染色体異常によらない先天異常に関しては、絨毛染色体検査で明らかにすることはできない。

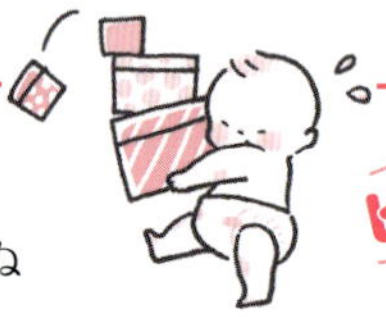

ピットフォール

予期せぬ結果の報告

絨毛染色体検査においては、いわゆる予期せぬ結果が出る可能性もあり得る。低頻度モザイク、*de novo*の均衡型転座など結果の解釈には専門的な知識があったとしても、児の臨床症状を予測することが困難な場合がある。したがって、絨毛染色体検査の報告に関しては、その結果について十分な知識を持ち遺伝カウンセリングできる専門家が担当することが望ましい。

異常を示したら？

染色体の結果により解釈が異なるので、一概には言えないが、臨床遺伝の専門家が結果に対する遺伝カウンセリングを行い、その後の対応を考えることが望ましい。また、染色体異常の結果のみから、児の臨床症状の軽重を判定することが難しいこともある。

引用・参考文献

1）日本産科婦人科学会．出生前に行われる遺伝学的検査および診断に関する見解．2013. http://www.jsog.or.jp/ethic/H25_6_shusseimae-idengakutekikensa.html（参照 2018-7-24）

2）Sasaki A, et al. Low prevalence of genetic prenatal diagnosis in Japan. Prenat Diagn. 31, 2011, 1007-9.

3）American College of Obstetricians and Gynecologists. ACOG Practice Bulletin No. 88, December 2007. Invasive prenatal testing for aneuploidy. Obstet Gynecol. 110 (6), 2007, 1459-67.

4）Grati FR, et al. Confirmation of mosaicism and uniparentaal disomy in amniocytes, after detection of mosaic chromosome abnormalities in chorionic villi. Eur J Hum Genet. 14. 2006. 282-8.

●佐村 修

3-㉛ 羊水染色体検査

検査の目的

羊水染色体検査とは、子宮内の羊水を採取し、そこに浮遊する胎児由来細胞を、特殊な培養液中で培養し、胎児染色体を調べる検査である。第3章㉚の表[1]（p.125）に挙げるような妊婦を対象に行う検査である。

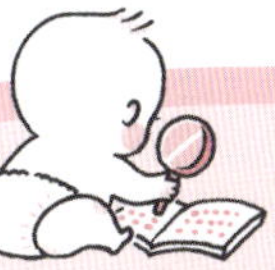

妊婦さんに伝えておきたいことはこれ！

- 胎児染色体の確定診断検査です。
- 検査に伴う流産の可能性が 0.3%程度あります。
- 検査前後の遺伝カウンセリングが重要です。
- 検査前に染色体検査で異常が出た場合のことも考えて、この検査を受ける受けないを決定する必要があります。

ガイドラインでの推奨

CQ106-5

- 染色体検査・遺伝子検査は、遺伝カウンセリングを行った後、インフォームドコンセントを得て実施する。（A）
- 絨毛、羊水、および臍帯血検査は確定的診断が可能である。（B）

検査の進め方

実施時期

妊娠中期（15～18週）。

検査の進め方

1. 羊水染色体検査の中で最も頻度が高いのが、母体の高年齢を理由とする胎児の染色体検査である。高年齢を理由に羊水染色体検査を考えている妊婦に対して、最低限、表1 に示すような遺伝カウンセリングを行った後に検査を行う。
2. 穿刺による母体から児への胎内感染の可能性があるため、検査前には HBV、HCV、HIV 抗体検査を行っておく。また、Rh(D)不適合妊娠の場合には、検査後に感作予防を目的とした検査後の抗 Rh(D)免疫グロブリン投与が望ましい。

表1 羊水染色体検査前の遺伝カウンセリング

1. 何を心配しての検査なのかを確認すること。検査で分かることは染色体異常の有無のみであり、先天異常がすべて分かるわけではないこと。年齢と関係なく先天異常児は約3～5%存在し、その多くは染色体異常とは無関係な原因によるものであること。
2. 年齢によって増加する染色体異常の発生頻度について、表を用いて説明する。
3. ダウン症候群の説明：自然歴や養育している親の様子などの情報提供を行い、ダウン症候群における障害の程度には個人によりかなり幅があることを説明する。
4. ダウン症候群以外の染色体異常の説明：染色体異常の種類もさまざまであり、例えば、多くの性染色体異常の表現型はまったく正常であり、羊水検査を受けることによりたまたま見つかるようなものもあること。また、モザイク型の染色体異常のように、染色体異常と判明しても、表現型が正常であるか、または異常なのか出生前に判断するのは困難なものもあること。また、羊水診断法によって得られるモザイクには真のモザイク、単一の細胞に異常が認められる偽モザイク、複数の細胞に異常が認められる偽モザイクの3種類があること．複数の培養容器で同一の染色体異常が複数の細胞に認められた場合、真のモザイクと診断され、一般的には0.1～0.3%の頻度で認められること[5]。
5. 羊水診断法による染色体検査によって判明するのはすべての染色体異常ではなく、検査に限界があること。染色体の微細欠失症候群や遺伝子レベルの異常は明らかにできないこと。
6. 検査の内容と危険性：羊水検査の方法について図などを用いて説明を行う。また、羊水細胞の培養が不成功に終わり、結果が得られず、再度の検査を行う可能性があること。
7. 検査結果によって、望んだ妊娠に対する妊娠継続の可否を自ら決定することになる状況が生まれる可能性のあること。
8. 人工妊娠中絶について：具体的な方法の説明と人工妊娠中絶に対する倫理的問題を指摘する意見もあること。人工妊娠中絶を行ったことがトラウマとして残り、精神的葛藤に苦しむ場合もあること。

3．経腹的に、超音波ガイド下に22～25Gの穿刺針を用いて、胎児部分を避け十分な羊水ポケットの得られる場所を穿刺する 図 。羊水腔への穿刺は、フリーハンドもしくはニードルガイドを用いて行われる2通りがある。検査直前に排尿を済ませ、仰臥位で腹壁を十分に消毒した後に行う。母体細胞の混入を防ぐため、最初の1mLの羊水を除去し、その後15～20mLの羊水を採取する。穿刺後しばらくはベッド上安静とし、穿刺部位および胎児心拍数に異常のないこと、腹痛、出血、羊水の流出などがないことを確認する。抗菌薬や子宮収縮抑制薬の予防的投与を行うこともある。

羊水穿刺の合併症として感染、出血、破水などがあるが、羊水穿刺後に流産に至る可能性は一般的には0.3%未満[2]と考えられている。

4．採取した羊水は、染色体検査（分染法、通常Gバンド法）に提出されるが、細胞培養を行うため、結果判定までに1～2週間を要する。羊水検査で得た胎児由来の細胞を培養せずにFISH法検査を行った場合は、結果判明には2～3日と迅速性には優れるが、分染法と比較して、使用したプローブ部位以外の情報は得られない点を考慮しておく必要がある。また、結果はFISH法のみでの判定を避け、必ずGバンド法などの分染法の結果も確認する。

5．羊水細胞の培養の失敗は1%未満の症例で発生する。また、染色体分析における真のモザイクの発生率は約0.1～0.3%である。一個人からの検体で、異なった核型が2

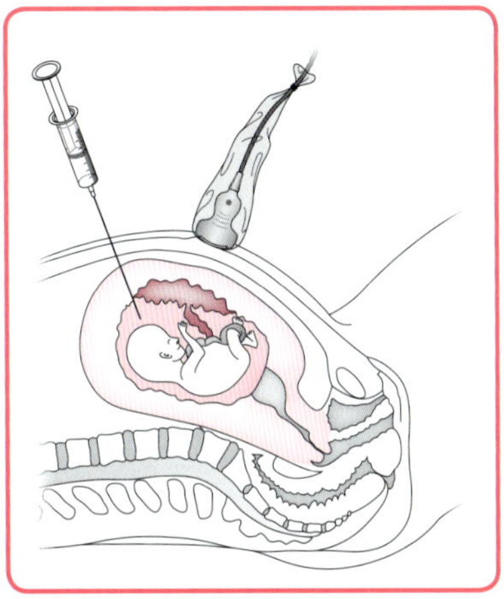

図 羊水検査の模式図

つまたはそれ以上のセルラインで存在することを、染色体のモザイクとする。これは、受精後の細胞分裂における染色体の不分離の結果生ずるものである。出生前の検体において、多数のセルラインを観察することが、必ずしも、胎児モザイクを示すわけではなく、羊水穿刺によって認められるモザイクの最も多いタイプは、偽モザイクと言われるものである[3)]。

数値をどう読む？ どう考える？

基準となる値

- 正常核型：46,XY もしくは 46,XX

検査値の解釈と注意点

結果は染色体核型で表現される。正常核型の他に、inv(9)(p12q13) のように正常変異と見なされる核型もあるので、結果の解釈には注意を要する。

羊水検査の染色体検査の途中に約 3 ～ 8%にモザイクの結果が出ることがある。その中で真のモザイク発生率は約 0.1 ～ 0.3%とされ、そのほとんどは偽のモザイクである。この場合には 表2 に示すように、この核型が本当に胎児由来のものであるか、培養中に発生したアーチファクトか、培養法を考えて判断する必要がある。複数個のフラスコまたはコロニーから、同じ核型の染色体検査結果が得られた場合には、真のモザイクと判断される[4)]。しかし、真のモザイクの場合も、羊水検査の結果が実際の児の比率とは必ずしも一致するわけではなく、臨床症状を簡単に予測することはできない。染色体検査を行った場合も、染色体異常のうち数的異常と構造異常の一部については診断可能であるが、微小な染色体異常や低頻度モザイクなど検出されない場合があることにも留意する。もちろん、染色体異常によらない先天異常に関しては、羊水染色体検査で明らかにすることはできない。

表2 モザイクの型と検出頻度

モザイクの型	偽のモザイク		真のモザイク
レベル	I 1細胞のみに認められた染色体異常	II 1フラスコ，あるいは1コロニーにおいて同時に複数細胞に認められられた染色体異常	III 複数のフラスコ，あるいは複数のコロニーにおいて複数細胞に認められた染色体異常
羊水検査中の検出率（%）	2.47～7.10	0.64～1.1	0.1～0.3

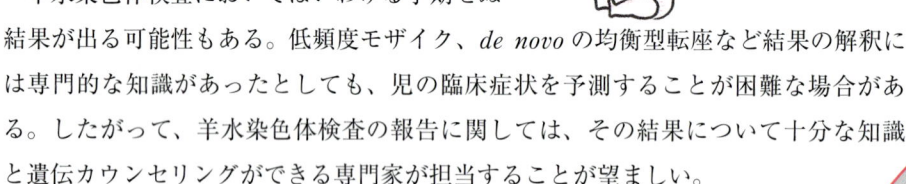

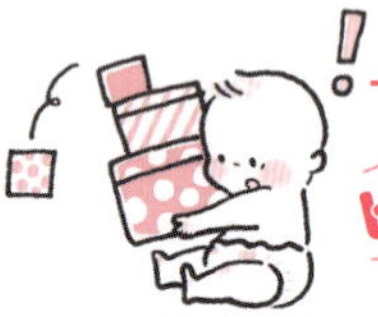

ピットフォール

予期せぬ結果の報告

羊水染色体検査においてはいわゆる予期せぬ結果が出る可能性もある。低頻度モザイク、*de novo* の均衡型転座など結果の解釈には専門的な知識があったとしても、児の臨床症状を予測することが困難な場合がある。したがって、羊水染色体検査の報告に関しては、その結果について十分な知識と遺伝カウンセリングができる専門家が担当することが望ましい。

異常を示したら？

染色体の結果により解釈が異なるので、一概には言えないが、臨床遺伝の専門家が結果に対する遺伝カウンセリングを行い、その後の対応を考えることが望ましい。また、染色体異常の結果のみから、児の臨床症状の軽重を判定することが難しいこともあることを考えておく必要がある。

引用・参考文献

1）日本産科婦人科学会．出生前に行われる遺伝学的検査および診断に関する見解．2013. http://www.jsog.or.jp/ethic/H25_6_shusseimae-idengakutekikensa.html（参照 2018-7-24）

2）American College of Obstetricians and Gynecologists. ACOG Practice Bulletin No. 88, December 2007. Invasive prenatal testing for aneuploidy. Obstet Gynecol. 110（6），2007, 1459-67.

3）Hsu LYK, et al. Proposed guidelines for diagnosis of chromosome mosaicism in amniocytes based on data derived from chromosome mosaicism and pseudomosaicism. Prenat Diagn. 12, 1992, 555-73.

4）Worton RG, et al. Canadian collaborative study of mosaicism in amniotic fluid cell cultures. Prenat Diagn. 4 Spec No, 1984, 131-44.

5）Ben AP. " Prenatal diagnosis of chromosomal abnormalities through amniocentesis". Genetic Disorders and the Fetus. 6th ed. Milunsky A, et al. ed. Baltimore, Johns Hopkins Univ Press, 2010, 194-272.

●佐村 修

3-32 非侵襲的出生前遺伝学的検査（NIPT）

検査の目的

非侵襲的出生前遺伝学的検査（non-invasive prenatal genetic testing；NIPT）とは、母体血液中の cell free DNA の測定を行い、胎児が 21 トリソミー（ダウン症候群）、18 トリソミー、13 トリソミーに罹患している可能性を推定する非確定的検査方法で、出生前に施行されるスクリーニング検査の一つである[1)]。NIPT は複数の方法で行われている。最初に報告された手法が massively parallel sequencing（MPS）法である。

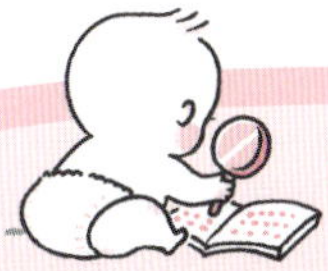

妊婦さんに伝えておきたいことはこれ！

- 胎児が 21 トリソミー、18 トリソミー、13 トリソミーに罹患している可能性を推定する検査です。
- 検査前の遺伝カウンセリングが必須です。
- 陽性的中率（検査で陽性と出た場合に、本当にその疾患に罹患している確率）は比較的高い検査ですが、陽性となった場合には、確定検査として絨毛染色体検査や羊水染色体検査が必要となります。

ガイドラインでの推奨

CQ106-5

- 胎児超音波検査、母体血清マーカー検査および母体血を用いた胎児染色体検査は、非確定的検査である。（B）
- 母体血を用いた胎児染色体検査の対象疾患は、現時点では 21 トリソミー、18 トリソミー、および 13 トリソミーに限定されている。（A）

検査の進め方

実施時期

妊娠 10 週から検査が行われている。

検査の進め方

1．現在日本では、日本医学会臨床部会運営委員会「遺伝子・健康・社会」検討委員会の「母体血を用いた出生前遺伝学的検査」施設認定・登録部会で認定された施設で、

2013年4月より臨床研究としてこの検査がスタートした（2018年8月時点での認定施設は92施設）。日本産科婦人科学会倫理委員会および母体血を用いた出生前遺伝学的検査に関する検討委員会により策定された「母体血を用いた新しい出生前遺伝学的検査に関する指針」を順守して検査が行われる[2)]。後述する検査前の遺伝カウンセリングが必須である。

2．検査対象となる妊婦 表1 に遺伝カウンセリングを行い、十分な理解と同意の上で検査を行う。10～20mL採血し、血液検体を検査会社に送る。結果が得られるまでは10～14日間程度必要である。採血に伴う合併症はあるが、胎児に直接影響を与える可能性はない。

表1 検査対象となる妊婦（2018年8月時点）

1．高年妊娠（分娩予定日に35歳以上である）。
2．13トリソミー、18トリソミー、21トリソミーを有する子を妊娠、あるいは分娩したことがある。
3．胎児が染色体の変化（13トリソミー、18トリソミー、21トリソミー）を持つ可能性の上昇を指摘されている（超音波検査や血清マーカー検査などによる罹患確率の推定検査で可能性の上昇を指摘されている場合や、上記染色体に関わる転座保因者の夫婦の場合など）。

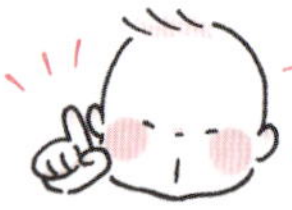

コツ！ 検査手順

検査前の遺伝カウンセリングが重要である。現在では、産婦人科専門医、臨床遺伝専門医がいる病院で、一定の遺伝カウンセリングを行うことを条件として検査が施行されている。検査前のカウンセリングは十分に時間をかけ、NIPTは羊水検査も含めたいくつかの出生前検査の一つであること、結果が陽性の場合などには羊水検査による確定診断が必要なことなどを説明する必要がある。これらNIPTを行う前には、 表2 に示すような情報提供が求められる。

NIPTの測定のしくみ（MPS法）

以前より母体血中には、胎児由来DNAが存在することが知られていた。NIPTの測定原理としては、母体血漿中にはcell free DNAが循環しており、各染色体に由来するDNA断片濃度は、もともとの各染色体の大きさに依存する。全染色体由来DNA断片中の1番染色体由来のDNA断片は約8%になり、21番染色体は1.3%になる。

次世代シークエンサーの遺伝子解析技術を用い、母体血漿中から1,000万個以上のDNA断片の塩基配列を読み込み、その結果をヒトゲノム情報と照合することで、1断片ずつその由来となる染色体を決めて、その断片数を染色体ごとにカウントしていく。DNA断片は個別にそれが母由来か胎児由来かは区別できないが、21番染色体由来のDNA断片量の胎児由来成分は、理論的に胎児が正常核型の場合に比較し、21トリソミー

表2 検査前遺伝カウンセリング

1. NIPT と同時に侵襲的検査の選択肢も提示する。
2. 検査を受けることにより想定されるさまざまな問題点や選択肢について説明する。
3. 侵襲的検査により診断される染色体異常の 60 ～ 70%が染色体の数的異常であるが、現在の NIPT では、そのうちの 3 種類の染色体の数的異常のみしか診断できない。
4. NIPT では特定の染色体数的異常のみが評価でき、以下は対象外である。
   均衡型転座、微細欠失などの構造異常、胎児の染色体モザイク、胎児遺伝性疾患、胎盤性モザイク（対象となる疾患は、変化することが予想される）
5. 対象となる染色体異常症についての臨床情報は、偏ったものであってはならない。
6. 検査が陰性であっても陰性的中率は 100%ではなく、偽陰性があり得る検査である。
7. 検査結果が判定保留（Not Informative）となる場合がある（約 0.3%）。
8. 検査が陽性であっても陽性的中率は 100%ではなく、確定診断するには、侵襲的検査（絨毛検査または羊水検査）が必要になる。

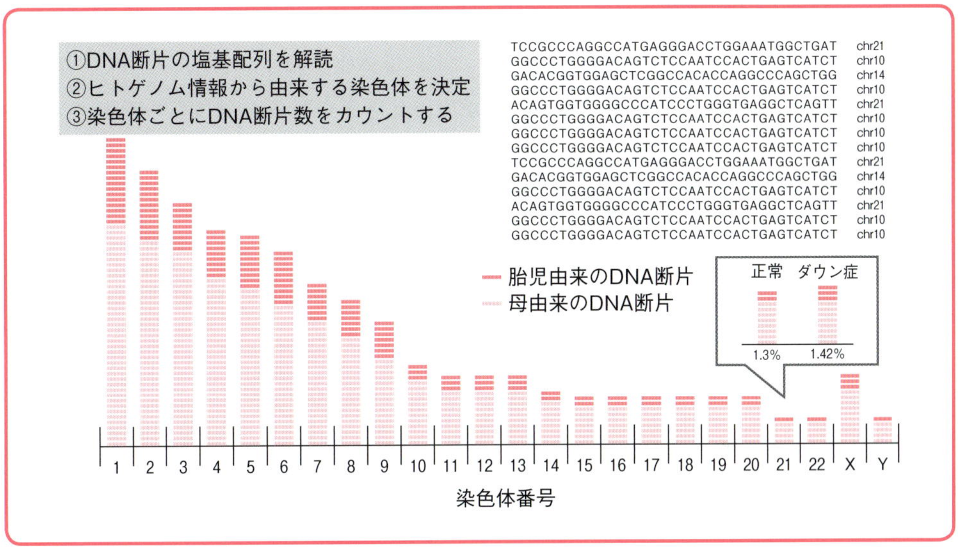

図 母体血胎児染色体検査の原理と仕組み

血液中の個々の DNA 断片の塩基配列を読んで、その断片がどの染色体に由来しているかを識別し、各染色体由来の DNA 断片の量的な割合を見ることで、特定の染色体についての変化を検出する。

の場合には 1.5 倍に増加する。実際に母体血を分析した場合、母体血漿中の 21 番染色体由来の DNA 断片の割合は、胎児が正常核型の場合には 1.3%であるところ、胎児が 21 トリソミーの場合には 1.42%に増加することになる。

DNA 断片濃度の変化を数値化して識別するために、Z-score が用いられている。Z-score とは、個々のデータが平均値から標準偏差何個分離れているかを数値化して評価する方法で、Z-score が 3 以上の場合に、胎児をトリソミーと診断する[3] 図。検査結果は陰性、陽性、判定保留と伝えられる。

NIPT の測定原理は MPS 法以外もあるため、それぞれが採用する方法により、結果の解釈が異なることを注意する必要がある。

数値をどう読む？ どう考える？

基準となる値

- MPS 法においては陰性、判定保留、陽性という結果で示される

検査値の解釈と注意点

陰性という結果は、例えばダウン症の場合、99.99％の確率（陰性的中率）でダウン症の赤ちゃんを妊娠していないと理解できる。対象となる妊婦の年齢や染色体異常症の種類によって、陰性的中率は変化する。

陽性という結果が出た場合に、実際に児が罹患している確率を陽性的中率という。陽性的中率は、罹患率（事前確率またはその集団における病気の頻度）によって変化する。ダウン症の場合、陽性的中率は、45 歳（罹患率 1/50）の集団で検査を行ったとすると 97％、35 歳妊婦（罹患率 1/250）の集団では 79.9％になる。

判定保留という結果は、0.3％程度あり得る。主に母体血中の浮遊 DNA の中で、胎児由来成分が低濃度（4％以下）であることなどが原因と考えられる。母体血中浮遊 DNA の中の胎児由来成分は妊娠経過とともに増加すると考えられるので、再度採血して検査を行うこともできる。また、羊水染色体検査を受けることも選択肢の一つになる。

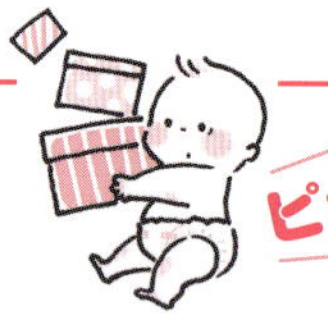

ピットフォール

NIPT の限界

検査を受ける前に、妊婦が検査の意味について十分に理解することが重要である。陽性と出た場合であっても、偽陽性があり得る検査であるので、あくまで結果の伝え方には慎重さが必要である。

NIPT の優れている点は、非侵襲に、妊娠 10 週から、高い精度の胎児染色体異常の検出が可能という点である。しかし、現状では診断できるのは 21 トリソミー、13 トリソミー、18 トリソミーの 3 種類のみで、羊水検査などで分かる染色体異常全体の 50 ～ 60％程度である。また、cell-free 胎児 DNA は絨毛由来であるため、胎盤性モザイク（胎児と胎盤で染色体核型が異なる異常で、絨毛検査では 1％程度に認める）の影響を受ける可能性もある。

異常を示したら？

陽性という結果が出た場合は、十分な遺伝カウンセリング後に、確定検査である絨毛染色体検査（第 3 章㉚ p.125）や、羊水染色体検査（第 3 章㉛ p.129）を行う。

引用・参考文献

1）Samura O, et al. Current status of non-invasive prenatal testing in Japan. J Obstet Gynaecol Res. 43, 2017, 1245-55.
2）日本産科婦人科学会倫理委員会・母体血を用いた新しい出生前遺伝学的検査に関する検討委員会．母体血を用いた新しい出生前遺伝学的検査に関する指針．2013.
3）Chiu RW, et al. Noninvasive prenatal diagnosis of fetal chromosomal aneuploidy by massively parallel genomic sequencing of DNA in maternal plasma. Proc Natl Acad Sci U S A. 105, 2008, 20458-63.

●佐村 修

第4章

特別なニードがある場合の検査を理解しよう！

4-㉝～㊹

4-33 凝固・線溶系

検査の目的

凝固・線溶系の検査は、妊婦に出血傾向が疑われる場合に必要となる。一般に凝固・線溶系の異常による出血傾向は、分娩時の大出血の場合が想定される。出血量が多くなれば凝固因子の消費によって希釈性の凝固障害となり、播種性血管内凝固（disseminated intravascular coagulation syndrome；DIC）に至り、状況は悪化する。しかし、常位胎盤早期剥離や子宮型羊水塞栓症を合併した場合には、測定可能な出血量が多量とならなくても血液中の凝固因子が急激に消費され、DIC に進行することがある。そのため、DIC が進行することが懸念される場合は、速やかに凝固・線溶系の検査を行う必要がある。また、妊娠高血圧症候群が基礎疾患にある場合、凝固障害が潜んでいる場合があり、分娩前後の急激な悪化に注意する。

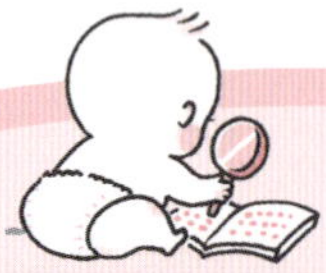

妊婦さんに 伝えておきたい ことはこれ！

- 出血量が多く、血液を固まらせる能力が低下しているかもしれませんので、採血で確認します。
- （常位胎盤早期剥離などが疑われるため）血液の中の血を固まらせる因子が低くなっているかもしれませんので、採血で確認します。

ガイドラインでの推奨

CQ308

- 妊娠後半期に切迫早産様症状（性器出血、子宮収縮、下腹部痛）と同時に異常胎児心拍パターンを認めたときは早剥を疑う（B）、とあり、また、解説には、速やかな診断のため、超音波検査、胎児心拍数モニタリング、血液検査（血小板、アンチトロンビン活性、FDP、D-dimer、フィブリノゲン、AST、LDH など）の 3 者が可能な施設においては同時に行う、と記載されている。
- 母体に産科 DIC を認める場合は可及的速やかに DIC 治療を開始する。（A）

検査の進め方

適応

分娩時大出血、常位胎盤早期剥離、子宮内胎児死亡、妊娠高血圧症候群。

検査のタイミング

分娩時大出血（SI ≧ 1.0 あるいは経腟分娩時出血量≧ 1.0L〔帝王切開分娩時出血量≧ 2.0L〕）、常位胎盤早期剥離によりDICを疑う場合。

妊娠中期以降の子宮内胎児死亡の場合も、潜在的な凝固因子欠乏を疑う。また、妊娠高血圧症候群の妊産婦には定期的な検査を勧める。

検査の進め方－DICを疑う場合－

凝固・線溶系の検査は結果判明までにある程度時間が必要なため、迅速に行うことが望ましい。輸血の可能性を考慮し血算やクロスマッチの採血と同時に行う。分娩時大出血の際に血算やクロスマッチのみを行う場合が多いが、可能な限り同時に測定することが望ましい。

病状は急速に進行するため、結果判定に急を要することを検査担当者に伝えることも必要である。また、異常値の場合は確認検査を行った後に報告となることもあるが、異常値が出たときは第一報を入れることを担当者に要請すると後の対応が迅速となる。特に、フィブリノゲン値の低下の情報は有益である。

また、検査採血時はその後の輸液・輸血を考慮して、輸液ルートを確保することが望ましい。

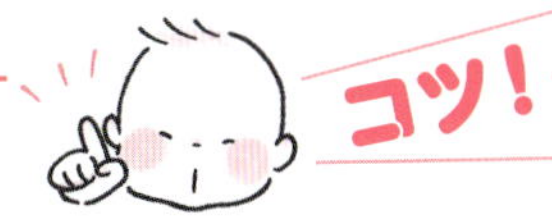

フィブリノゲンやDダイマーの測定

通常の帝王切開時などの術前検査の凝固・線溶系では、後述のPT・APTTのみの測定が多く、フィブリノゲンやFDP／FDP Dダイマーの測定を追加することが必要である。

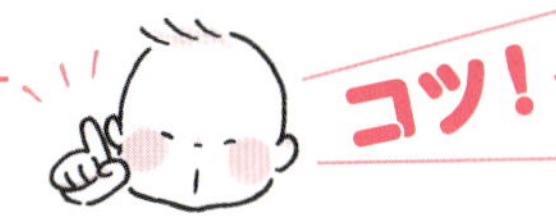

凝固・線溶系のスピッツを常備

妊婦が急変し凝固・線溶系の検査が必要となる状況は、多くの場合、救急外来・分娩室・手術室である。しかし現場では、血算やクロスマッチ用の採血スピッツを用意していても、凝固・線溶系のスピッツを常備していない場合が多い。リスク管理の観点から、それらをセットにして常備することが勧められる。

数値をどう読む？ どう考える？

基準となる値 表

表 凝固・線溶系検査値

	検査の意味	注意点	正常値
プロトロンビン時間（PT）	外因系凝固のスクリーニング検査法	・試薬によって時間に変動があるため、標準化した指標・PT-INR（INR，国際標準化比）で表す ・妊婦では、血液凝固因子の増加により実測値が短縮する	実測値：11 ～ 14 秒 INR：0.8 ～ 1.2
活性化部分トロンボプラスチン時間（APTT）	内因系凝固のスクリーニング検査法	妊婦では、血液凝固因子の増加により実測値が短縮する	20 ～ 45 秒
フィブリノゲン	凝固の最終段階で血栓形成に不可欠な糖蛋白を測定する	妊娠中は増加する	200 ～ 400 mg/dL
フィブリン／フィブリノゲン分解産物（FDP）・D ダイマー	・フィブリノゲンやフィブリンの分解産物で、線溶によって生じる ・血栓が生じていることを示唆する		FDP：10 μ g/mL 未満 D ダイマー：0.2 ～ 1.0 μ/mL の範囲

検査値の解釈と注意点

⊙PT・APTT

PT・APTT の延長は、外因系凝固・内因系凝固における何らかの凝固因子の活性が低下していることを示す。つまり、凝固機能が低下していると判断する。

⊙フィブリノゲン

フィブリノゲンが低下すると血栓形成ができなくなるため、出血傾向を起こす。特に150mg/dL 以下の場合、凝固能は相当低下し、100mg/dL 以下では凝固は得られないと考える。

⊙FDP・FDP D ダイマー

凝固・線溶系の異常とともに高値を示す。他の検査項目と関連して判断する。深部静脈血栓症では、出血傾向と関連せず上昇し、体内に血栓が形成されていることを示唆する。

異常を示したら？

大出血、常位胎盤早期剝離や子宮型羊水塞栓症によって DIC を起こしている場合、フィブリノゲンの値に着目することが大切である。特に、フィブリノゲンが 150mL/dL 以下の場合は新鮮凍結血漿（FFP）の輸血も考慮し、輸血製剤のオーダーが必要となる。ただし、これらの検査値が異常を示すような状況の場合、すでに出血量が多量である、止血が困難である、ショック状態になっているなどの臨床所見が著明となっている場合が多い。全身管理を含めた集学的な対応が必要である。

DIC を合併し輸血（RCC や FFP）を開始したら、定期的に（できれば数時間ごとに）検査を繰り返す。フィブリノゲン値が正常化することを確認する。

近年、羊水塞栓症の場合は、出血量が大量でなくても体内でアナフィラキシー様反応が引き起こされ、大量の凝固因子が消費されていることが明らかになってきた。その場合、バイタルや出血量では重篤と判断されないがフィブリノゲンが急激に低下していることがある。フィブリノゲンの低下（150mg/dL）は重篤な事態が起こっていることを示す重要なデータとなる。

●中田雅彦

4-㉞ 肝機能

本項では、生化学検査のうち、AST、ALT、γGTP、LDH、ビリルビンなどを念頭に置いて解説する。

検査の目的

・ウイルス性肝炎合併妊婦の肝機能検査として。
・妊娠高血圧症候群の管理のため。
・HELLP 症候群、急性妊娠脂肪肝など、産科疾患の診断のため。
・薬剤性肝炎の発見のため。
・その他。

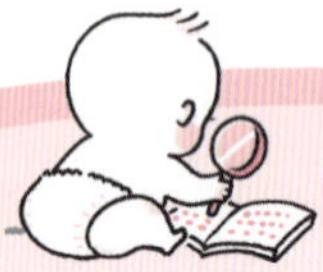

妊婦さんに 伝えておきたい ことはこれ！

- 妊娠初期検査でウイルス性肝炎が疑われるときには、精密検査とともに肝機能検査を行います。異常が見つかった場合は、内科医と一緒に診ていきます。
- 妊娠して血圧が上がった場合、妊娠高血圧症候群という診断がつく場合があります。この場合、さまざまな合併症を発症する場合がありますので、診断のためや合併症の早期発見のために肝機能検査を行います。
- 切迫早産などで長期に薬物を投与する場合、肝臓に負担がかかる場合があります。このため、定期的に肝機能検査を行って、異常の早期発見に努めます。
- 肝臓は多くの仕事をする臓器なので、さまざまな病気と関係があります。何らか病気を疑ったときは、基本的な検査として肝機能検査を行うことがあります。

ガイドラインでの推奨

CQ309-2

・妊娠高血圧腎症と診断されたら、血圧、母体体重、血液検査（血算、アンチトロンビン活性、AST/LDH、尿酸）結果、尿検査結果、胎児発育、ならびに胎児 well-being を定期的に評価する。(B)
・妊娠高血圧腎症で上腹部痛（違和感）、悪心・嘔吐、頭痛、眼華閃発を訴えたら、HELLP

症候群、急性妊娠脂肪肝、子癇の前駆症状を疑う。（B）

CQ313

・妊産褥婦に HELLP 症候群・臨床的急性妊娠脂肪肝を疑ったら、血算（血小板数を含む）、血液凝固検査（PT、フィブリノゲン）、肝機能（AST、ALT、総ビリルビン、LDH）、アンチトロンビン（AT）活性、腎機能（クレアチニン、尿酸）、血糖値を測定する。（B）

CQ606

・妊娠中に HBs 抗原陽性が判明した場合は、HBe 抗原・肝機能検査を行い、母子感染のリスクを説明する。（B）

CQ607

・妊娠中に HCV 抗体陽性が判明した場合は、HCV-RNA 定量検査と肝機能検査を行う。（A）

妊婦健診におけるルチーンの検査としては、肝機能検査は推奨されていない。

CQ309-2 は、妊娠高血圧腎症に関する CQ であるが、この部分は HELLP 症候群の診断として血算と肝機能検査を行うことを推奨するものである。解説の中では、「血算ならびに肝機能は HELLP 症候群合併の予知に重要である」とし、妊娠高血圧腎症の入院後の管理として、週に 1 ～ 2 回、肝機能を含む生化学検査を行うことも推奨している。

検査の進め方

実施時期

妊娠初期（4 ～ 12 週）、必要時。

検査の適応とタイミング

・B 型肝炎、C 型肝炎などの肝炎合併を疑う症例：妊娠初期のスクリーニング検査で陽性となった場合、精密検査と同時に行う。その後は内科と協力して検査を行っていく。

・妊娠高血圧腎症症例が腹痛（上腹部違和感）、頭痛を訴えたときなど、HELLP 症候群、急性妊娠脂肪肝などの産科疾患を疑い、即時に施行する。

・妊娠高血圧腎症の入院管理の一つとして：入院後、週 1 ～ 2 回の検査を行う。

・切迫早産患者に対し、リトドリン塩酸塩などの薬剤を投与している場合：点滴治療中には、週に 1 回程度行い、肝機能障害の早期発見に努める。

・その他、薬剤の長期投与を行っている症例：適宜施行する。

数値をどう読む？ どう考える？

基準となる値

各施設の正常値を参照のこと。

検査値の解釈と注意点

各検査項目の示す大まかな異常を 表 にまとめる。詳細な内容は成書を参考にされたいが、各項目の生化学的な意味と臨床的意義の理解が、病態の解明には必須である。

肝細胞壊死の指標として AST、ALT、LDH など、肝細胞の合成排出機能の指標として

表 肝機能検査の項目

異常値の原因	検査項目
肝細胞壊死	AST、ALT、LDH
肝細胞機能の低下	直接（抱合型）ビリルビン、コリンエステラーゼ、コレステロール
肝細胞蛋白合成異常	TTT、ZTT
胆汁うっ滞	γGTP、ALP
大量の溶血	間接（非抱合型）ビリルビン

直接ビリルビン、ChE、コレステロールなど、胆汁うっ滞の指標としてγGTP、ALP など、溶血の指標として間接ビリルビンを検査する。

ウイルス性肝炎では、肝細胞壊死の指標である AST、ALT などの上昇が有名であるが、肝炎の進行状況によって変化していくので解釈に注意が必要である。

HELLP 症候群や急性妊娠脂肪肝では、肝細胞壊死による AST、LDH などの上昇、溶血による間接ビリルビンの上昇などがみられる。血小板減少や、臨床症状がこれらの検査所見に先行する場合もあるため、注意が必要である。

異常を示したら？

・ウイルス性肝炎：専門医と連携して管理する。

・HELLP 症候群、急性妊娠脂肪肝などの産科疾患：胎児のみでなく、母体の死亡を引き起こすこともあるので、迅速に診断をつけ、対処する。

・薬剤性肝炎：原因薬剤の中止が原則であるが、臨床状態を考慮して対処する。

● 下平和久

4-35 甲状腺機能

検査の目的

胎児甲状腺が活動を始めるのは妊娠 8 〜 10 週頃であり、これ以前では、母体から移行する少量の甲状腺ホルモンが、胎児の代謝や神経発達に重要な役割を果たすと考えられている。このため、妊娠初期に全妊婦に対して甲状腺機能スクリーニングを行うべきだとの意見もあるが、否定的な報告もあり、まだ確立されたものではない。

一方、妊娠前から甲状腺機能亢進症や低下症と診断されている場合、薬物コントロールがきちんとなされていれば胎児への影響は少ないとの報告がある。しかし、甲状腺機能亢進症の場合、胎盤を通過して胎児甲状腺を刺激する移行抗体と、胎盤を通過する抗甲状腺薬のバランスよっては、胎児は甲状腺機能亢進にも、甲状腺機能低下にもなり得るわけであり、胎児自体の甲状腺機能のモニタリングが重要になってくる。

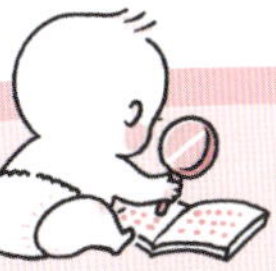

妊婦さんに伝えておきたいことはこれ！

- 妊娠初期に母体の甲状腺機能低下があると、赤ちゃんに影響を与える可能性がありますので、母体の症状（甲状腺腫大など）や既往歴などから医師が必要と判断した場合には、甲状腺機能検査を行います。
- もともと甲状腺機能亢進症や甲状腺機能低下症がある場合、きちんとコントロールされていれば、赤ちゃんへの影響は少ないと思われますが、自己判断での薬の増減は絶対に行わないでください。
- お母さんの甲状腺機能は、お母さんの症状や血液検査所見から判断し、内科の先生と協力して治療を行います。
- 赤ちゃんの甲状腺機能は、直接赤ちゃんの血液を採って検査するのは困難なので、産科の医師が超音波断層法を用いて、赤ちゃんの脈拍、甲状腺画像、骨成熟像などから推定してモニタリングしていきます。出生時には臍帯血で甲状腺機能検査を行い、その後は必要に応じて赤ちゃんから直接採血して評価します。

ガイドラインでの推奨

CQ006

- 妊娠中に甲状腺疾患が疑われた場合は、甲状腺機能検査（TSH、FT_4 等）を測定する。（B）

以上のようになっており、全妊婦を対象としたスクリーニングについては、現時点では勧めない立場を取っている。しかしながら、甲状腺機能異常を疑う場合には検査を行うことが推奨レベルBとなっており、産科医が甲状腺機能亢進症を疑って、検査をするか否かを判断することが求められている。TSH、FT_3、FT_4 が正常である橋本病もあるため、母体頸部の視診、触診を極力行い、異常がある場合には、抗甲状腺ペルオキシダーゼ抗体（抗TPO抗体）（もしくは抗マイクロゾーム抗体）と抗サイログロブリン抗体の測定を行うべきであろう。

検査の進め方

適応

⊙甲状腺機能について、異常を指摘されたことのない妊婦

症状（亢進：動悸、発汗、体重減少など、低下：倦怠、浮腫など）や、頻回の流産の既往歴などから疑うが、症状がなくても、基本的に全妊婦の甲状腺の触診を行い、甲状腺の腫大がないことを確認するべきだとの意見もある。

⊙甲状腺疾患を指摘されたことのある妊婦

現在、治療中の患者はもちろん、既往歴のある場合も検査を考慮する。特に、バセドウ病を手術、放射線療法などで治療した場合は、甲状腺ホルモンは正常値であっても、甲状腺刺激抗体は陽性の場合があるため、必ずTSHレセプター抗体（TRAb）、甲状腺刺激抗体（TSAb）の測定を行うようにする。

検査のタイミングと進め方

表1 に、当院での採血項目を、表2 に超音波検査項目を示す。

適応症例は初診時に採血を行う 表3 。甲状腺疾患症例と、妊娠初期に甲状腺機能検査で異常があった症例については、妊娠中期、妊娠後期の母体採血、胎児超音波検査と、臍帯血および新生児の血液検査を行う。

・甲状腺疾患が見つかった症例は、専門医と協力して検査、治療を行う。
・症状が安定している症例でも、胎児の超音波によるモニタリングは適宜行う。
・米国臨床内分泌学者協会（AACE）では、甲状腺機能低下症で、甲状腺薬の投与量と症状が安定している妊婦でも、TSHレベルの測定を妊娠初期、中期、後期の各三半期で行うようにとの指針を出している。
・バセドウ病に対し、放射線治療や手術療法などで、甲状腺機能が正常化もしくは低下している症例で、TSAbが陽性の場合、胎盤を通過した抗体が胎児甲状腺を刺激する場合がある。この場合、胎児の治療を目的として、母体に抗甲状腺薬と甲状腺薬を投与すべきとの意見もある。母体投与を行う場合でもそうでない場合でも、胎児の超音波モニタリングは必須である。

⊙初診時（妊娠を疑って産婦人科を受診したとき）

妊娠初診時に、甲状腺疾患については既往まで含めて問診を行う。甲状腺疾患治療中もしくは既往歴などがある場合には、内科の検査を参考にしつつ血液検査を行う。甲状腺疾

表1 昭和大学病院における甲状腺機能検査

		初期	中期（20週）	後期（36週）	臍帯血	新生児採血（臍帯血移行抗体あり）	新生児採血（臍帯血移行抗体なし，母体内服あり）	新生児採血（臍帯血移行抗体なし，母体内服なし）
バセドウ病※1	TSH	○	○	○	○	○	○	通常のマススクリーニングのみ
	FT_3	○	○	○	○	○	○	
	FT_4	○	○	○	○	○	○	
	TG	○	○	○	○			
	TRAb	○	○	○	○※2	○※2		
	TSAb	○	○	○	○※2	○※2		
	抗サイログロブリン抗体	○	○	○	○※2	○※2		
	抗TPO抗体	○	○	○	○※2	○※2		
橋本病	TSH	○	○	○	○	○	○	通常のマススクリーニングのみ
	FT_3	○	○	○	○	○	○	
	FT_4	○	○	○	○	○	○	
	TG	○	○	○	○			
	抗サイログロブリン抗体	○	○	○	○※2	○※2		
	抗TPO抗体	○	○	○	○※2	○※2		

※1：術後、放射線治療後などを含む。※2：母体陽性のとき。
活動性バセドウ病では内科と協力して、TSH、FT_3、FT_4を2～4週ごとに測定する。

表2 超音波検査による胎児甲状腺モニタリング

検査項目	初期	16週	20週	24週	28週	30週	32週	34週	36週	37週以降
脈拍：通常健診と同様（110～160bpm）	○	○	○	○	○	○	○	○	○	○
児推定体重：通常健診と同様		○	○	○	○	○	○	○	○	○
胎児心機能：通常健診と同様（CTAR，PLIなどを測定）		○※	○	○※	○※	○	○※	○※	○	○※
胎児甲状腺腫大の確認（胎児頸部周囲径測定）			○	○	○	○	○	○	○	○
胎児骨成熟（胎児大腿骨遠位端骨化が32週頃）					○	○	○	○	○	○

※脈拍に異常がある場合
CTAR；cardiothoracic area ratio（心胸郭断面積比）、PLI；preload index

表3 甲状腺疾患スクリーニング

< TSH 低値の場合 >

甲状腺腫	びまん性	無痛性	有痛性	びまん性	なし
TSH	↓	↓	↓	↓	↓→
FT_4	↑→	↑→	↑→	→	↓
FT_3	↑	↑	↑	↑	↓
疑われる疾患	バセドウ病	無痛性甲状腺炎	亜急性甲状腺炎	バセドウ病（T_3トキシコーシス）	二次性甲状腺機能低下症 三次性甲状腺機能低下症

< TSH 高値の場合 >

甲状腺腫	びまん性	なし	なし
TSH	↑	↑	↑→
FT_4	↓→	↓	↑
FT_3	↓→	↓	↑
疑われる疾患	橋本病	萎縮性甲状腺炎	SITSH（TS 不適合分泌症候群）

TSH 正常値の場合でも、びまん性甲状腺腫があるときは橋本病を疑って、TgAb と TPOAb を測定する。いずれか陽性のときは橋本病と診断する。

↑：高値、↓：低値、→：正常値

患の既往歴がなくとも、問診から甲状腺疾患を疑う場合は血液検査を行う。

頸部触診を行い、甲状腺腫大がある場合は血液検査を行う（TSH、FT_3、FT_4 の採血のみでは橋本病の診断には不十分であるので、スクリーニングとして頸部触診を妊婦全例に行うべきであるとの意見もあることに注意する）。

⊙妊娠中期

胎盤形成が行われ、母体の抗体が胎児に移行するようになるが、母体のサイロキシン結合蛋白が妊娠に伴い上昇するので、甲状腺ホルモン亢進症の場合、母体への投薬を減量できる場合が多い。甲状腺機能低下の場合は、甲状腺ホルモンの需要増加に追い付かない場合があるので、TSH レベルの正常化を目標として甲状腺薬の増量を行う。いずれの場合も、母体採血により、モニタリングを行う。

胎児の甲状腺機能についてモニターするために、健診ごとに胎児の超音波断層法を施行する。

⊙妊娠後期

分娩前（36 週頃）に甲状腺疾患症例と甲状腺機能検査で異常があった症例については、血液検査を行い、新生児の甲状腺機能異常について予測し、新生児科に申し送っておく。

胎児の甲状腺機能についてモニターするために、健診ごとに胎児の超音波断層法を施行する。

⦿分娩時

臍帯血で検査を行い、新生児科に連絡する。

⦿分娩後

新生児については、上記検査結果を基に、採血を行う。

数値／所見をどう読む？ どう考える？

基準となる値／正常所見

⦿甲状腺機能検査

キット、施設により正常値が異なるため、各施設の正常値を参考のこと。

⦿胎児超音波検査

- 脈拍：通常健診と同様（110 ～ 160bpm）
- 児推定体重：通常健診と同様
- 胎児心機能：通常健診と同様（CTAR、PLI などを測定）
- 胎児甲状腺腫大の確認（胎児頸部周囲径測定）
- 胎児骨成熟（胎児大腿骨遠位端骨化を評価：32 週頃）

検査値／所見の解釈と注意点

⦿甲状腺機能検査（初診時の解釈は 表3 を参考）

・TSH：低下症の場合、TSH の正常化を目標にコントロールする。薬物治療による TSH の下降には 4 週間程度かかることを考慮して検査を行う。

・FT_4：亢進症の場合、胎児甲状腺機能が低下しすぎないよう、正常上限にコントロールする。

・TRAb、TSAb：TRAb 高値（第二世代 TRAb human 10 IU/L 以上など）、TSAb 高値などの場合、妊娠 20 週の時点では胎児バセドウに、妊娠 36 週の時点では新生児バセドウに注意する。

・抗サイログロブリン抗体、抗 TPO 抗体：移行抗体としては、胎児に影響がないとされてきたが、近年、児の長期的な発達との関連の報告がある。

⦿胎児超音波検査

・脈拍：頻脈では亢進症を、徐脈では低下症を疑う。

・児推定体重：胎児発育不全がある場合、亢進症、低下症いずれの可能性も考えられる。

・胎児心機能：心拡大がある場合、低下症を疑うが、頻脈を伴う場合は亢進症を疑う。

・胎児甲状腺腫大がみられる場合はいずれの場合もあり得るが、特に巨大な場合は低下症を疑う。

・胎児骨成熟が早期に現れた場合は亢進症を、遅延する場合は低下症を疑う。

異常を示したら？

⊙甲状腺機能検査

甲状腺機能異常が見つかれば、専門医と協力して治療する。TRAb、TSAb 陽性の症例では、胎児、新生児の亢進症に注意し、超音波などによる胎児のモニタリングを行うとともに、新生児科に情報を伝えておく。

⊙胎児超音波検査

胎児超音波により胎児甲状腺機能亢進が疑われる場合は、抗甲状腺薬の増量を検討する。このとき、母体が機能低下に陥らないように甲状腺薬を併用する。

一方、胎児甲状腺機能低下が疑われるときは、羊水中へのレボチロキシン投与を検討するか、早期娩出による新生児治療を考慮する。

いずれの場合も、新生児科への情報提供とカンファランスをしっかり行う。

●下平和久

4-㊱ 腎機能

ここでいう腎機能とは、スクリーニングとして健診のたびごとに行う尿蛋白定性検査も含むものとする。

検査の目的

妊婦健診のとき、毎回血圧測定と尿化学検査（蛋白、糖）を行うが、これにより、妊娠高血圧症候群のスクリーニングが行われる。尿蛋白が陽性になったときや、血圧が上昇したとき、著明な浮腫を認めたときなどは、妊娠高血圧症候群による腎機能障害を疑って精査を行う。

産科的過多出血で播種性血管内凝固症候群（disseminated intravascularcoagulation；DIC）を起こした場合など、急性腎不全に至る場合がある。この場合、透析導入の決定のため腎機能検査が必須となる。

腎臓の機能は、尿産生、電解質調節、血圧調整、エリスロポエチン分泌、活性型ビタミンD産生など多岐にわたるが、妊娠管理では主に尿産生にかかわる機能が重要であり、腎機能検査もこの分野を中心に行われる。

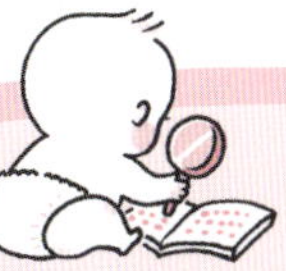

妊婦さんに 伝えておきたい ことはこれ！

- 妊婦は誰でも、妊娠高血圧症候群（以前は妊娠中毒症と呼ばれた疾患です）を発症するリスクがあります。
- 妊娠高血圧症候群を発症すると、お母さんや赤ちゃんの健康を害する可能性があります。
- 早期発見のために、健診のときは、毎回、血圧を測定するとともに尿の蛋白を調べます。
- 尿蛋白が陽性になったり、血圧が上がったりしたときには、詳しい腎機能の検査を行います。
- お産で大出血を起こしたときには、腎臓の機能が悪化することがあります。重症化した場合には、一時的に透析治療が必要になります。
- 腎臓の機能はいろいろありますので、妊娠高血圧症候群以外の病気を疑ったときでも、腎機能を調べることがあります。

ガイドラインでの推奨

CQ001

・健診ごとに、体重・血圧の測定、子宮底長（おおむね妊娠16週以降）、尿検査（糖・蛋白半定量）、児心拍確認、浮腫（体重推移）の評価を行う。(B)

CQ309-2

・妊娠高血圧腎症については、血圧、母体体重、血液検査（血算、アンチトロンビン活性、AST/LDH、尿酸）結果、尿検査結果、胎児発育、ならびに胎児well-beingを定期的に評価する。(B)

CQ313

・妊産褥婦にHELLP症候群・臨床的急性妊娠脂肪肝を疑ったら、血算（血小板数を含む）、血液凝固検査（PT、フィブリノゲン）、肝機能（AST、ALT、総ビリルビン、LDH）、アンチトロンビン（AT）活性、腎機能（クレアチニン、尿酸）、血糖値を測定する。(B)

CQ001にあるように、毎回の健診で、妊娠高血圧症候群のスクリーニングとして尿検査が行われる。

検査の進め方

実施時期

・尿蛋白定性検査：健診のたびごと毎回。

・血中クレアチニン（creatinine；Cr）、血中尿素窒素（blood urea nitrogen；BUN）、クレアチニンクリアランス（creatinine clearance；CCr）、尿酸（uric acid；UA）など：必要に応じて実施する。

検査の適応とタイミング

・毎回の妊婦健診で、尿蛋白定性検査を行う。

・妊娠高血圧症候群を疑った症例に対しては腎機能検査を行う。

・妊娠高血圧腎症では、腎機能の評価を行い、分娩時期の決定に役立てる。

・その他、母体腎機能障害を疑うときは腎機能の精査を行う。

数値をどう読む？ どう考える？

基準となる値 表

正常妊婦では、BUN 10mg/dL以下、Cr 0.5mg/dL程度、UA 2.5～4mg/dL程度、CCr 120～150mL/分程度になる。

表 妊婦の腎機能

	妊婦の大まかな正常値	妊婦の腎機能低下を疑う値	妊娠高血圧症候群で分娩を考慮する値	急性腎不全で透析を考慮する値	子宮内胎児死亡を憂慮する値
BUN (mg/dL)	10 以下	15 以上	20 以上	50 以上	80 以上
Cr (mg/dL)	0.4 ～ 0.6	0.8 以上	1.5 以上	3.5～4.5 以上	
UA (mg/dL)	2.5 ～ 4.0	4.5 以上	6.0 以上		
CCr (mL/分)	120 ～ 150	70 以下	50 以下		

検査値の解釈と注意点

妊娠に伴い循環血漿量は増加し、腎血漿流量（renal plasma flow；RPF）、糸球体濾過量（glomerular filtration rate；GFR）は増加する。GFR は妊娠 15 週には通常時の 50％程度増加し、RPF はそれを上回って増加するため、BUN、Cr は低下する。UA もクリアランスが増大し、血中濃度は低下する。

以上の理由から、妊婦では、BUN 15mg/dL 以上、血清 Cr 0.8mg/dL 以上、UA 4.5mg/dL 以上、CCr 70mL/分以下は腎機能低下を疑う。非妊娠女性とは正常値が異なるため対応に注意する。

また妊娠に伴い、尿中 β_2 マイクログロブリンは上昇する傾向があるので注意する。

異常を示したら？

妊婦では、BUN 15mg/dL 以上、血清 Cr 0.8mg/dL 以上、UA 4.5mg/dL 以上、CCr 70mL/分以下は腎機能低下を疑い、対応を検討する。

妊娠高血圧症候群で、BUN 20mg/dL 以上、血清 Cr 1.5mg/dL 以上、UA 6mg/dL 以上、CCr 50mL/分以下の場合、母体適応での分娩を考慮する。

急性腎不全では、BUN 50mg/dL 以上、血清 Cr 3.5 ～ 4.5mg/dL 以上の場合、透析を考慮する。妊娠中でも、この値を上回ると胎児機能が悪化し、BUN 80mg/dL 以上では子宮内胎児死亡も報告されているため、リスクベネフィットを考慮した上で、透析導入を検討する。

●下平和久

4-㊲ 脂質代謝

検査の目的

胎児の主なエネルギー源は胎盤通過性の高いグルコースであり、これを供給するために母体の栄養代謝は非妊時から大きく変化する。すなわち、妊娠中期までは食後のインスリン分泌が増加し、摂取した栄養分を同化し、積極的に脂肪として蓄える。妊娠後半では、母体自らはインスリン抵抗性を高めてグルコースの使用を控え、その代わりに脂肪や蛋白質を分解して自分のエネルギー源を脂質中心に切り替え、胎児へ十分なグルコースを提供するようになる。また、胎盤で大量に産生されるステロイドホルモンの材料としてコレステロールも要求されるため、母体血中では中性脂肪、コレステロールともに上昇する。

このような生理的な変化は妊娠維持のため必須のことであるが、妊娠糖尿病などの内分泌代謝疾患や、妊娠高血圧症候群、急性妊娠脂肪肝などの産科疾患では、正常範囲を超えて異常値を示すことがある。よって、これらの疾患のときは、脂質代謝異常について検討する必要がある。

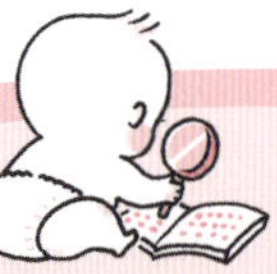

妊婦さんに 伝えておきたい ことはこれ！

- 妊娠すると、赤ちゃんに十分な栄養をあげるためにお母さんの体には大きな変化が起こり、一種の糖尿病のような状態になります。このため、妊婦が会社の健康診断などで血液検査を行うと、いくつかの項目が異常値として指摘されることがありますが、妊婦としては当たり前のことが多くあります。
- 妊娠糖尿病や妊娠高血圧症候群、急性妊娠脂肪肝などの病気になると、上で述べた値以上に脂質代謝関係の項目が変動する場合があります。これを調べるために産科で血液検査を行います。結果の評価と方針決定を産科の医師が行います。

ガイドラインでの推奨

CQ309-2

・妊娠高血圧腎症と診断されたら、血圧、母体体重、血液検査（血算、アンチトロンビン活性、AST/LDH、尿酸）結果、尿検査結果、胎児発育、ならびに胎児 well-being を定期的に評価する。（B）

・妊娠高血圧腎症で上腹部痛（違和感）、悪心・嘔吐、頭痛、眼華閃発を訴えたら、HELLP症候群、急性妊娠脂肪肝、子癇の前駆症状を疑う。(B)

CQ313

・妊産褥婦に HELLP 症候群・臨床的急性妊娠脂肪肝を疑ったら、血算（血小板数を含む)、血液凝固検査（PT、フィブリノゲン)、肝機能（AST、ALT、総ビリルビン、LDH)、アンチトロンビン（AT）活性、腎機能（クレアチニン、尿酸)、血糖値を測定する。(B)

妊婦健診におけるルチーンの検査としては、脂質代謝検査は推奨されていない。CQ309-2 は、妊娠高血圧腎症に関する CQ であるが、この部分は HELLP 症候群や急性妊娠脂肪肝などの診断として、血算生化学検査などを行うことを推奨するものである。また解説の中では、妊娠高血圧腎症の入院後の管理として、週に 1 ～ 2 回は生化学検査を行うことも推奨しているが、必要に応じて脂質代謝検査も施行するべきであろう。

検査の進め方

実施時期

適宜。

適応

・妊娠糖尿病、妊娠高血圧症候群、急性妊娠脂肪肝などの産科疾患。

・その他内分泌代謝疾患、肝機能異常を疑う場合など。

検査のタイミング

診断を進める中で、必要に応じて行う。

数値をどう読む？ どう考える？

基準となる値

- 総コレステロール：妊娠中期～ 300mg/dL、後期～ 350mg/dL
- LDL コレステロール：妊娠中期～ 180mg/dL、妊娠後期～ 220mg/dL
- 中性脂肪：220 ～ 260mg/dL 程度（測定法によって変動が大きいので注意）

検査値の解釈と注意点

妊婦の正常値は、総コレステロール、LDL コレステロール、中性脂肪とも非妊時よりも上昇するので注意する。

妊娠高血圧症候群では、正常妊娠以上に血清脂質が上昇する。また、急性妊娠脂肪肝では、病態によって総コレステロールは低値を示す場合がある。

異常を示したら？

妊娠による通常の脂質代謝異常が、生涯における心血管イベントの上昇を引き起こすとの報告はなく、医療介入の適応ではない。各種産科疾患における脂質代謝異常は、診断のために必須ではなくとも、病態把握の参考になる場合がある。

●下平和久

4-38 自己抗体検査

検査の目的

自己免疫疾患を有する女性は流産率が高いとされるが、中でも抗リン脂質抗体を有する女性では流産や妊娠合併症の発生が増加する。また、全身性エリテマトーデス（systemic lupus erythematosus；SLE）やシェーグレン症候群でみられる抗 SSA 抗体は胎児不整脈、新生児ループスと関連する。自己免疫疾患を有する者や、抗リン脂質抗体症候群（anti-phospholipid syndrome；APS）を想起させる妊娠高血圧症候群（hypertensive disorders of pregnancy；HDP）・子癇・胎盤機能不全・胎児発育不全（fetal growth restriction；FGR）による早産既往者、および不育症患者に対しては自己抗体検査を行い、必要な治療を実施することで、周産期予後の改善が期待される。

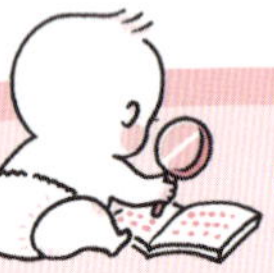

妊婦さんに伝えておきたいことはこれ！

- 不育症については、精査を行っても半数ではリスク因子の特定が困難です。
- リスク因子が特定できたものについては、適切な治療を行うことで予後の改善が期待できます。
- リスク因子が特定されない場合でも、6 割程度が無治療で次回妊娠が継続されます。
- カウンセリングのみで妊娠予後が改善したとする報告もあり、精神的安定も重要です。

ガイドラインでの推奨

CQ204

- 反復・習慣流産の原因検索を行う場合、抗リン脂質抗体（ループスアンチコアグラント、抗カルジオリピン抗体、抗カルジオリピン β_2GP-I抗体）の検査を行う。（A）

CQ307-2

- FGR の母体側危険因子（糖尿病、甲状腺機能異常、抗リン脂質抗体症候群など）を考慮して、原因を検索する。（B）

CQ804

- 胎児死亡原因が明らかではない場合、母体側検査として、抗リン脂質抗体（ループスアンチコアグラント、抗カルジオリピン抗体、抗カルジオリピン β_2GP-I抗体）を行う。（C）

抗 SSA 抗体と不整脈については『胎児心エコー検査ガイドライン』に、心内構造正常の胎児房室ブロック例の 1/2 以上は、母体の抗 SSA 抗体などが原因であるとの記載がある[1]。

検査の進め方

適応

⊙抗 SSA 抗体

・膠原病の既往、心奇形を伴わない胎児心不全・不整脈の既往／現症

⊙抗リン脂質抗体

・原因の明らかでない動脈または静脈血栓症の既往／現症

・1 回以上の妊娠 10 週以降の流死産歴、2 ～ 3 回以上の妊娠 10 週未満の流産歴

・HDP（特に 34 週未満発症の早発例や妊娠高血圧腎症）の既往／現症

・FGR（特に早発型や胎盤機能不全が疑われるもの）の既往／現症

・妊娠 34 週以前の原因の明らかでない早産既往

・膠原病の既往

検査のタイミング

上に挙げる疾患・病態の既往のある場合は初診時に採血検査を、妊娠中に上記疾患・病態を発症した場合はその時点で検査を実施する。

検査の進め方

抗 SSA 抗体は、採血で EIA 法（または CLEIA 法、ELISA 法）や DID 法により測定する。EIA 法は定量的検査であり、抗体価の推移の追跡にも有用であるが、測定キット間での抗体価の差が大きい。DID 法は半定量的検査であるが施設間の差が少ない。

抗リン脂質抗体は、採血によりループスアンチコアグラント（LA）、抗カルジオリピン抗体（aCL）、抗カルジオリピン β_2GP-I 抗体（aCL β_2GP-I）を測定する。ループスアンチコアグラントの責任抗体は明らかになっていないが、他は特定の抗体の定量的検査である。

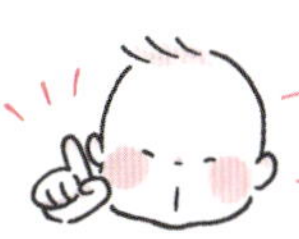

コツ！

自己抗体検査の進め方

自己抗体の一次スクリーニングテストとしての抗核抗体検査は間接蛍光法（IF）を用い、染色パターンによって対応抗原や特異自己抗体を推定して、二次スクリーニングを実施することが一般的である。

抗 SSA 抗体は、通常は二次スクリーニングの一環として測定される。抗核抗体（IF）検査では、斑紋（speckled）型または細胞質（cytoplasmic）型を示すとされる。

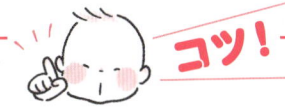

数値をどう読む？ どう考える？

基準となる値 表1

- 抗SSA抗体（CLEIA法／ELISA法）10U/mL以上：陽性、（DID法）1倍以上：陽性

表1 抗リン脂質抗体検査とその基準値一覧

項目名	検査キット名	報告単位	SRL社	BML社	LSI社
LA（蛇毒法）	LAテスト「グラディポア」（MBL）	T1/T2	カットオフ値：1.3以下 99% tile：同上	—	カットオフ値：1.3以下 99% tile：同上
	ヒーモスアイエル dRVVT（アイエルジャパン）	Normalized ratio	—	カットオフ値：1.2以下（設定根拠：＋3SD） 99% tile：不明	—
LA（リン脂質中和法）	スタクロットLA（ロシュ）	秒差	—	カットオフ値：8未満（設定根拠：ドイツ人の＋4SD） 99% tile：6.2	—
	ヒーモスアイエル SCT（アイエルジャパン）	Normalized ratio	カットオフ値：1.16以下（設定根拠不明） 99% tile：不明	—	カットオフ値：1.16以下（設定根拠不明） 99% tile：不明
抗カルジオリピン抗体（IgG）	MESACUP カルジオリピンテスト（MBL）	U/mL	カットオフ値：10未満（設定根拠：95% tile） 99% tile：10.2	カットオフ値：10未満（設定根拠：95% tile） 99% tile：14	カットオフ値：10未満（設定根拠：95% tile） 99% tile：同上
抗CL-β_2GPI複合体抗体	抗CL-β_2GPIキット「ヤマサ」EIA（ヤマサ醤油）	U/mL	カットオフ値：3.5未満（設定根拠：＋6SD） 99% tile：1.8	カットオフ値：3.5未満（設定根拠：＋6SD） 99% tile：1.9	カットオフ値：3.5未満（設定根拠：＋6SD） 99% tile：1.6

（抗リン脂質抗体症候群合併妊娠の診療ガイドライン、2016[2)] より転載）

検査値の解釈と注意点

抗リン脂質抗体は、一般的に用いられている基準値とAPSの診断基準値に解離がある。APSの診断基準では99% tile以上の抗リン脂質抗体陽性をもってAPSと診断する。表1 に検査キット、検査会社ごとの99% tile値を示した。抗リン脂質抗体検査もSSA抗体検査も標準化されておらず、自施設の検査がどの検査キット（会社）を利用しているか把握しておくことが望ましく、他施設の検査値との比較の際は注意が必要である。

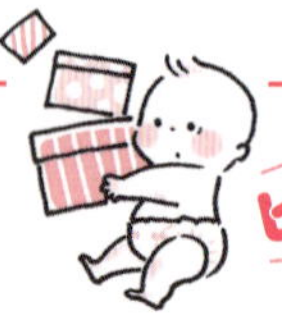

ピットフォール

抗リン脂質抗体の診断基準値

抗リン脂質抗体については、一般的な検査の基準値とAPSの診断基準値が異なることに注意する。aCLが一般的な検査の基準値を超

えるが99% tile未満の場合は、厳密にはAPSの診断に至らないこともある。逆にaCL β_2GP-Iでは一般の基準値以下でも99% tileを超えることがある。このような症例においても、妊娠合併症・血栓症の既往歴がある場合にはAPSに準じた治療介入を考慮する。

なお、現在、APSの診断基準に入っており、日本で通常の検体検査として測定可能な抗リン脂質抗体は、抗SSA抗体を除く上記の4検査である。ただし、aCL（IgM）は保険未収載である。また、LAについては蛇毒法とリン脂質中和法の2つの方法で確認することが推奨されているが、保険適用にて同時に測定することはできない。

異常を示したら？

これら自己抗体が陽性であった場合は、自己免疫疾患の内科管理も可能な周産期母子医療センターでの妊娠・分娩管理が望ましい。膠原病と診断されていない患者でも膠原病を疑う症状（目鼻口の乾燥症状、発熱、関節痛、筋肉痛、レイノー現象など）があれば、膠原病専門医の診察を受けさせるべきである。

⦿抗SSA抗体

シェーグレン症候群、SLEで検出頻度の高い自己抗体である。疾患特異的な自己抗体ではないが、眼鼻口の乾燥症状との関係が高い。

抗SSA抗体には52kDaと60kDaの2種類の抗原を認識する抗体があり、52kDaが房室ブロックにかかわり、60kDaで新生児ループスを予想することが可能とする報告もある。しかし、通常の検査では個々の抗体を測定することはできず、抗原の分子量でリスクが異なるかについてもコンセンサスは得られていない。頻度は高くないが（完全房室ブロックでSSA陽性者の約1%）、妊娠18週頃から自己抗体が胎盤を経由して児に移行し、房室結節が障害されて房室ブロックによる徐脈を発症する。よって、妊娠18週頃より、胎児徐脈・心不全の出現に注意しつつ妊娠経過観察する。特に前児が房室ブロックを発症している場合は、次児には15%程度の高リスクで発症するとされるので注意が必要である。出生後は新生児ループス（SSA陽性母体からの児の約10%に発症）に留意する。

⦿抗リン脂質抗体

血栓形成には、血小板、血管内皮細胞、単球、血漿蛋白に対する作用、および β_2GP-Iの抗凝固活性の抑制などが挙げられる。流死産発症については、胎盤組織での血栓形成と絨毛細胞への直接作用（補体活性化などによる細胞傷害、アポトーシス誘導、増殖障害、合胞体細胞への分化障害）が考えられている。

陽性が判明した女性に対してはAPSの分類基準 表2 に照らし、臨床基準を満たすか否かについて検討する。感染症などによる一時的な上昇もあるため、初めて抗リン脂質抗体が陽性と判明した例では12週後に再検する。ただし、妊娠合併症・血栓症の既往がある例や自己免疫疾患（特にSLE）合併例では再検結果を待たずに、治療開始を考慮する。APS合併妊娠では、流死産やFGR、早産、HDP、HELLP症候群、血栓症などのリスク

表2 抗リン脂質抗体症候群の改訂分類基準

臨床基準	
1．血栓症	
2．妊娠合併症	
a. 妊娠10週以降で他に原因のない正常形態胎児の1回以上の死亡、ないし	
b. 重症妊娠高血圧腎症、子癇または胎盤機能不全による妊娠34週以前の形態学的異常のない胎児の1回以上の早産、ないし	
c. 妊娠10週以前の3回以上連続した他に原因のない習慣流産	
検査基準	
1．LA	陽性
2．aCL IgG、IgM	＞40GPL（MPL）or ＞99パーセンタイル
3．a β_2GP-I IgG、IgM	＞99パーセンタイル
臨床所見の1項目以上、かつ検査項目のうち1項目（12週おいて2回以上陽性）以上が存在するとき、抗リン脂質抗体症候群とする。	

（文献3より引用一部改変）

があるが、適切な治療と妊娠管理により70％以上で生児が得られる。ヘパリン・低用量アスピリン療法は、APSに対する治療法として推奨され、流死産を半分程度に減らす効果があるとされる。低用量アスピリンは妊娠前からの使用が有用とする報告もあり、治療は妊娠前から、ないし妊娠後速やかに開始する必要がある。問題となるのは、APSの基準を満たさない抗リン脂質抗体陽性妊婦の管理であり、臨床現場ではこういった症例に遭遇することはまれではない。この場合の治療指針はいまだ確立されていないが、慎重な妊娠経過観察が必要であり、APSに準じた治療介入を要する場合もある。

妊娠中は、児発育、BPS、CTG、パルスドプラ法で児のwell-beingを確認する。APSの診断基準を満たす症例では、特に厳重な監視を要する。血小板減少やHDPの発症、HELLP症候群にも注意し、定期的に血算・生化学検査・尿検査を実施する。

なお、抗リン脂質抗体複数陽性例、抗体価著明高値例、LA陽性例でも妊娠予後が悪いとされ、産科異常発症リスクがより高いと判断し、厳重に妊娠管理を行う。

内科的には、APSはSLEを中心とした膠原病に合併することが多く、APS + SLE例では産科的にも内科的にも予後が悪くなる。膠原病合併妊娠では膠原病の増悪にも注意する必要がある。

引用・参考文献

1）里見元義ほか．胎児心エコー検査ガイドライン．日本小児循環器学会雑誌．22（5），2006，591-613.

2）村島温子ほか．抗リン脂質抗体症候群合併妊娠の診療ガイドライン．平成27年度日本医療研究開発機構成育疾患克服等総合研究事業「抗リン脂質抗体症候群合併妊娠の治療及び予後に関する研究」研究班編．東京，南山堂，2016，19.

3）Miyakis S, et al. International consensus statement on an update of the classification criteria for definite antiphospholipid syndrome (APS). J Thromb Haemost. 4, 2006, 295-306.

4）齊藤滋ほか．本邦における不育症のリスク因子とその予後に関する研究．日本周産期・新生児医学会雑誌．45(4)，2009，1144-48.

5）出口雅士ほか．“妊娠中：検査：抗リン脂質抗体検査”．周産期医学必修知識．第８版．周産期医学増刊．東京，東京医学社，2016，114-7.
6）Committee on Practice Bulletins-Obstetrics, American College of Obstetricians and Gynecologists：Practice Bulletin No.132 : Antiphospholipid syndrome. Obstet Gynecol. 120, 2012, 1514-21.

●出口雅士　●蝦名康彦　●山田秀人

4-39 トキソプラズマ抗体

検査の目的

トキソプラズマは胞子虫類に属する細胞内偏性寄生虫原虫で、ネコ科動物を最終宿主とし、ヒトを含む哺乳動物・鳥類など恒温動物を中間宿主とする代表的な人畜共通寄生虫の一つである[1)]。

トキソプラズマを妊娠中に初めて経口摂取し、母体が感染した場合、児に先天性トキソプラズマ症を発症することがある。妊娠中の母子感染症である TORCH 症候群の中の一疾患である。なお、免疫機能正常の妊婦では、再感染や再活性化により母子感染を生じることはないと考えられている。

トキソプラズマ感染では母体は無症状のことが多く、時に倦怠感、発熱、筋肉痛、斑状丘疹状皮疹や頸部リンパ節腫脹などの症状を呈することがある。妊娠中・後期の初感染では、胎児感染率（妊娠 15 ～ 30 週で約 20%、31 週以降で 60 ～ 70%）は高いものの不顕性感染や軽症が多い。一方、妊娠初期（～ 14 週）の初感染では胎児感染率（10%以下）は低いが、症状がより重篤（流死産、脳内石灰化、水頭症、脈絡網膜炎、精神運動障害）になる[2)]。

先天性トキソプラズマ症新生児の全身症状としては、低出生体重、肝脾腫、黄疸や貧血、また脳内石灰化、水頭症や小頭症が挙げられる。古典的三主徴は脈絡網膜炎、脳内石灰化、水頭症である。痙攣が付随することもある。そして、先天性トキソプラズマ症の 1 ～ 2%は知的障害ないし死亡に至り、4 ～ 27%は脈絡網膜炎を発症し片側性視力障害を起こすとされる。

わが国での先天性トキソプラズマ症の発症率はこれまで 2 ～ 5/10,000 出生と推定されていた。最近では、スクリーニングと治療を行った状況下では 1.26/10,000 出生と推計されている[3)]。日本では約 95%の妊婦がトキソプラズマ抗体を有していないため、妊娠中に初感染を起こす潜在的リスクは高いと考えられる[4)]。妊婦のトキソプラズマ抗体保有率（2013 年の報告で 44%）の高いフランスでは、全妊婦へのユニバーサルスクリーニングが行われているが、抗体保有率の低いわが国では米国や英国（2011 年の報告で 15%）と同様に全妊婦に対するスクリーニングは推奨されていないため、必要に応じてトキソプラズマ感染を調べる目的で抗体検査を実施する。スクリーニングを行わない場合でも、妊娠中の感染予防法の妊婦への教育は重要と考えられる。

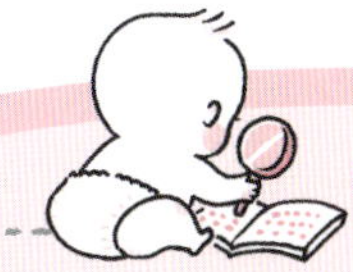

妊婦さんに 伝えておきたい ことはこれ！

- 多くの妊婦はトキソプラズマ抗体を保有していません。
- トキソプラズマ抗体を保有していない妊婦は、妊娠中感染しないように注意する必要があります。
- 妊娠中は生肉（豚、羊、鹿、牛、馬、生ハム、ユッケ、レバ刺しなど）を食べず、肉類はよく加熱しましょう。
- 野菜や果物はよく洗ってから食べましょう。
- ガーデニングでは手袋を着用するようにしましょう。
- ヨーロッパなどのトキソプラズマが多発している地域への海外旅行では、現地での肉類の摂食を避けましょう。

ガイドラインでの推奨

CQ003

・妊娠初期の血液検査項目で、トキソプラズマ抗体検査を行う。（C）

CQ604

・妊娠中にトキソプラズマ IgM 抗体陽性が判明した場合は、感染時期の推定のための精査を行う。（B）

検査の進め方

適応

全妊婦に対するスクリーニングはまだ推奨されていない。妊婦に前述のような症状を認めたとき、胎児発育不全（fetal growth restriction；FGR）の原因検索、胎児の小頭症、脳室拡大、脳内石灰化、肝脾腫を認めたときなど、必要に応じて実施する。また、妊婦健診でスクリーニングを行っている場合は、トキソプラズマ抗体陽性時に、以下の流れで検査を進める。

検査のタイミング

妊婦スクリーニングとして行っている場合は、妊娠初期に IgG 抗体価を測定する。妊婦スクリーニングとして行っていない場合は、妊婦の希望、トキソプラズマ感染を疑わせる症状を認めた場合などに検査を行う。

検査の進め方 図 1

1．妊娠初期に IgG 抗体価を測定する。陽性の場合、IgG 抗体価再検と特異 IgM 抗体を測定する。IgG 抗体陰性の場合はトキソプラズマに感染既往がないため、妊娠中の感染予防啓発を行い、妊娠後期に再度 IgG 抗体価を測定し、IgG 陽性化がないことを確

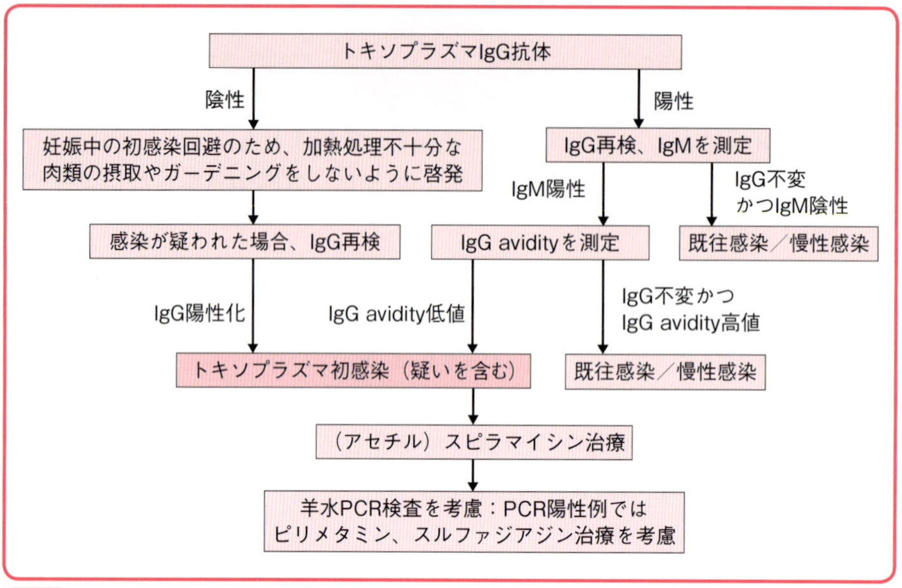

図1　妊婦トキソプラズマ感染スクリーニング法　（文献5より引用改変）

認する。

2．IgM抗体陽性の場合、IgG avidityを測定する（保険未収載）。
なお、IgG陰性例ではIgG avidityは測定できない。感染リスクを伴う行為や感染を疑う症状がなく、2～4週後にIgGを再検し陰性が続く場合は、一般的に感染は成立していないと判断する。

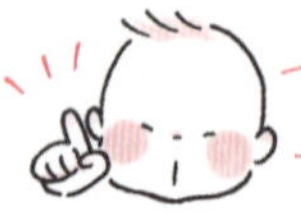

コツ！

IgG avidity検査

一般的に病原体の感染から時間経過とともに、産生される抗体の性質が変化する。IgMからIgGへのクラススイッチだけではなく、IgG抗体自体にも性質の変化が見られる。初感染急性期には抗原への結合力の弱いIgGが産生され、時間経過とともに結合力の強いIgGの産生に移行する。IgGの抗体抗原結合力をavidityと言い、感染早期にはavidity低値を示すこととなる。

数値をどう読む？ どう考える？

基準となる値　表

・トキソプラズマIgG／IgM抗体検査：EIA法による検査法。測定方法（キット）により基準値が異なる点に注意が必要。他院のデータと比較する際には、他院の測定方法を確認する。

・トキソプラズマIgG avidity検査：札幌イムノ・ダイアグノスティック・ラボラトリー

表 トキソプラズマ検査基準値（検査機関〔キット〕により基準値が異なる点に注意）

	基準値	単位	判定
トキソプラズマ IgG 抗体（EIA）バイオ・ラッド社キット	6 未満	IU/mL	陰性
	6 ～ 8		判定保留
	9 以上		陽性
トキソプラズマ IgG 抗体（CLEIA）ベックマン・コールター社キット	7.5 未満	IU/mL	陰性
	7.5 ～ 10.4		判定保留
	10.5 以上		陽性
トキソプラズマ IgM 抗体（EIA）バイオ・ラッド社キット	0.8 未満	cut off index	陰性
	0.8 ～ 0.9		判定保留
	1.0 以上		陽性
トキソプラズマ IgM 抗体（CLEIA）ベックマン・コールター社キット	0.8 未満	S/CO	陰性
	0.8 ～ 0.9		判定保留
	1.0 以上		陽性
トキソプラズマ IgG avidity 検査*1	30%以下	%（avidity index 値）	初感染
	31 ～ 35%		判定保留
	35%より上		既往／慢性感染
トキソプラズマ nested PCR 検査*2（母体血／臍帯血／羊水）			陽性または陰性

＊1 トキソプラズマ IgG avidity 検査：札幌イムノ・ダイアグノスティック・ラボラトリー社（札幌 I.D.L.）による。
＊2 トキソプラズマ nested PCR 検査：ジェネティックラボ社による。

社（札幌 I.D.L.）によるものである。基準値として 30%以下を初感染、31 ～ 35%を判定保留、35%より上を既往／慢性感染としている。IgG avidity 検査は標準化されておらず、検査機関によって基準値が異なる点に注意する。

・トキソプラズマ nested PCR 検査：ジェネティックラボ社によるものである。検体としては母体血、臍帯血、羊水などがある。

検査値の解釈と注意点

IgG 抗体陽性の場合は、トキソプラズマの感染を意味するが、感染時期の推定はできない。よって、IgG 抗体再検と IgM 抗体検査を行う。IgM 抗体陰性の場合、少なくとも 4 か月以上前の感染、すなわち既往感染と考える。

IgM 抗体陽性の場合、初感染が疑われる。ただし、IgM 抗体陽性の 7 割は偽陽性や感染後長期間 IgM が陽性となる persistent IgM 例で、本当の初感染ではないことに注意する。IgG 陰性・IgM 陽性例で IgG が 2 ～ 4 週間待っても陽性にならなければトキソプラズマ感染ではないと考える。IgG が陽転化すれば直近の初感染である。IgG・IgM ともに陽性で感染時期の推定が必要であれば、IgG の抗体抗原結合力を調べる IgG avidity 検査を追加する。当院では札幌 I.D.L. で IgG avidity 検査を行っており、基準値として 30%以

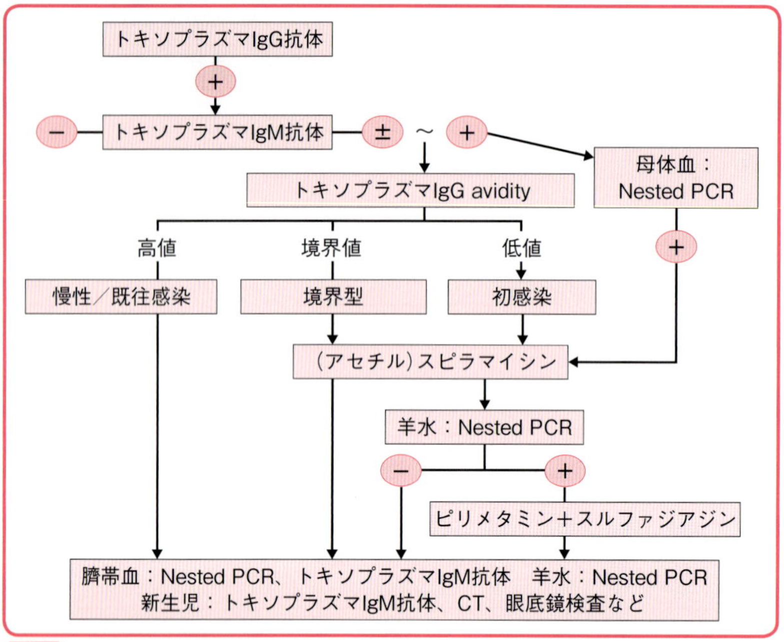

図2 トキソプラズマ検査の流れ・治療

下を初感染、31〜35%を判定保留、35%より上を既往／慢性感染として評価している[3, 5)]。IgG抗体価不変でかつIgG avidity高値の場合は既往感染と考える。

初感染を疑った場合、（アセチル）スピラマイシン投与を開始し、高次施設に紹介のうえ、母体血や羊水のnested PCR検査を考慮する。

異常を示したら？ 図2

IgG陽転化ないしIgGおよびIgM陽性かつIgG avidity低値の場合、初感染を疑う。先天性トキソプラズマ症の臨床症状の出現は、妊娠初期の感染ほどリスクが高くなる。初感染（疑いを含む）の場合は（アセチル）スピラマイシン治療を開始し、胎児への感染を予防する。投与法はアセチルスピラマイシン1.2g/日を3週間服用、2週間休薬（トキソプラズマ感染に対しては保険適用なし）という投与法を分娩まで続ける。この治療により胎児感染頻度を60%低下させることができるとされる。今後、先天性トキソプラズマ感染の発症抑制薬としてスピラマイシンがわが国でも保険適用される予定であり、上市後はアセチルスピラマイシンに代わりスピラマイシン900万IU/日の投与が一般的となることが予想される。

また羊水PCR陽性の場合、16週以降はスルファジアジン4g/日とピリメタミン50mg/日の治療を考慮する（わが国では市販されていない薬剤であるが、厚生労働科学研究費補助金〔医療技術実用化総合研究事業〕熱帯病治療薬研究班からスルファジアジンとピリメタミンの提供を受けられる場合がある）。ピリメタミンは催奇形性があるため第1三半期には投与せず、スルファジアジンには核黄疸の副作用があるため妊娠27週までとする。また葉酸の合成阻害作用を有するので、治療中は葉酸（フォリアミン®5〜10mgまたはロイコボリン®10～50mg）を経口投与する。

先天性トキソプラズマ症疑いの新生児や妊娠中に母体がトキソプラズマ感染を起こした可能性のある児に対しては、PCR（血液、羊水、髄液など）、血液特異IgGおよびIgM、CTや眼底鏡検査などを実施する。出生時に異常がなくても1歳までは頭部画像、眼底所見、神経学的所見のフォローが必要である。1歳でトキソプラズマIgG陰性であれば感染はなかったと判断できる。症候性感染と診断された場合、ピリメタミンとスルファジアジンで治療を行う。

引用・参考文献

1）矢野明彦ほか．“トキソプラズマ症理解のための基礎編”．日本におけるトキソプラズマ症．福岡，九州大学出版会，2007，1-3．
2）Hohlfeld P, et al. Prenatal diagnosis of congenital toxoplasmosis with a polymerase-chain-reaction test on amniotic fluid. N Engl J Med. 331, 1994, 695-9.
3）Yamada H, et al. A prospective study of congenital toxoplasmosis screening with use of IgG avidity and multiplex-nested PCR methods. J Clin Microbiol. 49, 2011, 2552-6.
4）西川鑑ほか．北海道における妊婦のトキソプラズマ抗体保有率．北海道産科婦人科学会会誌．51，2007，20-2.
5）山田秀人ほか．先天性トキソプラズマ，サイトメガロウイルス感染症に対する出生前医療．産婦人科治療．101，2010，563-8.

●出口雅士　●谷村憲司　●山田秀人

4-40 サイトメガロウイルス抗体

検査の目的

サイトメガロウイルス（cytomegalovirus；CMV）は、TORCH症候群の中で最も高頻度に、胎内感染により乳幼児に神経学的障害を起こす疾患である。初感染により母体は感冒様症状や発熱を伴うことがあるが、無症状であることが多い。CMV抗体陰性の妊婦では妊娠中に1～2%が初感染を起こし、そのうち約40%が胎児感染に至る。先天性感染児の20%が症候性で、80%が無症候性で出生する。症候性児の90%、無症候性児の10～15%に精神遅滞、運動障害、難聴などの後遺症が残る。

日本人妊婦のCMV抗体保有率は1990年頃には90%台であったが、ここ最近では、70%弱に減少してきており[1)]、妊娠中のCMV初感染のリスクが増加している。

一方で、胎児感染予防、胎児治療やワクチンが確立していないために、全妊婦に対するCMV抗体スクリーニングは、世界的にみても推奨されていない。しかし、妊娠中のCMV初感染予防と先天性CMV感染のハイリスク妊娠を同定する目的でスクリーニングを行っている施設もある。わが国の全国調査（2011年）によれば、産科施設で妊婦健診時にCMV抗体検査を行っていたのは4.5%であった[2)]。

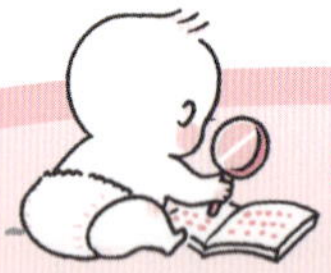

妊婦さんに伝えておきたいことはこれ！

- 先天性CMV感染症とは、胎児にCMVが感染して、胎児発育不全、小頭症、頭蓋内石灰化、脳室拡大、肝脾腫、胸腹水、紫斑、難聴、精神発達遅滞、運動障害などさまざまな症状を呈する感染症です。
- 妊婦がCMVに初感染を起こした場合、胎児感染を起こす確率は40%です。胎児感染の80%が無症候性、20%が症候性の先天性感染児として生まれます。無症候児の10～15%（母体初感染の3%）、症候性児の90%（母体初感染の7%）に後遺症が残ります。最終的に、CMVに初感染を起こした妊婦の赤ちゃんが先天性感染のために後遺症を残す確率は約10%です。
- 母体CMV抗体スクリーニング検査の有用性は確立されていないために、多くの産科施設では、CMV抗体検査を妊婦健診で行っていません。先天性感染の診断はあくまでも新生児尿のCMV核酸検査によって行われます。

CMV抗体がない妊婦では、CMV感染の予防法についての啓発・教育を受け、それを実践することで、妊娠中の初感染を防ぐことが可能です。

ガイドラインでの推奨

検査実施についてAnswerとしての記載はない。CQ003およびCQ609の解説内で、妊娠中の母体スクリーニング検査の有用性は現時点では確立していないことが記載されている。

検査の進め方

適応

⊙妊娠中のCMV初感染、または、胎児の先天性CMV感染症が疑われる場合

妊婦に原因不明の発熱、感冒様症状があった場合、および、胎児超音波検査で胎児発育不全、小頭症、脳室拡大、胸腹水などの異常が認められた場合などにCMV抗体検査を行う。

⊙妊婦スクリーニングとして行う場合

先述のように推奨はされていないが、初感染予防と先天性感染のハイリスク妊娠を同定する目的で全妊婦にCMV抗体検査を行う。

検査のタイミング

⊙妊娠中のCMV初感染、または、胎児の先天性CMV感染症が疑われる場合

母体初感染、あるいは、胎児に先天性CMV感染症が疑われた時点で実施する。

⊙妊婦スクリーニングとして行う場合

CMV抗体未保有妊婦に対して、なるべく早期に感染予防啓発・教育を行うために妊娠初期検査（妊娠13週まで）として実施することが多い。

CMV抗体陰性妊婦では、妊娠中にCMV感染を疑う症状を認めた場合にCMV IgG検査を再検、もしくは、妊娠後期検査（妊娠35～37週）としてCMV抗体検査を再検するのが望ましい。

神戸大学で用いているCMV妊婦スクリーニング法を 図 に示す。IgG陰性妊婦には、感染予防啓発・教育を行い、妊娠後期にCMV IgG抗体を再検している。CMV IgG陽性妊婦には、CMV IgG avidity、CMV IgM検査を行う。妊娠中にCMV IgGが陽転化した場合に加え、CMV IgM陽性、かつAvidity Index（AI）低値の場合には初感染が強く疑われ、先天性感染症発生のハイリスク妊娠と判断する。また、初感染が強く疑われ、患者の希望と同意がある場合には、臨床研究として羊水中CMV-DNA PCR検査による出生前診断を行う。

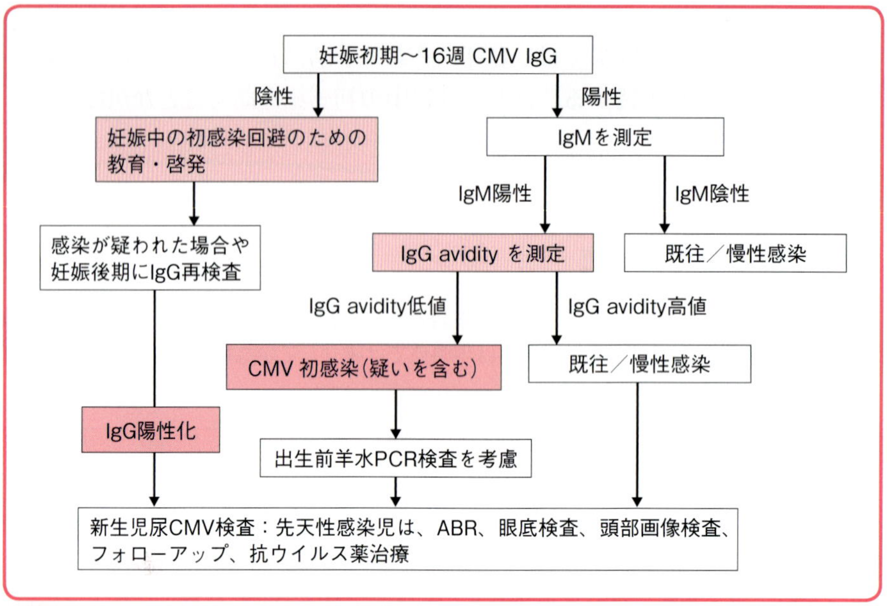

図 サイトメガロウイルスの妊婦スクリーニング法（神戸大学）

妊婦への感染予防のためのカウンセリング

CMV IgG 抗体陰性妊婦に対して、日本医療研究開発機構（AMED）成育疾患克服等総合研究事業「母子感染の実態調査把握及び検査・治療に関する研究」班で作成したパンフレット（神戸大学ウェブサイト〔http://www.med.kobe-u.ac.jp/cmv/pdf/pnf5.pdf〕よりダウンロード可）を用いて、妊娠中の初感染予防の啓発・教育を行う。

要点としては、先天性 CMV 感染症の児への影響や感染経路を説明し、理解してもらった上で、小児の唾液や尿との接触を避ける等の啓発・教育を行う。

具体的には以下のような内容の指導を行う。

・おむつ交換、子どもへの給餌、子どもの鼻水やよだれを拭く、子どものおもちゃを触るなどの行為の後には、頻回に石けんと水で 15 ～ 20 秒間は手洗いをする。
・子どもと食べ物、飲み物、食器を共有しない。
・おしゃぶりを口にしない。
・歯ブラシを共有しない。
・子どもとキスをするときは、唾液接触を避ける。
・おもちゃ、カウンターや唾液・尿と触れそうな場所を清潔に保つ。

数値・所見をどう読む？ どう考える？

検査値・所見の解釈と注意点

⊙ CMV IgG 抗体（EIA 法）

CMV 感染既往がなければ、CMV IgG 抗体陰性となる。わが国では、妊婦の 70％が

CMV IgG陽性である。また、妊娠初期にCMV IgG陰性であった妊婦で、妊娠中にIgG陽性になった場合（陽転化）は、妊娠中の初感染と判断する。なお、妊娠初期にCMV IgG陽性（既往／慢性感染）妊婦でもCMVの再活性化・再感染によって母子感染が発生し得る。

⊙ CMV IgM抗体（EIA法）

CMV IgG抗体陽性、かつ、CMV IgM抗体が陽性の場合には、最近の感染が疑われる。しかし、実際に真の初感染であるのはCMV IgM抗体陽性者の約30％とされ、それ以外はCMV IgM抗体陽性が長期持続する現象（persistent IgM）を含めた偽陽性である。

⊙ CMV IgG avidity

IgG抗体のavidityとは、抗原と抗体の結合力の総和のことである。感染後の時間経過に伴って、抗原と親和性の高い抗体が産生されるため、感染早期にはavidityは低く、初感染後、時間が経つにつれてavidityは高くなる。よって、IgG抗体陽性妊婦においてavidityを測定することにより、CMVの感染成立時期を推定できる。主に、CMV IgM陽性などでCMV初感染が疑われる妊婦に対して、補助検査として用いられる。

また、CMV IgG avidity検査は、一部の研究機関で臨床研究として実施されたり、コマーシャルベースではBML社が研究的検査として受託している。検査機関ごとの測定方法によって参考判定基準値は異なるが、おおむねAI 35～50％が低値のカットオフ値、50～65％が高値のカットオフ値とされる[3)]。

異常を示したら？

⊙妊婦に対する対応

■ ①CMV IgG抗体陽性、CMV IgM抗体陽性～判定保留の場合

CMV初感染の可能性があり、以下の説明が可能である。

- IgM抗体陽性の約7割は、本当の初感染ではない。
- IgG avidity測定を行い、低値であれば初感染の可能性が高い。

■ ②CMV IgG陽性、CMV IgM抗体陽性～判定保留、IgG avidity低値、感染症状を認めた場合

CMV初感染が強く疑われる状態であり、以下の説明が可能である。

- 本当に初感染であっても、6割は胎児に感染しない。4割は胎児感染するが、軽症から重症まで何らかの後遺症を発症するのは母体初感染の1割程度であり、9割はほぼ正常に発達する。
- 心配であれば、出生前検査として羊水CMV-DNA PCR検査で先天性感染の有無がほぼ判定できる。ただし、妊娠22週未満の羊水検査では偽陰性が多いことが知られているので注意する。

⊙胎児超音波異常所見がある場合

上記、①②のいずれの場合においても、脳室拡大、小頭症、頭蓋内石灰化、腹水、肝腫大、胎児発育不全などの胎児超音波異常所見があれば先天性感染である確率が高いため、

胎児超音波検査が重要である[4, 5]。胎児超音波異常所見を認めた場合には、羊水 CMV-DNA PCR 検査によって、胎児感染の有無が高い確率で判定できる。

また、2018 年 1 月より新生児尿のサイトメガロウイルス核酸検出が保険収載されており、出生児に対して、保険適用で同検査を実施することも可能である。

◉出生児の検査、治療とフォローアップ

尿 CMV-DNA PCR 陽性の新生児には、超音波断層法、CT、MRI、聴性脳幹反応（ABR）検査、眼底検査などを実施し、先天性 CMV 感染による症候の有無を確認する。症候性児では、臨床研究として抗ウイルス薬による新生児治療が考慮される[6]。また、難聴は、生後数か月～数年で出現することがあり、継続して ABR 検査等でフォローアップを行うことで、早期に発見し、補聴器などの早期療育によって、発達をサポートできる可能性があり、無症候性児の長期フォローアップも大切と考えられる。

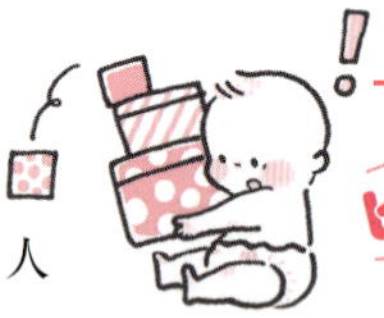

ピットフォール

CMV 検査

最近、われわれが行ったローリスク妊婦 2,193 人を対象とした前向き研究において、妊婦 CMV 抗体スクリーニングから初感染と診断した妊婦 93 人から先天性感染児 3 人（症候性 1 人、無症候性 2 人）が発生し、逆に、非初感染と診断した母体 1,287 人から先天性感染児 7 人（症候性 3 人、無症候性 4 人）が発生していた。この研究によって、妊婦の CMV 抗体スクリーニングでは多くの先天性感染児が見落とされる危険性が示された[7]。先天性感染児を漏れなく同定するためには、新生児尿 CMV スクリーニングの方が有用であると考えられる。

引用・参考文献

1）Shigemi D, et al. Seroprevalence of cytomegalovirus IgG antibodies among pregnant women in Japan from 2009-2014. Am J Infect Control. 43, 2015, 1218-21.

2）Yamada H, et al. Nationwide survey of maternal screening for mother-to-child infections in Japan. Congenit Anom. 54, 2014, 100-3.

3）Prince HE, et al. Role of cytomegalovirus (CMV) IgG avidity testing in diagnosing primary CMV infection during pregnancy. Clin Vaccine Immunol. 21（10）, 2014, 1377-84.

4）Sonoyama A, et al. Low IgG avidity and ultrasound fetal abnormality predict congenital cytomegalovirus infection. J Med Virol. 84（12）, 2012, 1928-33.

5）Tanimura K, et al. Prediction of Congenital Cytomegalovirus Infection in High-Risk Pregnant Women. Clin Infect Dis. 15, 2017, 159-65.

6）Nishida K, et al. Neurological outcomes in symptomatic congenital cytomegalovirus-infected infants after introduction of newborn urine screening and antiviral treatment. Brain Dev. 38, 2017, 209-16.

7）Tanimura K, et al. Universal screening with use of IgG avidity for congenital cytomegalovirus infection. Clin Infect Dis. 65, 2017, 1652-8.

●谷村憲司　●蝦名康彦　●山田秀人

4-㊶ ヒトパルボウイルス B19

検査の目的

伝染性紅斑は、ヒトパルボウイルス B19（PVB19）により引き起こされ、その特徴的な頬の紅斑により「リンゴ病」と呼ばれる。また体幹と四肢にも、レース状の紅斑性発疹が生じる。通常春から夏にかけて流行する。4～5年周期で流行があり、最近では2011年と2015年に流行がみられた。成人では、皮疹の頻度は低いとされる。感染は二相性の臨床経過をとる。まず、感染から1週間で発熱、鼻かぜ様の症状、不快感、筋肉痛、掻痒感を来す。続いて、感染後17～18日を経過して、皮疹、掻痒感、関節痛を認める。関節痛・関節炎症状は小児においては10％以下であるが、成人女性の60％に認められ、抗体産生の時期に一致している。これらの関節症状は、免疫学的に惹起されたものであると推定されている。

PVB19 血症は曝露後およそ6日に始まり、1週間持続する。すなわち感染者は症状が出現する前に感染力をもっている。PVB19 は曝露後5～10日には血中、分泌物中から検出できる。通常の免疫状態にある患者においては、PVB19 に関連した皮疹、関節痛、関節炎が発症した後には感染力をもたない。感染後10～12日でウイルス血症のピークに一致して、IgM 抗体が産生されはじめ、およそ3か月持続する。IgG 抗体は感染後2週間後から産生され、生涯持続する。伝染性紅斑は一度罹患すると終生免疫が得られ、健常者は再感染しない。

PVB19 母子感染は、流産、死産および胎児貧血の原因となる。発生機序としては、母体ウイルス血症から経胎盤的に胎児に移行し、胎児赤血球系前駆細胞へ感染、造血障害による重症貧血、心不全、低酸素血症を引き起こすと考えられている。

妊婦で PVB19 感染を疑った場合には、PVB19 IgM 抗体を測定し初感染の有無を確認する。母体感染の場合には、胎児貧血ならびに胎児水腫の検出のために、最低10週間の超音波断層法による経過観察が必要である。

妊婦さんに 伝えておきたい ことはこれ！

- 家族、同居者に伝染性紅斑患者がいる場合には、母体症状がなくともPVB19母子感染に注意が必要です。
- 胎児水腫発症例の9割は母体感染後8週以内に発症します（中央値3週）。
- 胎児水腫の約1/3は自然軽快します。
- PVB19感染による諸所見消失後の児は、非感染児と同等の予後を示します。

ガイドラインでの推奨

CQ614

- 以下の妊婦は、PVB19感染を疑う。（B）
  ①急性PVB19感染症に罹患した者あるいはその疑いがある者と接触した妊婦
  ②胎児水腫を認める妊婦
- PVB19感染を疑った妊婦には、PVB19 IgM抗体を測定する。（B）
- PVB19感染妊婦には、胎児感染徴候（胎児貧血、胎児水腫など）について評価する。（B）

検査の進め方

適応

全妊婦を対象としたPVB19急性感染のスクリーニング検査は推奨されていない。伝染性紅斑の感染者に接触した、もしくはPVB19感染の症状が疑われる妊婦が対象となる。

検査のタイミング

伝染性紅斑の感染者に接触した、もしくはPVB19感染の症状が疑われるときにPVB19 IgM抗体検査（保険適用あり）を行う。PVB19 IgM抗体は、PVB19曝露後およそ10日で陽性となり3か月持続する。一方、PVB19 IgG抗体（保険適応なし）は初感染から2～3週後に陽性となり、生涯にわたり陽性が続く。なお、PVB19 DNA PCR検査（リアルタイム法）は保険収載されていない。

検査の進め方 図

PVB19 IgM抗体を測定し、陽性ではPVB19初感染と診断する。確かなウイルス曝露があってPVB19 IgM抗体が陰性の場合、2週間後に再検査を行う。PVB19 IgG抗体は保険未収載であるが、既往感染あるいは感染して間もない罹患者の特定に有用である。

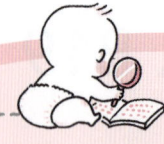

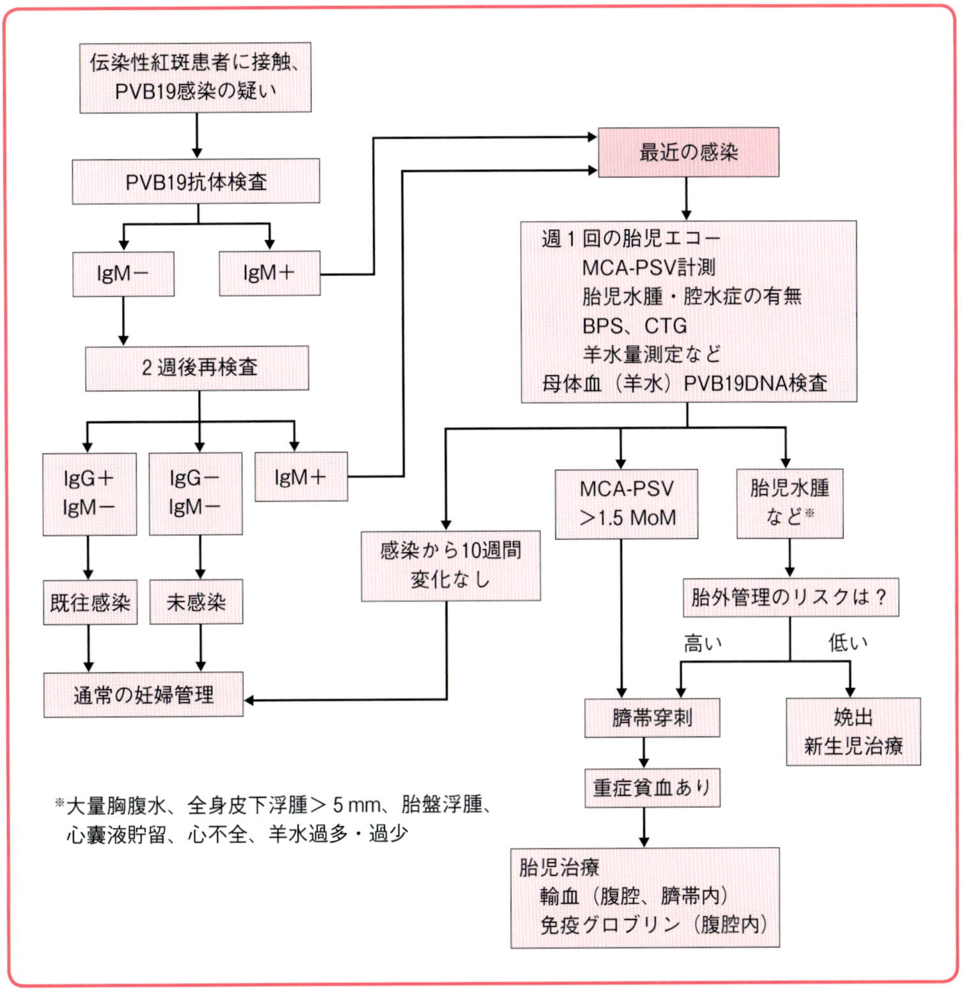

図 パルボウイルス B19（PVB19）感染が疑われる妊婦に対する管理方針

所見をどう読む？ どう考える？

所見の解釈と注意点

・PVB19 IgM 抗体陽性：妊娠中に PVB19 に感染した可能性が高い。

・PVB19 IgM 抗体陰性、PVB19 IgG 抗体陽性：過去の感染既往、もしくは初感染後 2 か月以降の状態。母子感染リスクは低い。

・PVB19 IgM 抗体、PVB19 IgG 抗体ともに陰性：感染直後ないし未感染の状態。2 週間後の再検査でも IgM 抗体陰性であれば、母体への PVB19 感染は成立していないと考える。

異常を示したら？

PVB19 IgM 抗体が陽性で、PVB19 の初感染と診断された妊婦は、下記の要領で少なくとも週 1 回の胎児エコーを実施する。チェック項目は、胎児水腫や腔水症の有無、胎児中大脳動脈最高血流速度（MCA-PSV）計測、羊水量測定などである。

軽度〜中等度の貧血に対して胎児は抵抗性があり、続発症を起こさずに自然軽快する。しかし、重症貧血では胎児水腫、胎児死亡を引き起こすことがある。PVB19による貧血は一過性のものであり、胎児水腫の徴候（皮下浮腫、腹水、胸水、心嚢液貯留など）を来さない限りは、侵襲的検査により胎児ヘモグロビン値を測定する必要性は低い。超音波パルスドプラ法を用いた胎児中大脳動脈最高血流速度（MCA-PSV）測定は、胎児ヘモグロビン値の推測に有用である。PVB19感染による胎児貧血の有無を、MCA-PSV（カットオフ1.50 multiples of the median）を用いて検出すると、感度94.1%、特異度93.3%であった[1)]。MCA-PSVが測定できない施設では、測定可能な施設へ紹介することも考慮される。

MCA-PSVが上昇、もしくは胎児水腫の徴候がみられ、重症貧血が疑われたときには、胎児well-beingのモニタリングおよび臍帯穿刺による胎児ヘマトクリット、ヘモグロビン値測定が必要となる場合がある。未熟性のために胎外管理のリスクが高いと判断される場合には、胎児輸血などの胎児治療の選択肢もあり得る。胎児血小板減少を伴う場合があるので、臍帯穿刺による胎児出血のリスクが潜在することに留意する。血小板数を測定し、必要であれば胎児赤血球輸血に合わせて血小板輸血も行う。胎児感染は、羊水や胎児体液のPVB19 DNA PCR検査（リアルタイム法）で診断する。胎外生存が可能な時期であれば、早期に娩出し、出生児の精査（PVB19 IgM抗体、PVB19 DNA PCR検査など）と治療を行う。

引用・参考文献

1）Mari G, et al. Noninvasive diagnosis by Doppler ultrasonography of fetal anemia due to maternal red-cell alloimmunization. Collaborative Group for Doppler Assessment of the Blood Velocity in Anemic Fetuses. N Engl J Med. 342, 2000, 9-14.

●蝦名康彦　●山田秀人

4-42 麻 疹

検査の目的

麻疹は、麻疹ウイルスに空気感染や飛沫感染などで感染し発症する急性ウイルス感染症である。麻疹の免疫のない人が麻疹患者と接触した場合、90％以上の確率で感染するという強い感染力をもつ。また、感染してからでは対症療法しかなく、感染予防が重要である。

日本では1978年より麻疹生ワクチンの定期接種を導入しており、2006年からは風疹ワクチンとの混合生ワクチンの2回接種が導入され、2015年、WHOにより、麻疹の排除状態にあることが認定された。しかし、妊婦の麻疹抗体（NT法）保有率についての検討では、抗体陰性症例が8.8％、ワクチン接種対象となる4倍以下は26.1％と高率であり[1)]、妊婦の麻疹感染のリスクは十分に認識しておく必要がある。

問題となるのは妊婦における麻疹感染の重症化、流早産率の上昇、子宮内胎児死亡、新生児の感染（先天性麻疹、新生児麻疹）、院内感染対策といえる。麻疹感染による先天奇形は否定的とされている。

⊙妊婦の麻疹感染の重症化

妊婦が麻疹に罹患すると重症化するという報告があり、入院率、肺炎罹患率、死亡率のいずれも非妊娠女性に比較し高かった[2)] 表1。また、13例の麻疹罹患妊婦において9例に肺炎もしくは肝炎を合併し、5例に流早産を認め、肺炎合併例のうち4例で児の死亡を伴い、1例の母体死亡を生じたとの報告もある[3)]。

⊙流早産、子宮内胎児死亡

30～40％が流早産に至り、早産の約90％は発疹出現後2週間以内に発生するとされる[2)]。

⊙先天性麻疹、新生児麻疹

出生後10日以内に児に発疹が出現した場合を先天性麻疹と呼び、経胎盤感染である。症状は軽微なものから死亡に至る重症例まである。新生児の発疹が出生時にすでに認められるものと、出生後に発現するもの、発疹が認められなかったものとでは死亡率に差はなく、30～40％とされる[4)]。

表1 妊娠と麻疹[2)]

	妊娠女性（N＝58）	非妊娠女性（N＝748）	オッズ比
入 院	35（60.3％）	246（32.9％）	1.8倍
肺 炎	15（25.9％）	73（9.8％）	2.6倍
死 亡	2（3.4％）	4（0.5％）	6.4倍

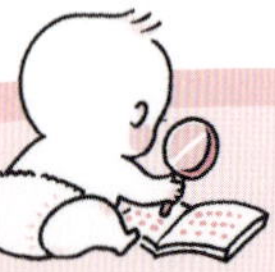

妊婦さんに伝えておきたいことはこれ！

- 妊婦の家族の中で、麻疹抗体をもっていない方は麻疹予防接種をお勧めします。
- 妊娠中に自身や家族に麻疹感染が疑われた場合、すぐ来院せずにまず電話して、どのように対応すべきか医療者に確認してください。

ガイドラインでの推奨

記載なし。

検査の進め方

適応

麻疹感染のリスクがあるとき。

検査のタイミング

⦿スクリーニング

「産婦人科診療ガイドライン産科編 2017」では、麻疹抗体検査は必須項目とされておらず、検査時期に関しても言及されていない。スクリーニングとして行うのであれば妊娠初期が妥当であろう。

⦿診断

診断目的であれば、麻疹感染が疑われた場合や麻疹罹患者と濃厚接触した場合に実施する。麻疹は 10 ～ 12 日間の潜伏期間の後に発熱、咳嗽、鼻水、結膜炎で発症する。発熱後 3 日目頃から頬粘膜に koplic 斑が出現した後、発疹が耳後部から全身に広がる。感染期間は発疹出現前後約 7 日間である。

検査の進め方

麻疹感染と臨床診断した場合、「感染症の予防及び感染症の患者に対する医療に関する法律」（平成 10 年〔1998 年〕法律第 114 号）第 12 条に基づき、可能な限り 24 時間以内に保健所に届出を行う。届出した際に管轄保健所に提出検体（血液、咽頭ぬぐい液、尿のすべてもしくはいずれか）を確認し、発疹出現後 7 日以内にウイルス遺伝子検査のための検体を提出する。また、発疹出現後 4 ～ 28 日に麻疹特異的 IgM 抗体検査（EIA 法）を実施する。

なお、検査診断のアルゴリズムが国立感染症研究所より作成されており、そちらを一度参照されたい[5)]。

数値をどう読む？ どう考える？

スクリーニングとして麻疹抗体検査を施行した場合

基準となる値

- 中和法（NT 法）：8 倍以上
- 酵素抗体法（EIA 法）：16 倍以上
- ゼラチン粒子凝集法（PA 法）：128 倍以上

検査値の解釈と注意点

いずれの測定法であっても、抗体価が陽性の場合、どの程度の抗体価があれば発症を予防できるのかの判断は困難であるが、上記の抗体価であれば感染のリスクは低いといえる。

異常を示したら？

抗体陰性または低抗体価の場合、麻疹感染のリスクがあることを認識し、家族内に麻疹既往のない者やワクチン未接種の者がいれば予防接種を推奨する。妊婦本人へは予防接種は行ってはいけない。

また、麻疹が疑われる他者との接触は極力避け、麻疹患者と接触した場合には 72 時間以内（遅くとも 6 日以内）の γ グロブリン投与（15 ～ 50mg/kg、筋肉注射）を行う。

妊婦本人へは分娩後早期の予防接種が推奨される。

麻疹感染を疑い検査を施行した場合

基準となる値

⊙ウイルス遺伝子検査

- 麻疹ウイルスが未検出

⊙麻疹特異的 IgM 抗体

- 1.21 未満：麻疹否定的
- 1.21 以上 8.0 未満：再検査し上昇なければ麻疹否定的
- 8.0 以上：麻疹の可能性が高い

検査値の解釈と注意点

各種検査結果が判明するまでには時間を要する。麻疹は感染力が強く感染拡大を防止するため、臨床症状から診断し速やかに対策を開始することが重要である。

異常を示したら？

前述のとおり、検査結果が判明する前に対策を開始する。麻疹と臨床診断した場合は、可能な限り 24 時間以内に保健所に麻疹発生届を提出する。また、分娩前後に発症した場合の感染予防策の一例を 表 2 に示す。

表2 麻疹曝露後の感染予防対策の一例

麻疹への曝露状況	母体の発症	児の発症	対 応
自宅にいる児の同胞が麻疹を発症	なし	なし	児；同胞から隔離およびγグロブリン投与 母；同胞が感染性を示さなくなるまで児と入院継続か、γグロブリンを投与し母のみ退院
分娩前6～15日に麻疹に曝露	なし	なし	母児ともに別々に隔離 母児ともにγグロブリン投与
分娩前6日未満に麻疹に曝露	なし	なし	母のみ隔離 母児ともにγグロブリン投与
分娩前後に麻疹発症	あり	あり	母児ともに発疹出現後72時間まで隔離
分娩前後に麻疹発症	あり	なし	児；母と別に隔離、γグロブリン投与 母；発疹出現後72時間まで隔離

γグロブリンは250mg/kg　（文献6、7より引用一部改変）

引用・参考文献

1）花岡正智ほか．産後の麻疹, 風疹ワクチン接種とその意義：妊婦の抗体保有率の面から．産婦人科治療．102（2），2011，187-90.

2）Eberhart-Phillips, JE. et al. Measles in pregnancy : adescriptive study of 58 cases. Obstet. Gynecol. 82 (5),1993, 797-801.

3）Atmar, RL. et al. Complications of measles duringpregnancy. Clin. Infect. Dis. 14 (1), 1992, 217-26.

4）山崎俊夫．ウイルスの母子感染について．産婦人科治療．102（4），2011，365-70.

5）国立感染症研究所麻疹対策技術支援チーム．2014年改訂：最近の知見に基づく麻疹の検査診断の考え方. http://www.nih.go.jp/niid/images/idsc/disease/measles/pdf01/arugorizumu.pdf（参照 2018-6-4）

6）奥田美加ほか．風疹・麻疹．臨床とウイルス．40（1），2012，43-50.

7）Gershon, AA. " Measles, Remington and Klein" . Infectiousdiseases of the fetus and newborn infant. 6th edition,Philadelphia, Saunders, 2004, 716-26.

●葛西 路　●奥田美加

4-43 水痘

検査の目的

わが国の若年成人水痘抗体保有率は約90%と推測されるが、近年低下傾向にある。未罹患妊婦が水痘罹患すると非妊時より重症化しやすく、肺炎の合併率が増し、死亡率は2～35%と報告されている。また、水痘帯状疱疹ウイルス（varicella-zoster virus；VZV）は経胎盤的に胎児に移行し、その時期により、先天性水痘症候群や新生児水痘症を発症する危険性がある。臨床症状から診断可能であるが、ウイルス学的検査を行い、診断を確定するとともに、適切な対応により母体の水痘重症化の予防や、胎児への影響を減少させる。

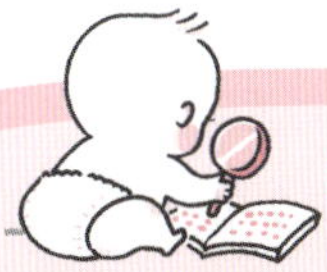

妊婦さんに伝えておきたいことはこれ！

- 水痘に罹患したことがなく、ワクチン接種歴のない抗体を保有しない妊婦は、妊娠中の水痘感染を予防するには、水痘患者との接触を避けましょう。
- これから妊娠を希望する女性は、妊娠前にVZVに対する免疫能（抗体）を確認しておくことが望ましいです。
- 陰性の場合には、乾燥弱毒生水痘ワクチンを接種することで、抗体を獲得することができます（妊娠中のワクチン接種はできません）。
- 本ワクチンの投与時には、あらかじめ約1か月間避妊した後に接種し、接種後約2か月は妊娠しないように注意が必要です。

ガイドラインでの推奨

CQ611

- 水痘罹患歴もなくワクチン接種歴もない場合、水痘患者との接触を避けるように指導する。（B）
- 妊婦には水痘ワクチンを接種しない。（A）
- 妊娠初期に水痘罹患歴またはワクチン接種歴に関する情報を得る。（B）

水痘検査については、解説内で「症状としては発熱、発疹（中略）が特徴的であり、臨床像から診断可能である。ウイルス学的には、血清VZV-IgM抗体の検出、血清抗体価の上昇、VZV抗原の検出、水疱からのウイルス分離などにより確定できる」と記載されている。

検査の進め方

適応

・妊婦が水痘患者に接触した場合

・臨床像より水痘が疑わしい場合

検査のタイミング

・水痘患者との濃厚接触（5分以上顔を合わせる、同室内に60分以上）

・水痘の臨床像を呈している（発症初期）

→斑状丘疹状の発疹と全身症状を伴い、発熱が3～5日間持続する。

・発症2～3週間後

検査の進め方

1. 感染患者を他の妊婦から隔離する。
2. ウイルスに曝露された妊婦それぞれに水痘の既往について病歴聴取する。
3. 水痘の既往がない、あるいは、不明な場合には以下の対策を講じる[1]。
   ・ウイルス曝露72時間以内にEIA（enzyme immunoassay）法を用いて、VZVに対するIgG抗体価を測定する。
   ・検査したそれぞれの患者の接触者情報を記録する。
   ・免疫がある患者には、それ以上検査や治療は行わない。
   ・VZV-IgG抗体陰性の患者には接触後2～4週間後に再検し、抗体価で4倍以上の上昇があればVZV感染と診断する。この2回の測定で抗体価の変化がなければ、感染はないと診断される。

数値をどう読む？ どう考える？

基準となる値／正常所見

ウイルス抗体価に正常という概念はない。ウイルス感染後に生産される抗体の検出は過去にそのウイルスに感染したことを回顧的に示すだけで、現在の状態を必ずしも反映してはいない。

検査値の解釈と注意点

⦿水痘帯状疱疹ウイルス初感染

・VZV-IgM：水痘発症後3～5日後に出現し、感染後1～2週間でピークとなる。その後低下する。

・VZV-IgG：2週間程度で出現し、感染後1～2カ月でピークとなる。その後10年以上持続する。

⦿水痘帯状疱疹ウイルスの再感染

・VZV-IgM：再感染後一時的に上昇する。

・VZV-IgG：IgM と同時に上昇する。

異常を示したら？

水痘患者に曝露後、72 時間以内に VZV-IgG が陰性の場合には、水痘に未罹患の可能性が高く、発症予防に努める必要がある。発症予防には varicella zoster immune globulin（VZIG）投与が有効であるが[2)]、わが国では販売されていない。このため、妊婦に 2.5 ～ 5g の静注用ガンマグロブリン（IVIG）の投与が考慮される。ただし保険適用はない。

妊娠時の水痘感染時には、母体ならびに胎児双方を考えた治療法を選択する必要がある。妊娠週数によって水痘が母体、胎児に及ぼす影響は異なるため、週数別に述べる[3)]。

◉妊娠 20 週以前

妊娠 20 週以前の罹患では、先天性水痘症候群発症の危険性がある。ただし頻度は 2% 以下であり、アシクロビル投与は個々の患者と相談の上、本人の意思により決定する。

◉妊娠 20 週～分娩 21 日前

この時期に妊婦が水痘に感染しても、胎児に特別な異常を与えることはほとんどないが、妊婦自身の水痘の重症化を防ぐために、アシクロビル、バラシクロビルの投与は有効である。なお、この時期に感染して出生した児の 9％は、既往水痘感染を経ないで乳幼児期に帯状疱疹を発症する。

◉分娩 21 日前～分娩 6 日前

この時期の母体罹患では、潜伏期を考えると生後 0 ～ 4 日に児に水痘が発症する。母体からの VZV 抗体の移行のため、症状が比較的軽症で済むと考えられている。

◉分娩 5 日前～分娩 2 日後

この期間の母体水痘感染が最も危険な時期である。母親からの移行抗体が期待できず、30 ～ 40％の児に生後 5 ～ 10 日に水痘を発症し重症化することがある。死亡率は 30％である。この期間に罹患した母親から出生した児に対しては、出生直後の γ グロブリン投与と、水痘を発症した場合はアシクロビルを投与する。

引用・参考文献

1）篠原康一．“水痘帯状疱疹ウイルス”．産婦人科感染症診療マニュアル．産科と婦人科特大号．東京，診断と治療社，2008，1639-42.

2）Lamont, R. et al. Varicella-zoster virus (chikenpox)infection in pregnancy. BJOG. 118, 2011, 1155-62.

3）髙木弘明ほか．“水痘･帯状疱疹ウイルス”．産婦人科検査マニュアル．産科と婦人科増刊．東京，診断と治療社，2010，101-6.

●長谷川良実　●奥田美加

4-㊹ 早産マーカー

検査の目的

わが国における早産の頻度は5%強程度で、近年やや増加傾向にある。早期の早産も増えており、それをいかに減少させるかが課題となっている。切迫早産は母体搬送の理由として最も頻度の高い疾患である。早産の原因について、陣痛抑止不能・前期破水が6割程度を占める。これらの状態は、炎症・感染が、腟、頸管、絨毛膜羊膜、羊水・胎児へと波及して進行したもので、初期段階で発見し治療することにより段階進行の予防に努めることが重要である[1]。腟炎、子宮頸管炎からの上行感染は絨毛膜羊膜にまで波及し、絨毛膜羊膜炎を発症すると考えられている。ここでは早産マーカー、特に子宮頸管炎を評価するために臨床的に用いられている癌胎児性フィブロネクチン、顆粒球エラスターゼについて述べる。

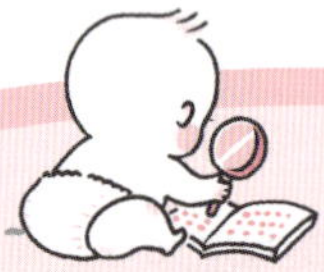

妊婦さんに 伝えておきたい ことはこれ！

- 早産の発症予知、早産予防のための検査を行います。

ガイドラインでの推奨

癌胎児性フィブロネクチン

Answerとしての記載はない。CQ302の解説で「腟分泌液中癌胎児性フィブロネクチン（フィブロネクチン）陽性妊婦は早産リスクが高いことが知られている」と記載されている。

子宮頸管エラスターゼ

CQ302

- （切迫早産の診断と管理の注意点は？）母体体温、白血球数、CRP値、頸管粘液中顆粒球エラスターゼなどを適宜計測し、頸管炎、絨毛膜羊膜炎が疑われる場合には、抗菌薬を投与する。（C）

検査の進め方

適応

切迫早産、子宮頸管炎、絨毛膜羊膜炎。

検査のタイミング

⊙癌胎児性フィブロネクチン

切迫早産の診断のために妊娠22週以上33週未満に測定する（保険適用）。なお保険適用外であるが、破水の診断のために妊娠22週以上37週未満に測定することもある。

⊙子宮頸管エラスターゼ

絨毛膜羊膜炎の診断のために妊娠22週以上37週未満で切迫早産の疑いがある妊婦に対して測定する（保険適用）。

検査の進め方

⊙癌胎児性フィブロネクチン

専用綿棒を後腟円蓋に挿入し、約10秒間静置または静かに回して分泌物を吸収させる。綿棒を専用容器に入れ綿棒の軸を折り、蓋を締めて凍結保存する。所要日数は2～4日間で、定量法のみである。

⊙顆粒球エラスターゼ

腟部洗浄前に行う。綿棒をゆっくり2回転させ、子宮頸管粘液を採取する。1回転あたり約5秒をかけ、自然に粘液を浸み込ませるようにする。抽出液の入った容器に頸管粘液を採取した綿棒を浸けて、2～3分間放置する。その後、綿棒を20～30回細かく上下させて検体を抽出する。検体保存容器へ濾過し、5～7滴（約300μL）を分取する。定性法と定量法がある。

数値をどう読む？ どう考える？

基準となる値

- 癌胎児性フィブロネクチン：陰性
- 子宮頸管エラスターゼ：1.60以下（μg/mL）

検査値の解釈と注意点

癌胎児性フィブロネクチンは、絨毛膜トロホブラスト細胞で産生され絨毛膜や脱落膜の接触面および羊水中に特異的に存在する。ヒト癌胎児性フィブロネクチンは妊娠していない女性や妊娠22週以上で卵膜に障害のない妊婦の腟分泌液中にはほとんど存在しないが、細菌感染や物理的要因による卵膜の損傷や脆弱があると腟分泌液中に漏出されるようになる。本検査は卵膜の異常を検知することにより、早産の危険性を把握することに役立つ。

1991年にLockwoodら[2]が癌胎児性フィブロネクチンの早産予知マーカーとしての有用性を発表してから多くの追試が行われ、その早産予知能は感度67～90%、特異度70～90%と高いことが判明している[3]。また、フィブロネクチンが陰性であった場合には、その後14日以内に分娩とならない確率は95%以上という結果が示されている[4]。

顆粒球エラスターゼは顆粒球が細菌感染などの刺激により脱顆粒し放出される。子宮頸管炎を認める場合には、頸管粘液中の顆粒球エラスターゼ活性が上昇する。また顆粒球エラスターゼ活性は頸管の熟化にもよく相関する。切迫早産の2週間前頃より上昇し始めることから、早産発症予知に役立つと期待されている。本検査は、絨毛膜羊膜炎が関与している切迫早産の鑑別、および抗菌的治療の必要性も含めた治療方針の決定に有用と考えられる[3)]。

異常を示したら？

当院では腟内あるいは頸管の炎症・感染を認める場合、生理食塩水による腟洗浄を施行している。患者の病状などに対して不都合は生じていない。常在菌への悪影響という観点からは、イソジンを用いるより生理食塩水の方がよいと考えている。その他には必要に応じて抗菌薬の投与あるいは腟内挿入を施行する。保険適用外であるが、尿中トリプシンインヒビター（urinary trypsin inhibitor；UTI）は抗炎症作用を持つとされている。頸管長短縮症例に対する頸管縫縮術の施行やUTIの使用については、早産の予防という点についての明らかなエビデンスはないが、わが国で実施された多施設共同のランダム化比較試験では一部頸管縫縮術についてのみその有用性が示唆されている[5、6)]。

引用・参考文献

1）大槻克文.（周産期）妊娠後半期における妊娠維持機構とその破綻：日産婦データベースを用いた因子解析と多施設共同RCTに基づく背景別早産予防対策. 日本産科婦人科学会雑誌. 66（10）, 2014, 2499-511.

2）Lockwood CJ, et al. Fetal fibronectin in cervical and vaginal secretions as a predictor of preterm delivery. N Engl J Med. 325（10）, 1991, 669-74.

3）Leitich H, et al. Cervicovaginal fetal fibronectin as a marker for preterm delivery: a meta-analysis. Am J Obstet Gynecol. 180（5）, 1999, 1169-76.

4）Andrews WW, et al. Randomized clinical trial of metronidazole plus erythromycin to prevent spontaneous preterm delivery in fetal fibronectin-positive women. Obstet Gynecol. 101（5 Pt 1）, 2003, 847-55.

5）Otsuki K, et al. Randomized trial of ultrasound-indicated cerclage in singleton women without lower genital tract inflammation. J Obstet Gynaecol Res. 42（2）, 2016, 148-57.

6）Berghella V, et al. Cerclage for sonographic short cervix in singleton gestations without prior spontaneous preterm birth: systematic review and meta-analysis of randomized controlled trials using individual patient-level data. Ultrasound Obstet Gynecol. 50（5）, 2017, 569-77.

●大槻克文

第5章

胎児心拍数モニタリングを理解しよう！

5-45

5-45 胎児心拍数モニタリング

検査の目的

胎児心拍数モニタリングには以下の3つがある。NST と CST は分娩前の胎児 well-being を評価する検査方法である。分娩時の CTG は分娩中の胎児 well-being を連続的に監視することを意味する。

⦿Non Stress Test（NST）

子宮収縮のない状態で、胎児心拍数を一定時間観察し、胎児の well-being を評価する検査である。ただし、胎児心拍数モニタリングが正常所見であれば、胎児はほぼ100%良好な状態である一方、異常所見については偽陽性率も高い。

⦿Contraction Stress Test（CST）

子宮収縮を負荷し、胎児の予備能を評価する検査である。子宮収縮は子宮胎盤血流を減少させ、胎児に低酸素ストレスを与えることになる。NST に比べ感度が高い。

具体的には、乳頭刺激またはオキシトシンを用いて10分間に3回、40～60秒持続する子宮収縮を出現させ、遅発一過性徐脈が50%以上の子宮収縮に対して認められる場合に positive とし、胎児の予備能が低下していると判断する。CST の判定基準を 表1 に示す[1]。

⦿分娩時の胎児心拍数陣痛図（cardiotocography；CTG）

子宮収縮を評価し、胎児心拍数により胎児に切迫する危険な徴候をいち早くとらえることを目的に行う。陣痛と胎児の心拍数の変化の関係を連続記録により評価する。

表1 CST の判定基準[1]

1．Negative
適切な子宮収縮（10分間に3回）または過剰な子宮収縮の状態で、遅発一過性徐脈または変動一過性徐脈が認められない。

2．Positive
遅発一過性徐脈が50%以上の子宮収縮に対して認められる。または10分間に2回のみの子宮収縮であっても、2回とも遅発一過性徐脈が認められる。

3．Equivocal
① suspicious
遅発一過性徐脈が50%以下の子宮収縮に散発的に認められる。
② hyperstimulation
10分間に4回以上の子宮収縮や90秒以上の子宮収縮が認められて、遅発一過性徐脈が認められる。

4．Unsatisfactory
適切な子宮収縮が誘発できなかった場合。

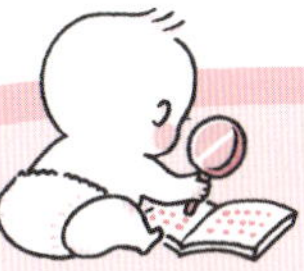

妊婦さんに伝えておきたいことはこれ！

- 分娩中の胎児の状態評価に最も優れた方法です。
- 波形が正常であれば、胎児の酸素化は良好と考えられます。
- 異常波形は、必ずしも胎児の状態を正確に反映しているとは言い切れません。

ガイドラインでの推奨

CQ410

- 分娩中の胎児 well-being および陣痛の評価は判読の訓練を受けた医療従事者（医師、助産師、看護師）が定期的に行う。（A）
- 胎児心拍陣痛図は 3cm/ 分で記録する。（B）
- 分娩第 1 期（入院時を含め）には分娩監視装置を一定時間（20 分以上）装着して、モニタリングを記録する。（B）
- 胎児心拍数波形のレベル分類した後は、レベルに応じて監視する。
- 「経過観察」を満たしても、リスクに応じては連続モニタリングを行う（トイレ歩行時など医師が必要と認めた時には一時的に分娩監視装置を外すことは可能）。※一部改変

CQ307-2

- （胎児発育不全〔FGR〕の場合、）分娩中は分娩監視装置による連続的胎児心拍数モニタリングを行う。（B）

検査の進め方

実施時期

妊娠 28 週以降の胎児の状態を確認すべきとき、または妊娠 32 週以降の分娩時。妊娠 28 週以前は胎児神経発達が未熟なため、評価が一定しておらず、今後の研究課題である。

検査の進め方

胎児心拍数モニタリングの方法としては、外測法と内測法がある。通常、外測法が用いられ、内測法は分娩時にのみ用いられる方法である。また、記録用紙の設定は 3cm/ 分が推奨されている。特に 1cm/ 分での記録は、判読が困難なため行わない。

⊙外測法

胎児心拍動に由来するドプラ信号を、母体腹壁から検出して胎児心拍数を測定する方法である。装着手順を以下に示す。

①母体をセミファウラー体位（または側臥位）とする。

②胎児心拍数測定用のプローベにコンタクトゲルを塗る。

③母体腹壁上で胎児心音が最もよく聴取できる位置（胎児の心臓上、または対側）に、胎

児心拍数測定用のプローベを固定用ベルトで装着する。

④母体腹壁上の子宮底部正中部に、固定用ベルトを用いて陣痛計を装着する。

⑤子宮収縮が認められないときに、陣痛計の「ゼロセット」を押す。

仰臥位低血圧に注意する。母体の体動や胎動によりプローベがずれて検出が困難なときがある。

⊙内測法

胎児の児頭に直接スパイラル電極を装着して胎児心拍数図を得る方法である。破水している場合にのみ可能で、未破水例に対しては破膜する必要がある。このため、現在は外測法での測定が困難な場合（胎児不整脈、母体肥満など）にのみ用いられることが多い。

CTG 波形をどう読む？ どう考える？

正常所見

「心拍数基線と基線細変動が正常であり、一過性頻脈があり、一過性徐脈は認められない」のが正常所見であり 図1 、このとき胎児の状態は良好と判定する。以下、各項目について正常所見の詳細を述べる。

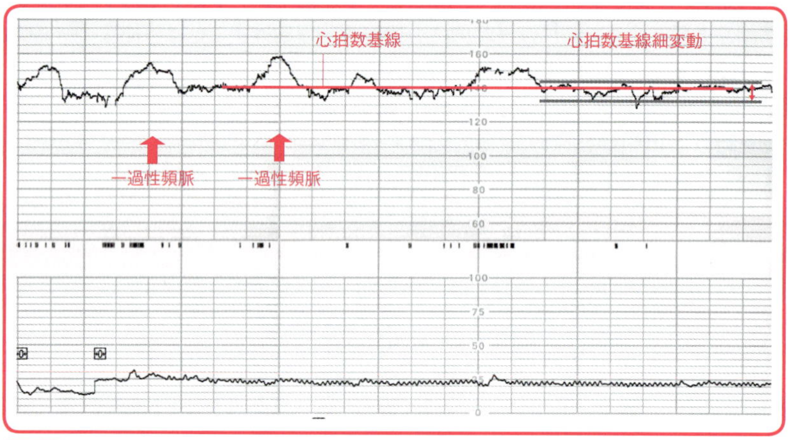

図1 正常波形

⊙胎児心拍数基線（fetal heart rate baseline）

図1 に示されるように、10 分間の区画におけるおおよその平均胎児心拍数である。5 の倍数で示す。2 分以上安定した波形が持続している部分で判定する。該当部分がなければ、直前の 10 分間の心拍数図から判定する。

- 正常：110 ～ 160bpm
- 頻脈：＞ 160bpm
- 徐脈：＜ 110bpm

次の場合にも、その部分での基線の判定は行わない。

・一過性変動の部分
・胎児心拍数細変動が 26bpm 以上の部分
・10 分間に複数の基線があり、その基線が 26bpm 以上の差を持つ場合

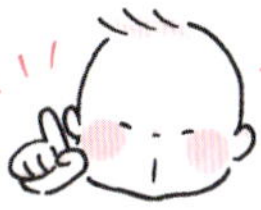

コツ！

CTG の判読

心拍数基線を正確に読み取ることが、CTG を判読する上で最も重要であると言っても過言ではない。

⊙胎児心拍数基線細変動（baseline variability）

1 分間に 2 サイクル以上の胎児心拍数の変動のことである。基線細変動は、胎児の well-being を予測するための最重要項目であり、正常であれば胎児アシドーシスはほぼない。

- 正常（中等度）：6 ～ 25bpm
- 消失：肉眼的に認められない
- 減少：≦ 5bpm
- 増加：≧ 26bpm

⊙一過性頻脈（acceleration）

心拍数の急速な増加のことであり、心拍数増加の開始からピークまでが 30 秒未満で 15bpm 以上、かつ元に戻るまでの持続時間が 15 秒以上 2 分未満のものをいう。一過性頻脈の存在は、基線細変動が正常の場合と同様に、児の well-being が良好であることを示す。なお、32 週未満の場合には、心拍数増加が 10bpm 以上の場合を一過性頻脈とする。

持続時間が 2 分以上 10 分未満であるものは遷延一過性頻脈（prolonged acceleration）であり、10 分以上の場合には基線が変化したと判定する。

- 32 週以降：≧ 15bpm かつ ≧ 15 秒
- 32 週未満：≧ 10bpm かつ ≧ 10 秒

CTG 波形の解釈と注意点

⊙例外的な基線細変動減少・消失所見

基線細変動減少・消失は、胎児のアシドーシスを示唆する所見であるが、次の状態はアシドーシスとは無関係に基線細変動が減少・消失するため、判定には注意を要する。

・胎児が睡眠周期（non-REM sleeping phase）であるとき
・母体薬物投与（麻酔薬、鎮静薬、副交感神経遮断薬など）
・胎児頻脈
・胎児が未熟である
・胎児異常（中枢神経疾患、不整脈など）

⊙頻脈

頻脈は、胎児が感染状態にあること（子宮内感染）を示唆する所見である。しかし、リ

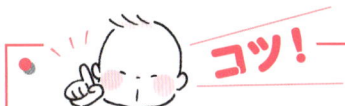

トドリン塩酸塩使用などによる母体頻脈、胎児の頻脈性不整脈を除外する必要がある。

異常波形が出現したら？

異常波形は、上述の基線または基線細変動の異常および一過性徐脈がある。この3要素により、後に述べる5段階評価が行われる。一過性徐脈には早発一過性徐脈、遅発一過性徐脈、変動一過性徐脈、遷延一過性徐脈の4パターンがある。また、特殊な心拍数波形として、サイナソイダルパターンがある。

なお、下記定義中の「緩やか」「急峻」は波形を肉眼的に区別し、判断に迷うときは30秒以上／未満の経過を参考とする。

⦿早発一過性徐脈 図2

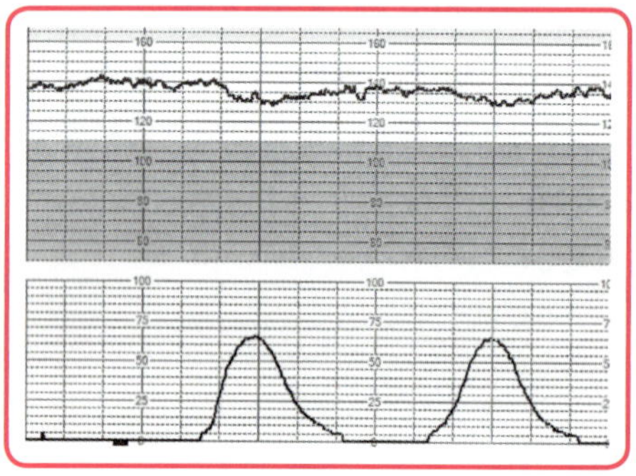

図2 早発一過性徐脈

■定義

早発一過性徐脈とは、子宮収縮に伴って心拍数が緩やかに減少し、緩やかに回復する波形で、一過性徐脈の最下点が子宮収縮の最強点とおおむね一致しているものをいう。

■原因：児頭圧迫

児頭圧迫により脳血流が減少し、迷走神経反射が起こることにより生じる。

■対応

胎児のアシドーシスとは関係がないとされているため、経過観察でよいが、波形が類似している遅発一過性徐脈と間違わないようにする。

⦿遅発一過性徐脈 図3

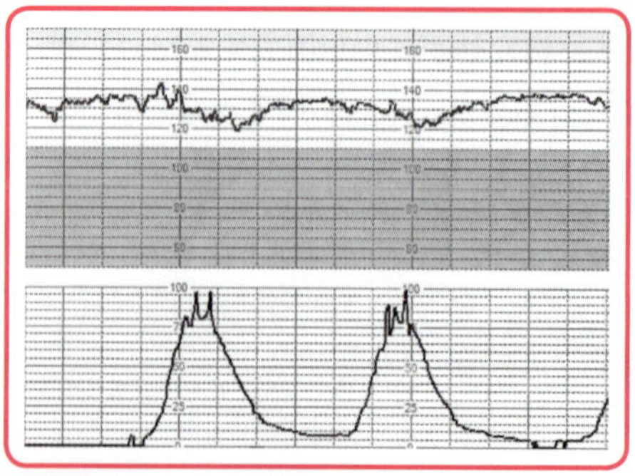

図3 遅発一過性徐脈

■定義

遅発一過性徐脈は、子宮収縮に伴って心拍数が緩やかに減少し、緩やかに回復する波形で、一過性徐脈の最下点が子宮収縮の最強点より遅れているものをいう。

・軽度：基線から最下点までの心拍数低下が 15bpm 未満

・高度：基線から最下点までの心拍数低下が 15bpm 以上

■原因：胎児低酸素血症

子宮収縮により子宮胎盤血流が減少し、胎児への酸素供給が低下する。低酸素状態に対して化学受容体が反応して交感神経が刺激され、胎児血圧が上昇するため、圧受容体が反応して迷走神経が刺激され、胎児心拍数が低下する。このように、化学受容体を介する機序による心拍数低下であるため、子宮収縮に遅れて胎児心拍数低下が起こる。

■対応

基線細変動が正常であれば、保存的処置（体位変換、補液など）を行って連続監視を行う。基線細変動が減少・消失している場合には、急速遂娩を考慮する。

⊙変動一過性徐脈 図4

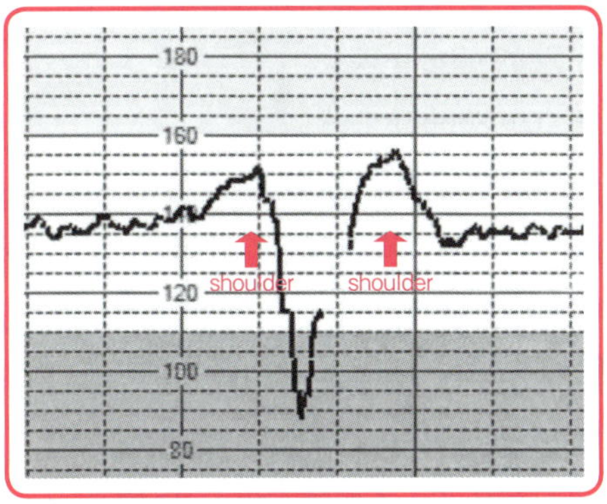

図4 変動一過性徐脈

■定義

変動一過性徐脈とは、15bpm 以上の心拍数減少が急速に起こり、開始から回復まで 15 秒以上 2 分未満の波形をいう。

・軽度：高度以外のもの

・高度：心拍数低下の最下点が 70bpm 未満で持続が 30 秒以上、または最下点が 70bpm 以上 80bpm 未満で持続時間が 60 秒以上

■原因：臍帯圧迫

臍帯が軽度圧迫されると臍帯静脈だけが閉塞し、胎児への血液供給が減少するため、一過性に頻脈（shoulder と呼ばれる）が出現する。その後、臍帯動脈も圧迫されると血圧が上昇するため、圧受容体反射による迷走神経刺激によって心拍数が急速に減少する。しかし、第 1 期の終わりや第 2 期には、児頭圧迫による変動一過性徐脈が出現し、臍帯圧迫のそれより頻度が高い。

■対応

破水などによる羊水過少症例に対しては、人工羊水注入を考慮する。

⊙遷延一過性徐脈 図5

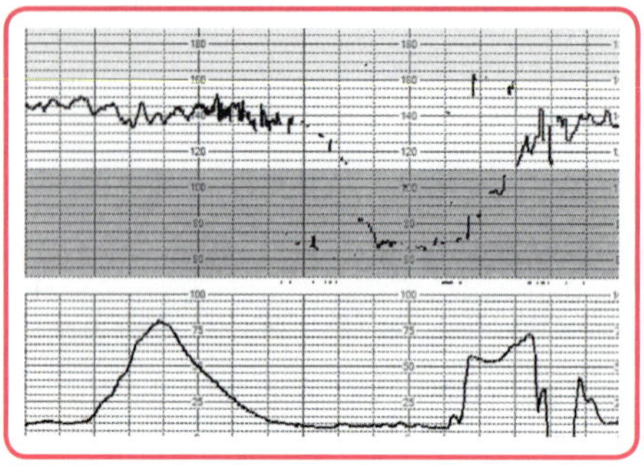

図5 遷延一過性徐脈

■定義

心拍数の減少が 15bpm 以上で、開始から元に戻るまでの時間が 2 分以上 10 分未満の徐脈をいう。なお、10 分以上の一過性徐脈の持続は基線の変化と見なす。

・軽度：心拍数低下の最下点が 80bpm 以上

・高度：心拍数低下の最下点が 80bpm 未満

■原因・対応

遅発一過性徐脈機序のもの、変動一過性機序のもののいずれも起こり得るため、原因検索を行って対応する。ただし、反復する場合には急速遂娩を考慮する。

⊙サイナソイダルパターン

■定義

心拍数曲線が規則的で滑らかなサイン曲線を示すものをいう。持続時間は問わず、1 分間に 2 ～ 6 サイクルで振幅は平均 5 ～ 15bpm であり、大きくても 35bpm 以下である。

■原因

胎児が重症貧血となっている状態を示唆する所見である。主な原因疾患として、Rh 不適合妊娠、母体胎児間輸血症候群、双胎間輸血症候群などが挙げられる。

■対応

急速遂娩。

⊙ 5 段階評価

分娩時の胎児心拍数波形は、表2 図6 に示されるように、「基線」「基線細変動」「一過性徐脈」の 3 要素により 5 段階にレベル分類される。なお、表3 の対応と処置が適応されるのは、妊娠 32 週以降であり、32 週未満の症例に対しては個々の症例ごとに対応するとされている。対応を決定する際には、症例の背景因子（妊娠週数、母体合併症、胎児の異常、臍帯・胎盤・羊水の異常、分娩進行状況など）および施設の諸事情（緊急帝王切開の準備に要する時間など）を考慮する。

表2 CTGレベル分類

レベル１：正常波形
レベル２：亜正常波形
レベル３：軽度異常波形
レベル４：中等度異常波形
レベル５：高度異常波形

（文献２より引用改変）

●基線細変動正常例

一過性徐脈／基線細変動	なし	早発	変動		遅発		遷延	
			軽度	高度	軽度	高度	軽度	高度
正常脈	1	2	2	3	3	3	3	4
頻脈	2	2	3	3	3	4	3	4
徐脈	3	3	3	4	4	4	4	4
徐脈（<80）	4	4		4	4	4		

●基線細変動減少例

一過性徐脈／基線細変動	なし	早発	変動		遅発		遷延	
			軽度	高度	軽度	高度	軽度	高度
正常脈	2	3	3	4	3*	4	4	5
頻脈	3	3	4	4	4	5	4	5
徐脈	4	4	4	5	5	5	5	5
徐脈（<80）	5	5		5	5	5		

３*：正常脈＋軽度遅発一過性徐脈：健常胎児においても比較的頻繁に認められるので「３」とする。ただし、背景に胎児発育不全や胎盤異常などがある場合は「４」とする。

●基線細変動消失例

一過性徐脈／基線細変動	なし	早発	変動		遅発		遷延	
			軽度	高度	軽度	高度	軽度	高度
心拍数基線にかかわらず	4	5	5	5	5	5	5	5

＊薬剤投与や胎児異常など特別な誘因がある場合は個別に判断する。
＊心拍数基線が徐脈（高度を含む）の場合は一過性徐脈のない症例も“５”と判定する。

●基線細変動増加

一過性徐脈／基線細変動	なし	早発	変動		遅発		遷延	
			軽度	高度	軽度	高度	軽度	高度
心拍数基線にかかわらず	2	2	3	3	3	4	3	4

＊心拍数基線が明らかに徐脈と判定される症例では、「基線細変動正常例」の徐脈（高度を含む）に準じる。

●サイナソイダルパターン

一過性徐脈／基線細変動	なし	早発	変動		遅発		遷延	
			軽度	高度	軽度	高度	軽度	高度
心拍数基線にかかわらず	4	4	4	4	5	5	5	5

図６ CTG５段階分類

（文献２より引用改変）

表3 CTG波形分類に基づく対応と処置（主に32週以降症例に関して）

波形レベル	対応と処置	
	医師	助産師*
1	A：経過観察	A：経過観察
2	A：経過観察 　または B：監視の強化、保存的処置の施行および原因検索	A：経過観察 B：連続監視、医師に報告する。
3	B：監視の強化、保存的処置の施行および原因検索 　または C：保存的処置の施行および原因検索、急速遂娩の準備	B：連続監視、医師に報告する。 　または C：連続監視、医師の立ち会いを要請、急速遂娩の準備
4	C：保存的処置の施行および原因検索、急速遂娩の準備 　または D：急速遂娩の実行、新生児蘇生の準備	C：連続監視、医師の立ち会いを要請、急速遂娩の準備 　または D：急速遂娩の実行、新生児蘇生の準備
5	D：急速遂娩の実行、新生児蘇生の準備	D：急速遂娩の実行、新生児蘇生の準備

〈保存的処置の内容〉
一般的処置：体位変換、酸素投与、輸液、陣痛促進薬注入速度の調節・停止など
場合による処置：人工羊水注入、刺激による一過性頻脈の誘発、子宮収縮抑制薬の投与など
＊医療機関における助産師の対応と処置を示し、助産所におけるものではない。

（文献2より引用）

引用・参考文献

1）ACOG practice bulletin. Antepartum fetal surveillance. Number 9, October 1999. Int. J Gynaecol Obstet. 68, 2000, 175-85.

2）日本産科婦人科学会／日本産婦人科医会編．“CQ411：胎児心拍数陣痛図の評価法とその対応は？”．産婦人科診療ガイドライン産科編 2017．東京，日本産科婦人科学会，2017，283-9.

●田中博明　●村林奈緒　●池田智明

第6章

分娩時に必要な検査を理解しよう！

6-㊻～㊾

6-㊻ Bishop スコア

検査の目的

分娩が近づくと、血性の分泌物（しるし）や、子宮口の開大が起こり、子宮頸管が熟化する。頸管構築結合組織の主成分はコラーゲンであり、妊娠後期にはコラーゲン繊維の過疎化が起こり構築の変化が進む。ブラックストン・ヒックス収集が活発となり、組織の軟化・開大が進む。自然分娩発来時期の予測や、分娩進行度の把握、誘発分娩の妥当性の評価に有効な指標である。

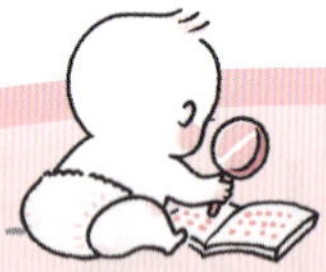

妊婦さんに伝えておきたいことはこれ！

- Bishop スコアは子宮頸管の成熟度を内診により数値化したものです。
- 数値が高ければ分娩が近い、もしくは誘発がうまくいく可能性が高いと判断できます。
- 正期産（妊娠 37 週）に入ると、毎週の妊婦健診時に内診して評価します。
- 初産婦に比べ、経産婦の方が妊娠 37 週以降比較的早期に頸管熟化が進むと言われています[1]。

ガイドラインでの推奨

CQ405　社会的適応による分娩誘発を行う際の留意点は？

- 分娩誘発にあたっては、「CQ412-1 分娩誘発の方法とその注意点は？」および「CQ412-2 分娩誘発を目的とした頸管熟化・拡張法の注意点は？」を順守する。（A）
- 子宮収縮薬を使用する場合は「CQ415-1 子宮収縮薬投与開始前に確認すべき点は？」、「CQ415-2 子宮収縮薬投与中にルーチンに行うべきことは？」および「CQ415-3 子宮収縮薬投与中の増量・再投与あるいは減量・中止については？」を順守する。（A）

CQ409　妊娠 41 週以降妊婦の取り扱いは？

- 妊娠 41 週台では分娩誘発を行うか、陣痛発来待機する。（B）
- 妊娠 42 週 0 日以降では分娩誘発を勧める（CQ412-1 参照）。（B）
- 分娩誘発の際には CQ412-1、412-2 を、さらに子宮収縮薬を用いる場合は CQ415-1、CQ415-2、CQ415-3 を順守する。（A）

検査の進め方

正期産（妊娠37週）以降の妊婦健診時、陣痛・破水が主訴の来院時、分娩誘発を考慮する際、内診を行う。一般に内診は人差し指と中指の2指で実施するのが常であり、2指幅はおよそ3～3.5cmである。

内診で、以下の5項目を評価し、それぞれの合計点を求める 表1 。

⊙頸管開大度

Hendricksら[2)]は、頸管の展退と子宮口の開大が分娩の4週間前頃より開始し、陣痛開始時の平均では初産婦で展退70%、開大2.5cm、経産婦で展退63%、開大3.5cmと報告している。

⊙子宮頸管の展退

展退とは、分娩第1期以前または第1期初期において、子宮頸管が約3.0cmの厚さより次第に短縮し、薄くなり、ついには紙様状を呈し、子宮頸管が消失する過程をいう。Bishopスコアでは3cmを0%、0cmを100%とする。展退の進む経過は初産婦と経産婦で異なるので、初経産別に頸管展退の過程を把握した上で内診を行う[2)]。

⊙児頭の位置（先進部の下降）

先進部の下降度の表現として、Hodgeの平行平面系とDe Leeのステーションが用いられる。ステーションは、左右の座骨棘間径を結んだ線上をステーション±0とし、それより上下1cm刻みで－1、－2、－3、－4、－5、＋1、＋2、＋3、＋4、＋5と定義する[2)]。

⊙子宮頸部の硬度

硬度は、硬：鼻翼、中：口唇状、軟：マシュマロ状を目安とする[2)]。

⊙子宮口の位置

後方、中部、前方に分類する。子宮口の位置は後方→中部→前方とする考え方のほかに、前方→中部に変位するものもあるという考えもあり、診察上役立つものであるかについては見解の相違がある[2)]。

表1 Bishopスコア

	0	1	2	3
頸管開大度（cm）	0	1～2	3～4	5～6
展退（%）	0～30	40～50	60～70	80以上
児頭位置（ステーション）	～－3	－2	－1～0	＋1～
頸部の硬さ	硬	中	軟	
子宮口の位置	後	中	前	

子宮口5～6cmまではBishopスコアを利用可。
5項目で0～13点の14段階配点である。

所見をどう読む？ どう考える？

規準となる所見

- 0～4点：未熟（分娩誘発効果不良）
- 5～8点：やや成熟
- 9～13点：成熟

所見の解釈と注意点

10点以上なら分娩誘発は24時間以内に90％成功するとされる[3)]。子宮頸管熟化不良では、分娩誘発が失敗しやすい[4、5)] 表2 。

表2 頸管熟化度と分娩誘発失敗率[5)]

Bishopスコア	初産	経産
0～3点	45%	7.7%
4～6点	10%	3.9%
7～10点	1.4%	0.9%

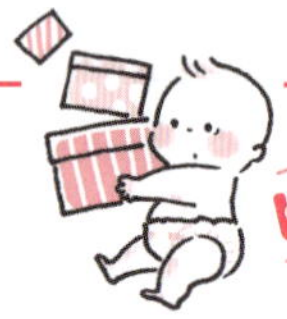

ピットフォール

頸管熟化判定

頸管熟化判定には統一基準がなく、頸管熟化の判断は各人に委ねられるので、ある程度の経験は必須。

異常を示したら？

分娩誘発の適応があり、頸管熟化不良の場合は、頸管熟化処置後に陣痛誘発を行うことが一般的である。

子宮体部の収縮と頸管熟化にはオキシトシン、プロスタグランジン$F_{2\alpha}$、プロスタグランジンE_2などの生理活性物質が重要な役割を果たすため、それぞれが分娩誘発薬として用いられる。いずれも子宮体部の収縮を促進するが、直接的な頸部熟化作用が明らかなのはプロスタグランジンE_2のみである。オキシトシンは正常分娩では子宮口全開後の分娩第2期に血中濃度が上昇する。直接子宮頸管を熟化する作用がないため、子宮口が十分に開大していない状態で使用して強力な子宮体部の収縮が起こると、子宮峡部の過伸展を来すこととなるため、分娩誘発を行う際は慎重に使用する必要がある[6)]。

引用・参考文献

1）山崎峰ほか．前方視的な手法による妊娠末期の子宮頸管熟化と分娩経過に関する研究（第3報）：妊娠末期のBishop scoreによる分娩時期ならびに予後の予測．日本産科婦人科学会雑誌．54, 2002, 925-34.

2）Hendricks CH, et al. Normal cervical dilatation pattern in late pregnancy and labor. Am J Obstet Gynecol. 106, 1970, 1065-82.

3）Bishop EH. Pelvic Scoring for Elective Induction. Obstet Gynecol. 24, 1964, 266-8.

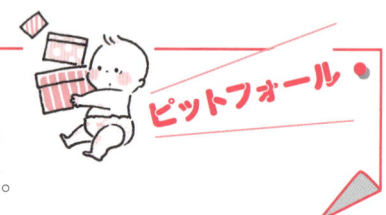

4）Arulkumaran S, et al. Failed induction of labour. Aust N Z J Obstet Gynaecol. 25, 1985, 190-3.
5）Talaulikar VS, Arulkumaran S. Failed induction of labor: strategies to improve the success rates. Obstet Gynecol Surv. 66, 2011, 717-28.
6）伊東宏晃．予定日超過妊娠の管理：子宮頸管熟化と分娩誘発．日本産科婦人科学会雑誌．59, 2007, N405-09.

●大槻克文

6-㊼ 子宮内圧・陣痛周期

検査の目的

子宮収縮を評価する方法として、通常の分娩監視装置を用いた外測法と、子宮内圧計を子宮腔内に挿入して子宮内圧を測定する方法がある。日本産科婦人科学会では、陣痛の状態（過強陣痛、微弱陣痛）を子宮内圧ならびに陣痛周期によって定義している 表1 表2 。しかし、一般臨床では子宮内圧の計測を行っていないことと、内圧値の正常範囲の個人差が大きすぎるため実用的とは言えず、陣痛周期と陣痛発作持続時間で代用しているのが現状である。

ここでは外測法による陣痛周期を中心に、微弱陣痛、過強陣痛の対応について述べる。

表1 子宮内圧

子宮口	4～6cm	7～8cm	9cm ～第2期
平均	40mmHg	45mmHg	50mmHg
過強	70mmHg 以上	80mmHg 以上	55mmHg 以上
微弱	10mmHg 以下	10mmHg 以下	40mmHg 以下

（文献1より引用）

表2 陣痛周期

子宮口	4～6cm	7～8cm	9～10cm	第2期
平均	3分	2分30秒	2分	2分
過強	1分30秒以内	1分以内	1分以内	1分以内
微弱	6分30秒以上	6分以上	4分以上	初産4分以上 経産3分30秒以上

（文献1より引用）

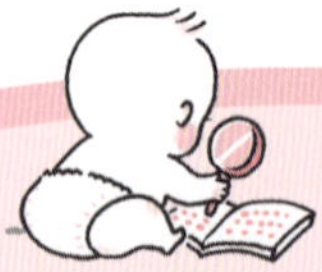

妊婦さんに 伝えておきたい ことはこれ！

- 陣痛の周期は分娩の進行と大きな関係があります。
- 過強陣痛は母児ともに危険であり、微弱陣痛では分娩は進行しません。
- 適切な陣痛周期であるかどうかの評価を行うためのモニタリングが必要です。

ガイドラインでの推奨

CQ415-2

- 薬剤による陣痛促進時は、連続モニターとする。（A）
- 母体の血圧と脈拍数を 2 時間ごとに評価する。（B）
- 子宮収縮と胎児心拍を定期的に評価する（分娩第 1 期は 15 分ごと、第 2 期は 5 分ごと）。（C）

検査の進め方

分娩監視装置による検査の進め方については、第 5 章㊺（p.190）参照。

所見をどう読む？ どう考える？

正常所見

分娩活動期以降の陣痛周期（子宮収縮回数）は、10 分間に 3 ～ 5 回が適切である。なお、陣痛がゆっくりでも進行していれば、子宮収縮薬による介入は不要である。

所見の解釈と注意点

米国産婦人科学会では、微弱陣痛の定義を「活動期以降の子宮収縮回数が 10 分間に 3 回以内あるいは子宮内圧が極期で 25mmHg 未満の場合」としている。

微弱陣痛の診断は必ずしも容易ではないが、筆者らは、分娩第 1 期の活動期以降に 2 時間以上の分娩進行を認めなかった際に、遷延分娩の原因検索を行い、微弱陣痛であると判断した場合にのみオキシトシンによる陣痛促進を考慮している。一方、子宮頻収縮（tachysystole）は、10 分間に 5 回を超える子宮収縮と定義されている。子宮頻収縮の用語は、自然分娩でも陣痛誘発分娩でも使用するが、これに対応する処置は自然分娩か誘発分娩かで異なるので注意が必要である 図 。

なお陣痛は、陣痛周期、持続時間、子宮内圧によって規定され、10 分間に 5 回を超える子宮収縮がすべて過強陣痛とは必ずしも言えないため、「tachysystole ＝子宮頻収縮」が本来正しいが、子宮収縮薬使用時には 10 分間に 5 回を超える子宮収縮は過強陣痛とみなし、子宮収縮薬の減量もしくは中止が必要である。

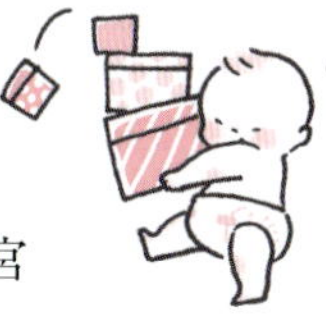

ピットフォール

子宮収縮薬使用時の子宮収縮回数

2017 年の産婦人科診療ガイドラインには、子宮収縮薬使用時に tachysystole が出現した場合には、過強陣痛を疑い、子宮収縮薬を減量（1/2 以下に減量）あるいは中止するように明記された（推奨レベル B）。

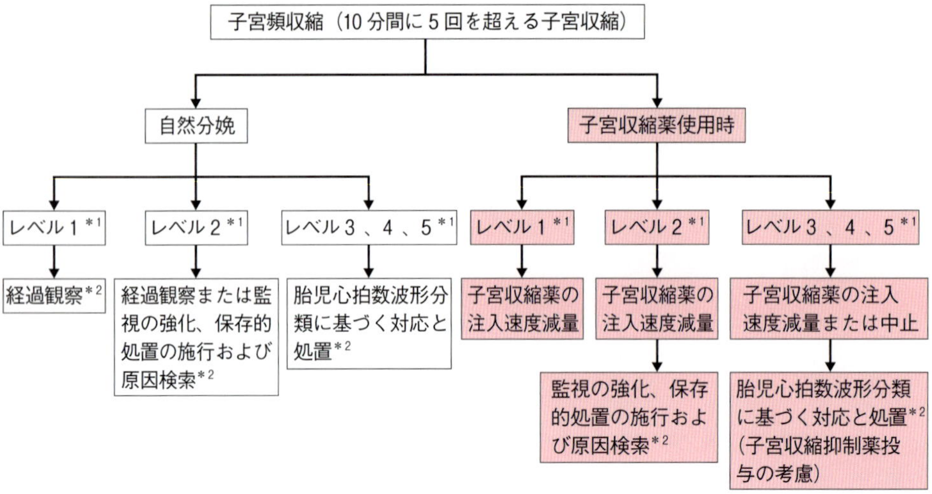

＊1 日本産科婦人科学会周産期委員会提案 胎児心拍数波形のレベル分類による
＊2 同、対応と処置による

図 子宮頻収縮（tachysystole）の管理

異常を示したら？

10分間に5回を超える子宮収縮で過強陣痛ありと判断されるとき、同時に必ず胎児心拍数波形のレベル分類の判定を行う。自然分娩の場合は、胎児心拍数波形分類に基づく対応と処置に準じる。すなわち、波形レベル1（正常波形）の場合は経過観察で介入を必要とせず、また波形レベル2（亜正常波形）で経過観察となる場合も同様に介入を必要としない。監視の強化、保存的処置の施行および原因の検索が求められる場合はこれに準じて行う。

一方、子宮収縮薬使用時は、波形レベル1、2であっても子宮収縮薬の注入速度減量を行い、波形レベル2で監視の強化、保存的処置の施行および原因の検索が求められる場合は、これに準じ行う。波形レベル3以上（異常波形）の場合は、子宮収縮薬の注入速度減量または中止を行い、改善しない場合は、波形分類に基づく対応と処置を行うとしている。つまり、子宮収縮薬使用時の子宮頻収縮（tachysystole）は看過してよい状況ではなく、必ず子宮収縮薬の減量が要求されることを肝に銘じておかねばならない。微弱陣痛イコール子宮収縮薬というわけでは決してない。微弱陣痛と判断しても分娩が進行していれば子宮収縮薬の使用は不要である。また、子宮収縮薬使用時は、決して過強陣痛にならないように注意が必要である。

引用・参考文献

1）日本産科婦人科学会産科用語問題委員会報告（委員長：鈴村正勝）．日本産科婦人科学会雑誌．28，1976，213-5.

●髙見美緒 ●青木 茂

6-48 児頭骨盤不均衡

検査の目的

日本産科婦人科学会では、児頭骨盤不均衡（cephalopelvic disproportion：CPD）を、「児頭と骨盤の間に大きさの不均衡が存在するために分娩が停止するか、母児に障害をきたすか、あるいは障害をきたすことが予想される場合をいう」[1]と定義している。かつては母体の低身長や巨大児が予想される場合など、CPD のリスクが高いと考えられる症例に対して骨盤 X 線計測が積極的に行われてきた。しかしながら、骨盤 X 線計測法により評価した骨盤と胎児との大きさの関係は不正確であり、不必要な帝王切開率を増加させることに加え、放射線被曝の問題もあることから、現在では、単胎頭位分娩での骨盤 X 線計測は推奨されていない[2]。そのため、以前に比べて検査が行われる機会は減っている。一方で、骨盤位や双胎の経腟分娩や、帝王切開後経腟分娩を試みる際は十分に骨盤腔の広さがあることが求められるため、検査には一定の価値があると言える。

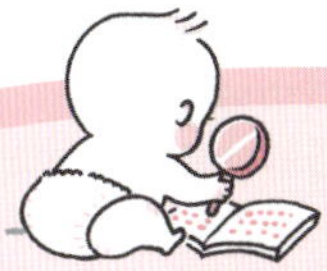

妊婦さんに伝えておきたいことはこれ！

- 骨盤 X 線計測単独では CPD の診断はできず、分娩開始前に CPD と判断するのは困難です。
- CPD の診断は、子宮口は開大するが、児頭の下降が得られないなどの分娩経過に基づいて行います。

ガイドラインでの推奨

該当 CQ なし。

検査の進め方

実施時期

妊娠 37 週頃から分娩まで。

検査の進め方

⊙ Seitz 法 図 1

骨盤入口部での児頭骨盤不均衡を評価する方法である。妊娠 37 週以降に母体を仰臥位

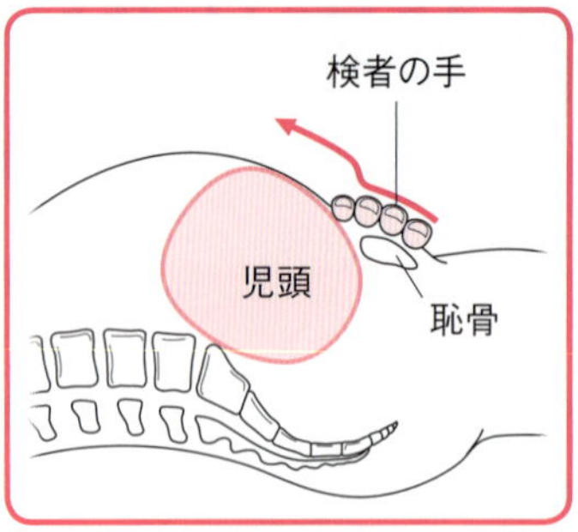

図1 Seitz 法（+）

（文献3より引用）

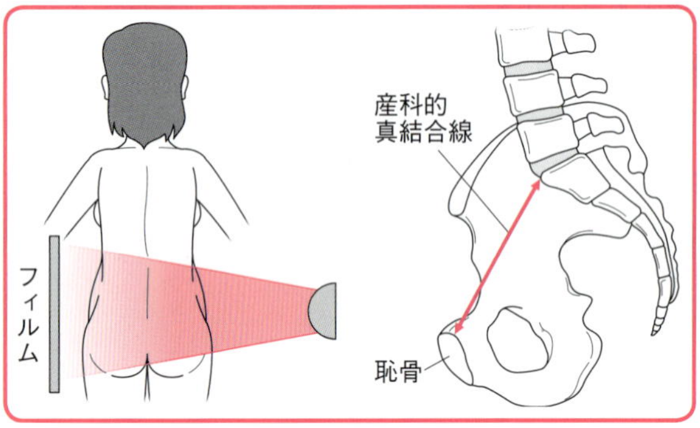

図2 Guthmann 法撮影方法、計測法

（文献3より引用）

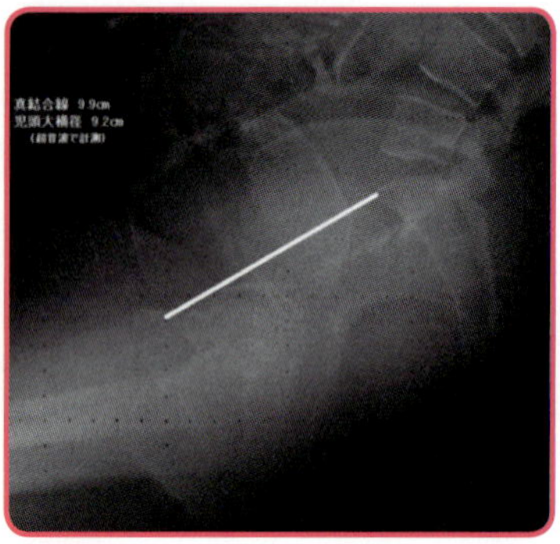

図3 Guthmann 法

産科的真結合線は 9.9cm で比較的狭骨盤であり、超音波計測上の児頭大横径との差が 0.7cm のため、骨盤 X 線計測上は CPD と診断する。

（文献3より引用）

にし、腹壁から恥骨結合と児頭の位置関係を触診で観察する。児頭が骨盤入口部に嵌入していれば腹壁を介して児頭を軽く圧迫することで、児頭を母体の恥骨結合よりも下に触れることができる（Seitz 法陰性）。この検査で恥骨結合面と同じかそれ以上で児頭が骨盤の中へ入り込んでいかない場合を陽性と表現する。

⊙骨盤 X 線検査

Guthmann 法（側面撮影法）と Martius 法（入口面撮影法）の2種類を組み合わせて評価する。

■ Guthmann 法 図2 図3

骨盤側方より撮影し、産科的真結合線、骨盤濶部および狭部、出口部それぞれの前後径を測定する。また、仙骨の形態を観察する。

■ Martius 法 図4 図5

骨盤入口面がフィルムと平行になるように撮影する。骨盤入口部最大径、座骨棘間径（入口前後径）を計測する。骨盤入口面の形態を観察する。

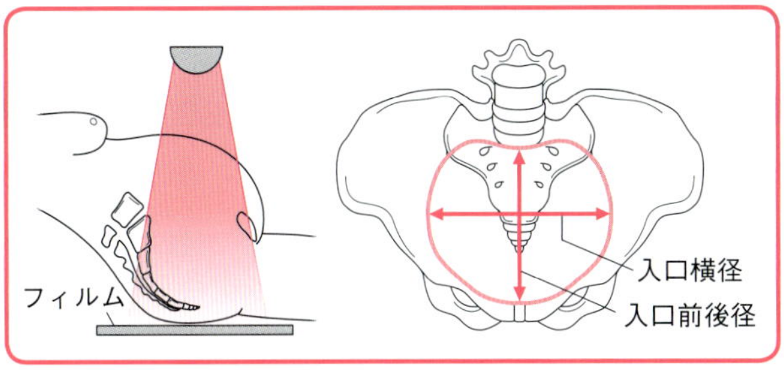

図4 Martius 法撮影方法、計測法　（文献３より引用）

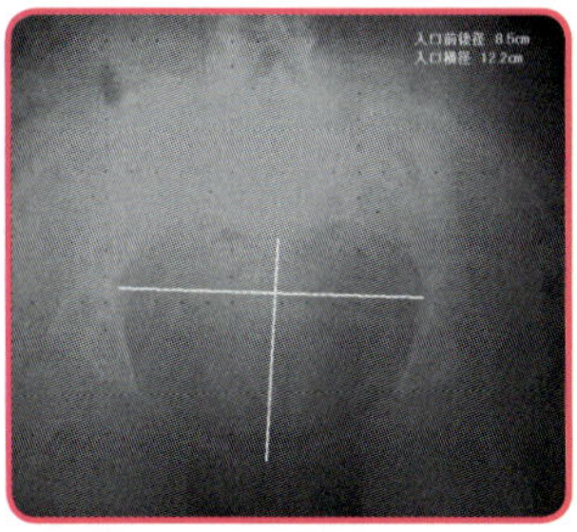

図5 Martius 法
骨盤入口部の形態が扁平型であることが分かる。
（文献３より引用）

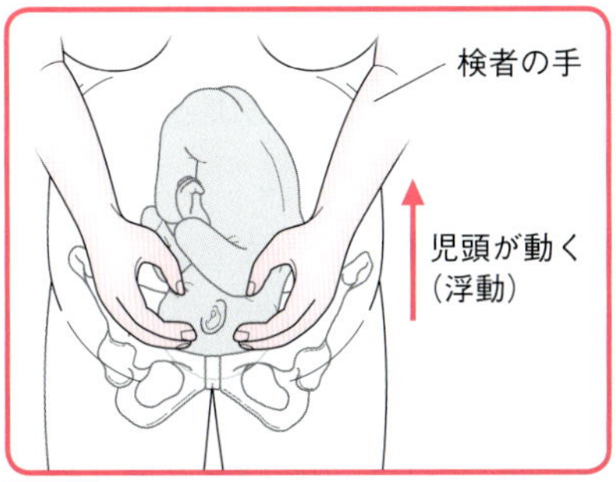

図6 Leopold 法第４段、児頭浮動
（文献３より引用）

⦿その他の方法

・Leopold 法 図6 ：第４段を用いて児頭の浮動の程度を見る。腹壁上から児頭の下半球を触知できなければ児頭は嵌入しており、児頭が自由に移動する状態であれば浮動（floating head）と言う。初産婦で妊娠 38 週以降に浮動であれば CPD が疑われる。

・CT や MRI による骨盤計測も報告されている[4, 5]。

数値（所見）をどう読む？どう考える？

基準となる値／正常所見

骨盤の大きさは狭骨盤、比較的狭骨盤、正常骨盤の３つに分類される[1] 表 。

検査値の解釈と注意点

超音波で計測した児頭の大きさと母体骨盤の大きさを比較する。通常は骨盤最短前後径と児頭大横径の差が 1.5cm 以上ある場合には CPD はないとし、1.0cm 未満の場合には CPD の可能性を疑うが、児頭には応形機能があるため 1.0cm 未満の場合でも経腟分娩が不可能とは言えない。

異常を示したら？

分娩開始前に CPD を診断することはできないが、分娩開始前の検査所見から CPD を

表 日本人成熟女性の骨盤の大きさ（日本産科婦人科学会用語委員会）

	狭骨盤	比較的狭骨盤	正常骨盤	平均値
産科的真結合線	9.5cm 未満	9.5cm 以上、10.5cm 未満	10.5cm 以上、12.5cm 未満	11.5cm
入口横径	10.5cm 未満	10.5cm 以上、11.5cm 未満	11.5cm 以上、13.0cm 未満	12.3cm
外結合線（参考）	18.0cm 未満		18.0cm 以上、20.0cm 未満	19.3cm

強く疑う場合は、帝王切開も考慮されることがある。分娩開始後に、有効な陣痛があり、子宮口の開大が得られるものの児頭が下降しない場合にはCPDの可能性を考える。また、骨盤入口部のCPDでは、児頭に先進する卵膜によって頸管の開大が起こされるため、早期破水の頻度が高く、破水後に陣痛が減弱することが多い。7cm開大時点で児頭が浮動していた108例のうち、全例が帝王切開となったという報告もある[6)]。このような所見からCPDと診断した場合は帝王切開を行う。一方で、骨盤濶部でのCPDも存在するため、児頭が十分に嵌入した状態（ステーション＋1～＋3）であってもCPDは起こり得ることを認識しておく必要がある。この場合、補助経腟分娩を試みた場合でも失敗し、帝王切開が必要となる可能性がある。

引用・参考文献

1）日本産科婦人科学会編．産科婦人科用語集・用語解説集．改訂第4版．東京，日本産科婦人科学会，2018.

2）Pattinson RC, et al. Pelvimetry for fetal cephalic presentations at or near term for deciding on mode of delivery. Cochrane Databese Syst Rev. 2017, 3, CD000161. Epub 2017 Mar 30.

3）持丸綾ほか．“児頭骨盤不均衡”．産科の臨床検査ディクショナリー．ペリネイタルケア 2014 新春増刊．大阪，メディカ出版，2014, 215-8.

4）Moore MM, Shearer DR. Fetal dose estimates for CT pelvimetry. Radiology. 171, 1989, 265.

5）McCarthy S. Magnetic resonance imaging in obstetrics and gynecology. Mabn Reson Imaging. 4, 1986, 59.

6）Debby A, et al. Clinical significance of the floating fetal head in nulliparous women in labor. J Reprod Med. 48（1）, 2003, 37.

●進藤亮輔　●青木 茂

6-49 ショックインデックス・産科DICスコア

検査の目的

分娩時の出血はシーツや床に漏出しやすく、また、羊水を含んでいることが多いため、分娩時出血量の正確な測定は困難である。また、子宮破裂では腹腔内・後腹膜腔内に出血するため、外出血量の評価では実際の出血量を反映しない。そのため、分娩時は、概して出血量が過少評価される傾向にある。さらに、短時間に起こった出血においては、血算によるヘモグロビン値は出血量に見合わない値を示すことがあり、産科出血量の評価に当たっては注意を要する。

ショックインデックス（shock index；SI）は、循環血液量不足を反映し、出血量の測定や採血による評価を行う以外に、バイタルサインから評価できる簡便で迅速な指標である。

産科DICスコアは一般のDICスコアと異なり、DICを来しやすい基礎疾患を考慮したスコアである。諸検査を行う前に迅速に診断し、早期治療を行うために有用である。

ガイドラインでの推奨

CQ311-2 「産科危機的出血」への対応は？

- SI値と計測出血量で循環血液量不足（出血量）を評価する。(B)
- 産科DICスコアについては、バイタルサインの異常の出現、あるいは、産科DICスコア8点以上のいずれかが認められた場合には「産科危機的出血」と診断し、以降の推奨する処置を行うと記載されている。

検査の進め方

実施時期

分娩時。

検査の進め方

ショックインデックス（SI）は、脈拍数（回／分）÷収縮期血圧（mmHg）で表される。分娩時の出血量が多量のときは、経時的に（できれば数分間隔で）把握することが大切である。分娩時出血量が500mL以上の場合には、必ず測定する。

産科DICスコアは 表 の通りで、それぞれの項目を加算して点数を計算する。

SIも産科DICスコアも出血が多量のとき、出血が多量となる可能性があるとき、あるいはDICを合併する可能性が高いときには常に算出する。

表 産科 DIC スコア

基礎疾患（該当するものを下記から1つだけ選ぶ）	点数	臨床症状	点数	検査項目（該当項目をすべて選ぶ）	点数
常位胎盤早期剝離		**急性腎不全（1つだけ選ぶ）**		FDP ≧ 10μg/mL	1
子宮硬直、児死亡	5	無尿	4	血小板≦10万	1
子宮硬直、児生存	4	乏尿	3	フィブリノゲン≦150mg/dL	1
USG・CTG による診断	4	**急性呼吸不全（1つだけ選ぶ）**		PT ≧ 15秒	1
羊水塞栓症		人工換気	4	赤沈≦4mm/15分、≦15mm/時	1
急性肺性心	4	酸素療法	3	出血時間≧5分	1
人工換気	3	**臓器障害（該当項目をすべて選ぶ）**			
補助呼吸	2	心（ラ音、泡沫性の痰）	4		
酸素放流	1	肝（可視黄疸）	4		
DIC 型後産期出血		脳（意識障害・痙攣）	4		
低凝固の出血	4	消化管（壊死性腸炎）	4		
2L 以上の出血	3	出血傾向	4		
1L 以上の出血	1	**その他（該当項目をすべて選ぶ）**			
子癇発作	4	頻脈：100 以上	1		
その他の基礎疾患	1	低血圧：90mmHg 以下	1		
		冷汗	1		
		蒼白	1		

該当項目の点数を加算し、8点以上であれば DIC に進展する可能性が高いとして治療を開始。
13 点以上は DIC。

（文献1より引用、一部改変）

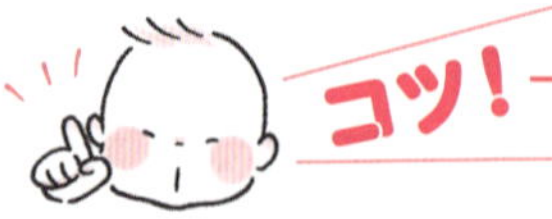

心拍数のカウント

分娩周辺期に血圧を測定することは多いが、心拍数を記録しないことが多い。出血で循環血液量が減少しても最初に心拍数が増加し、その後に収縮期血圧が低下する。そのため血圧の測定のみでは急変を捉えるには不十分！

日ごろから心拍数もカウントして SI を記録する習慣をつけよう。

数値をどう読む？ どう考える？

ショックインデックス（SI）

基準となる値

- 通常は 1.0 を超えない

検査値の解釈と注意点

妊婦の場合は、SI が 1.0 を超えれば約 1.5L、SI が 1.5 を超えれば約 2.5L の出血に相当すると考えられる。SI が母体の循環動態を反映しにくい病態として妊娠高血圧症候群が挙げられる。妊娠高血圧症候群の場合は、基礎疾患のため収縮期血圧が高くなっている。そのため、出血量の割に血圧が低下しない場合があり、出血が多量の場合であっても SI は 1.0 以下のことがある。しかし、SI 1.0 以下であっても脈拍数は 100 を超えていることがあるので、SI のみに頼って判断しない。

異常を示したら？

出血の原因検索とともに、大量出血に対する対処が必要となる。仮に出血が治まっても SI を継続的に評価し、また、補液などすることで SI が改善傾向を示し、バイタルサインが安定することを確認する。

具体的な対応を以下に示す。

・マンパワーの確保：産科医･麻酔科医への連絡、輸血部門への情報提供、他の看護スタッフの確保
・血行動態の安定化：輸液・輸血・昇圧薬の投与、複数の血管確保（18G 以上）、酸素投与
・監視の継続：血圧・心拍数・SpO_2 のモニタリング
・出血源の確認と処置
・出血・凝固系の検査
・「産科危機的出血への対応ガイドライン」に準拠した対応

産科 DIC スコア

基準となる値

- 通常は 7 を超えない

異常を示したら？

DIC スコアが 8 点を示すような状況の場合、すでに大出血を来しているか、あるいは全身状態が悪化している状況が想定される。SI の項で述べたように集学的な対応が必要となる。

ピットフォール

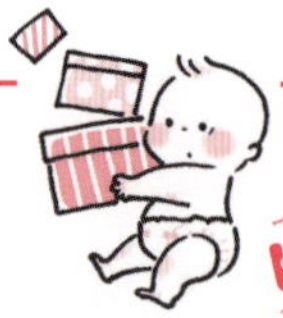

内出血

子宮破裂によって腹腔内出血や後腹膜腔内出血、つまり内出血を来している場合、外出血量が多量とならないことがある。出血量が少ない割にSIが1.0を超える、心拍数が100を超えるような状況の場合、注意深く観察する必要がある。

引用・参考文献

1）真木正博ほか．産科DICスコア．産婦人科治療．50，1985，119-24.

●中田雅彦

第7章

新生児に対する検査を理解しよう!

7-㊿～55

7-50 臍帯動脈血ガス

検査の目的

分娩中の胎児の酸素化状態を評価することが目的である。

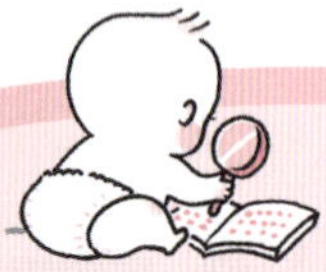

妊婦さんに伝えておきたいことはこれ！

- 出生した児の酸素化や酸血症の状態を知るための検査です。
- アシドーシスの種類（代謝性、呼吸性、混合性）を判定することができます。

ガイドラインでの推奨

CQ801

・（出生直後の新生児呼吸循環管理・蘇生については、）可能なかぎり臍帯動脈血ガス分析を行い記録する。（C）

また、同CQの解説中で以下のように記載されている。「分娩直後の臍帯動脈血ガス分析結果は分娩前・分娩中における胎児の血液酸素化状況を反映する。この評価は『分娩中胎児血酸素化が障害されていなかったことの証明』に極めて重要であることから、可能な限り採取のうえ評価・記録することが望ましい。臍帯動脈血採取が困難な場合には臍帯静脈血で準用する。なお、本書では産科施設の実状を加味して推奨レベルはCとしたが、次回以降に推奨レベルBに上げられる体制を期待する。」

検査の進め方

実施時期

分娩直後。

検査の進め方

分娩後、臍帯を約25cmの間隔で2カ所クランプし、ヘパリン化シリンジを用いて臍帯動脈血を0.5～1mL採取する。臍帯クランプが遅れると児の呼吸の影響や胎盤血流の影響が出て、分娩前の状態を正確に評価できないため、正確な臍帯動脈血ガス所見を得るためには、なるべく早期にクランプするのが望ましい[1, 2]。

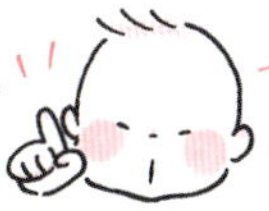

コツ！ ヘパリン化されているシリンジで採血する

ヘパリン化されていないシリンジを用いる場合は、採血前に少量のヘパリンをシリンジに吸っておく。ヘパリン量はごく少量でよく（ヘパリンを吸った後にフラッシュする程度）、多くならないように注意する（検査値に影響が出る可能性があるため）。

数値をどう読む？ どう考える？

基準となる値／正常所見

- 正常値：pH 7.10 以上、base excess（BE）− 12mEq/L 以上

特に、pH 7.0 未満、BE − 16mEq/L 未満は、児の状態が悪いことを示唆する所見である[3]。5 分後の Apgar スコアが 7 点以上（正常）であった症例の臍帯動脈血ガス結果を 表 1 [1]に示す。

表 1 5分後の Apgar スコアが 7 点以上であった症例の臍帯動脈血ガス結果

	平均値± SD
pH	7.26 ± 0.07
pCO_2（mmHg）	53 ± 10
pO_2（mmHg）	17 ± 6
BE（mEq/L）	− 4 ± 3

（文献 1 より引用）

検査値の解釈と注意点

pH 値により、胎児酸血症（アシドーシス）の有無および程度を判定する。

脳性麻痺の原因として、分娩中の異常が原因と考えられるのは約 10%にすぎないとされる。その他の主な原因は、先天異常、染色体異常、早産による未熟性などである。しかし、脳性麻痺の主な原因を分娩中の出来事に求める風潮がある。これに対し、臍帯動脈血ガス検査により胎児アシドーシスを否定することで、脳性麻痺の原因が分娩中の出来事ではないことを証明できることがある。

異常を示したら？

臍帯動脈血ガス検査において pH が低値を示した場合、胎児アシドーシスと診断される。胎児アシドーシスは、呼吸性アシドーシスと代謝性アシドーシス、混合性アシドーシスの 3 種類に分類される。分類の基準となる値を 表 2 [4]に示す。なお、pCO_2 は 65mmHg 以上を高値とする。

軽度の低酸素血症の場合、CO_2 が蓄積するため pCO_2 値が上昇し、呼吸性アシドーシス

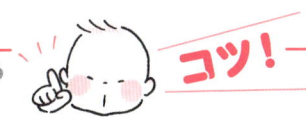

表2 胎児アシドーシス（臍帯動脈血 pH 低値）の分類

	pCO_2	BE
呼吸性アシドーシス	高値	正常
代謝性アシドーシス	正常	低値
混合性アシドーシス	高値	低値

（文献4より引用改変）

となる。CO_2 は胎盤移行性が良く母体側に拡散するため、低酸素状態が進行しなければ回復し、嫌気性代謝を来すことはなく BE は正常となる。低酸素血症が進行した場合には、嫌気性代謝が生じ、乳酸などの有機酸が蓄積され代謝性アシドーシスとなる。代謝性アシドーシスにおいては、HCO_3^- が中和のために使用され低値を示し、HCO_3^- の減少を反映して BE が低値となる。

HCO_3^- は乳酸などの有機酸を中和する際に CO_2 を発生させるため、pCO_2 を上昇させることとなり、混合性アシドーシスへと進行する。

引用・参考文献

1）Parer JT. "Acid-base physiology". Handbook of fetal heart rate monitoring. second edition. W.B. Saunders company. 1997, 93.
2）Parer JT. "Ancillary methods and in utero treatment". Handbook of fetal heart rate monitoring. second edition. W.B. Saunders company. 1997, 138-40.
3）Paul van den Berg. Intrapartum fetal surveillance：Monitoring fetal oxygenation with fetal blood sampling and umbilical cord blood analysis. Int Congr Ser. 1279, 2005, 338-45.
4）髙木耕一郎．新生児異常の診断から治療へ①新生児仮死．日本産科婦人科学会雑誌．52，2000，N244-7.
5）日本産科婦人科学会／日本産婦人科医会編．"CQ801：出生直後の新生児呼吸循環管理・蘇生については？"．産婦人科診療ガイドライン産科編 2017．東京，日本産科婦人科学会，2017，409-16.

●田中博明 ●村林奈緒 ●池田智明

7-51 Apgarスコア

検査の目的

出生した児の状態を評価するために行う検査である。

Apgar スコアは、米国の麻酔科医で小児科学の研究者でもあった Virginia Apgar によって、1953 年に発表された新生児の状態を簡便に評価できる方法である。Appearance（皮膚色）、Pulse（脈拍・心拍数）、Grimace（反射）、Activity（筋緊張）、Respiration（呼吸）の頭文字を取って、Apgar スコアと呼ばれるようになった[1]。

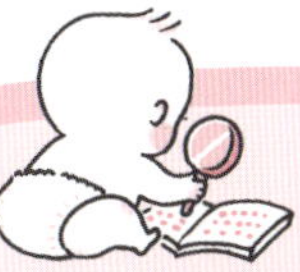

妊婦さんに伝えておきたいことはこれ！

- 出生した児の 1 分後と 5 分後の状態を評価するスコアです。
- 早産や全身麻酔による帝王切開は、点数を低くする要因となります。
- Apgar スコア 7 点以上が正常と考えられます。

ガイドラインでの推奨

CQ801

・出生直後の新生児呼吸循環管理・蘇生について、Apgar スコア 1 分値と 5 分値を判定し記録する。(B)

また、同 CQ の解説中で以下のように記載されている。「新生児の出生時の状態を評価するひとつの方法として、1953 年に麻酔科医の Virginia Apgar が発案した評価法であるが、現在でも一般的に使用されている。アプガースコア 7 点未満が『新生児仮死』であり、0 ～ 3 点を『第 2 度仮死』とし、4 ～ 6 点を『第 1 度仮死』とする。5 分値は児の神経学的予後と相関があるとされるので必ず評価する。また、5 分値が 7 点未満の場合には、7 点になるまで 5 分ごとに 20 分まで記録するのが望ましい。」

検査の進め方

実施時期

児出生 1 分後と 5 分後。

検査の進め方

出生 1 分後と 5 分後に、表 の 5 項目について判定する。それぞれの項目について、0 ～ 2 点をつけ、総合点で評価する。反射は、通常、吸引カテーテルによる咽頭刺激への反応をみる。

表 Apgar スコア

	0点	1点	2点
皮膚色	全身チアノーゼ	四肢のみチアノーゼ	チアノーゼなし
心拍数	なし	100bpm 未満	100bpm 以上
反射	なし	顔をしかめる	咳・くしゃみ
筋緊張	なし	四肢屈曲のみ	活発に運動
呼吸	なし	弱い、不規則	啼泣活発

数値をどう読む？ どう考える？

基準となる値

- ０～３点：第２度仮死（高度新生児仮死）
- ４～６点：第１度仮死（軽度新生児仮死）
- ７～10点：正常範囲

検査値の解釈と注意点

Apgar スコア１分値は呼吸不全の程度を反映し、５分値は神経予後に相関するといわれている[2)]。蘇生中の児に対しては、蘇生の効果判定の指標として用いられる。

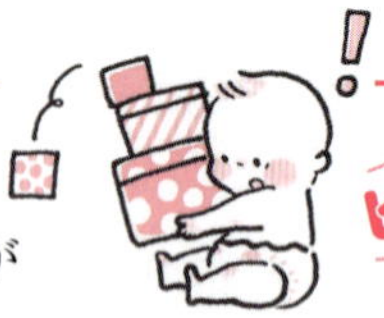

ピットフォール

胎児期低酸素症の診断

新生児仮死の原因の一つに胎児期の低酸素症があるが、その診断は、Apgar スコアではなく、分娩時の胎児心拍数図や臍帯動脈血ガス分析、神経学的検査、血液検査などが必要である。

上述のように、正期産児の Apgar スコア５分値は神経学的予後の指標となるとされ、0～３点の児は脳性麻痺の頻度がわずかに増加する。しかし一方で、脳性麻痺患者の 75%は５分後の Apgar スコアが正常であった[3)]。すなわち、Apgar スコア単独で予後評価を行うことはできない。

Apgar スコアが低値のとき、特に４～６点においては、以下の原因を除外する必要がある。

・児の未熟性

・母体への投薬（向精神薬など）

・全身麻酔による帝王切開で出生した場合には麻酔薬の児への影響

・胎児の先天異常

これらは胎児期の低酸素症がなくても、Apgar スコアを低下させる原因となる。

また、蘇生中の児に対し、蘇生の効果判定としてApgarスコアを用いる場合、呼吸や心拍数など、蘇生そのものに修飾される項目があるため、予後評価については自発呼吸の児に用いられる評価と同様にはできない[3)]。

異常を示したら？

Apgarスコア6点以下は新生児仮死と評価される。新生児蘇生法のアルゴリズムにのっとった管理が求められる。

引用・参考文献

1）Pearce JMS. Virginia Apgar(1909-1974): Neurological Evaluation of the newborn infant. European Neurology. 54, 2005, 132-4.
2）荒木勤ほか．研修医のための必修知識：新生児の管理と治療．日本産科婦人科学会雑誌．54，2002，N517-23.
3）American Academy of Pediatrics, American College of Obstetrics and Gynecologists. The Apgar score. Pediatrics. 117, 2006, 1444-8.
4）日本産科婦人科学会／日本産婦人科医会編．“CQ801：出生直後の新生児呼吸循環管理・蘇生については？”．産婦人科診療ガイドライン産科編 2017．東京，日本産科婦人科学会，2017，409-16.

●田中博明　●村林奈緒　●池田智明

7-52 Silverman スコア

検査の目的

新生児にとって、生存のためには胎外生活における呼吸機能の適応が必須であり、その調節は、中枢性および末梢性化学調節機構と神経性調節機構とで維持されている。しかし、新生児の呼吸器系には 表1 [1] に示すような解剖学的・生理学的特徴があるため、容易に呼吸障害を起こす。さらには一見異常とは思えない所見から急激に症状が変化し、肺・心臓・脳神経系などさまざまな臓器に不可逆的な影響を及ぼしかねないことから、早期に異常所見の徴候を把握し、適切な対応が要求される。

そこで、新生児の胎外生活への適応過程について、出生直後から時間の経過とともにどのように変化しているか、正しく観察しアセスメントすることが大切となる。呼吸状態の変化を継続的かつ詳細に観察し評価することを目的として、他覚的に認められる呼吸困難の徴候の中で特徴的な5つの症状に注目し、スコアをつけるSilvermanスコア（リトラクションスコア）[2] が利用されている。これにより、新生児の呼吸機能の適応状態あるいは呼吸障害の重症度を評価する。

表1 新生児の呼吸の特徴

	特　徴	引き起こしやすい障害・疾患
解剖学的特徴	体に対する肺のガス交換面積が小さい	呼吸予備力が少なく、かつ容易に陥没呼吸に陥り、換気が不十分となり呼吸不全に至る
	胸郭が軟らかく、呼吸筋が弱い：肺コンプライアンスが低く、胸郭コンプライアンスが高い	
	気道が軟らかく狭い上に、支持組織も脆弱である	気道が虚脱しやすく無気肺・肺気腫を引き起こす
	口腔に比べ舌が大きい	上気道の閉塞が起こりやすい
	小さな外鼻腔による鼻呼吸	
生理学的特徴	呼吸調節機能が未熟である	低酸素血症により逆に呼吸中枢が抑制され、無呼吸が重症化する
	肺動脈血管抵抗が高い	新生児遷延性肺高血圧症となり、肺血流が低下しやすい
	胎児ヘモグロビンが多い	酸素運搬能が低い
	肺サーファクタント産生能が未熟	呼吸窮迫症候群（肺胞の虚脱を引き起こしやすい）
	横隔膜優位の腹式呼吸が中心	腹部膨満による呼吸状態の悪化
	強制的鼻翼呼吸	鼻閉による呼吸状態の悪化

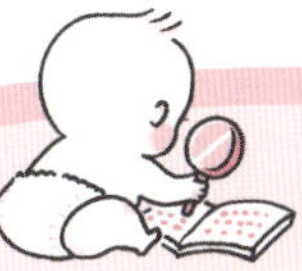

妊婦さんに伝えておきたいことはこれ！

- 赤ちゃんの呼吸障害を早期に見つけるための評価基準の一つです。
- 出生直後から経時的に、視診・聴診・触診により呼吸状態を観察しています。
- 妊娠中の喫煙はもちろん受動喫煙においても、胎児の成長、気管や肺、心臓などの臓器に悪影響を及ぼしますので、家庭内での禁煙を家族全員で心掛けましょう。

ガイドラインでの推奨

CQ801

・出生直後に、「成熟児か否か？」「呼吸・啼泣は正常か？」「筋緊張は正常か？」の3点について評価する。（A）

検査の進め方

実施時期

出生後。

検査の進め方

新生児をケアしていく上で出生前情報が極めて重要であり、呼吸障害を含めたあらゆる障害を予測することができる。さらには症状の発症時期や経過などから、診断に役立つ情報が数多く含まれることから、観察する際には、それら情報を踏まえ的確に行う必要がある。

1. 実際には新生児の安静状態を確認し、まず視診から始め、聴診・触診は優しくゆっくりと行う。安静状態から活動状態に急激に変化させないことが大切である[3]。

   新生児の呼吸は、横隔膜を収縮させ胸郭を広げることで胸腔内に陰圧をつくり、肺が受動的に空気を取り入れ、その後、肺の弾性により空気を外へ吐き出す。主に横隔膜の運動による腹式呼吸である。その様子を他覚的に見てみると腹壁が大きく上下しているのが分かる。

2. 表2 に示した5つの項目それぞれに対し程度により0、1、2点をつけ、5項目の合計で呼吸機能の適応変化を表す。

   ■胸と腹の動き（シーソー呼吸）

   吸気時に横隔膜が収縮して腹壁が膨隆しても、肺が拡張しないため胸郭は陰圧により反対に虚脱する。すなわち吸気時に腹壁の膨隆と胸壁の陥没がみられ、あたかもシー

表2 Silvermanスコア

	0	1	2
胸と腹の動き（シーソー呼吸）	同時に上昇 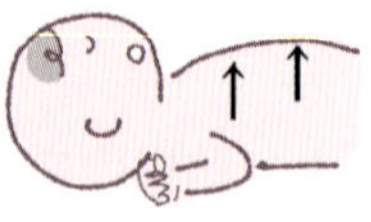	吸気時に上胸部の上昇が遅れる 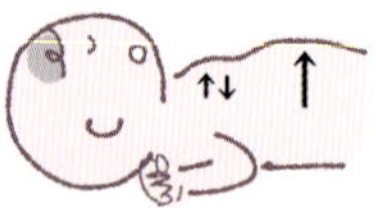	シーソー運動 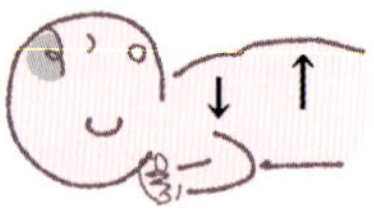
肋間腔の陥没	なし 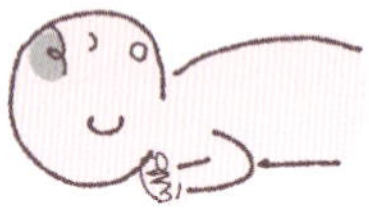	やっと見える 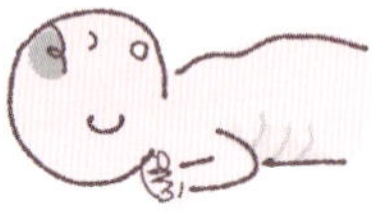	著明 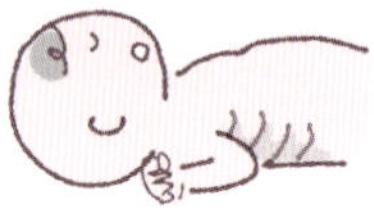
剣状突起部の陥没	なし 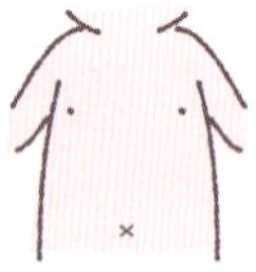	やっと見える 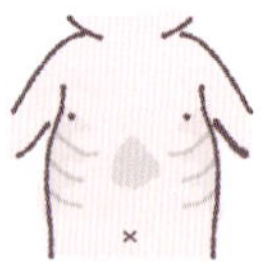	著明 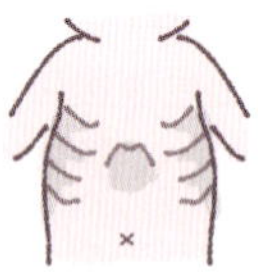
鼻孔の拡大	なし 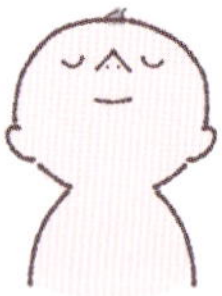	軽度 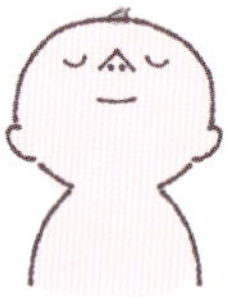	著明 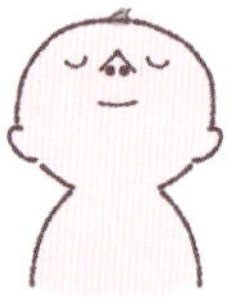
呼気時のうめき	なし 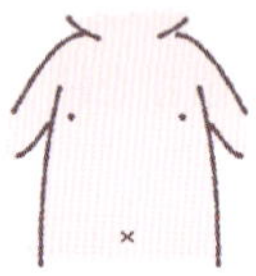	聴診器で聞こえるだけ 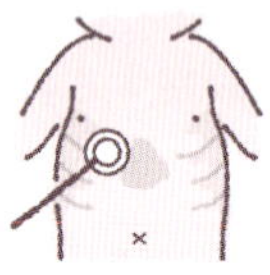	聴診器なしで聞こえる 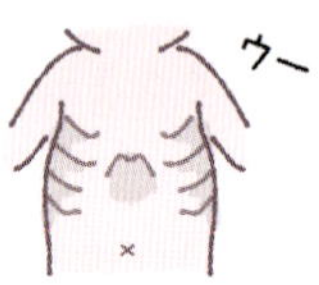

ソーのような運動を呈する。気道の狭窄や呼吸窮迫症候群（respiratory distress syndrome；RDS）など、肺のコンプライアンスが低く胸郭が開きにくいときに見られる。

■ 陥没呼吸（肋間腔・剣状突起部）

横隔膜の収縮により胸腔内は陰圧となり肺は拡張するが、肺コンプライアンスの低下や上気道狭窄などがあると、肋間、胸骨上縁、剣状突起部が陥没する。また陥没呼吸の中でも、肋間よりも胸骨上縁、胸骨上縁よりも剣状突起部、さらに重症の場合は胸骨全体が陥没する。

■ 鼻孔の拡大（鼻翼呼吸）

呼吸補助筋を使用して鼻孔を拡大させ、吸気量を増加させようと努力する反応である。また同様の機序で、吸気時に下顎を下げる下顎呼吸など含めて、重篤な呼吸不全の所見である。

■ 呼気時のうめき（呻吟）

呼気時に声門を閉じ加減にすることにより、呼気に陽圧を加えて肺胞の虚脱を防いでいる状態で、機能的残気量を増加させる効果がある。声門を狭める結果、うなり声やうめき声が聞こえる。軽症であれば聴診器で初めて聞こえるが、重症では聴診器なしで聞こえる。低体温や軽度の仮死児にも一過性に認められるが、RDS など重篤な疾患を疑わせる重要な所見である。

数値・所見をどう読む？ どう考える？

基準となる値

0 点は呼吸障害がなく、最も重症なのは 10 点である。

- 成熟児：1 点以下が正常
- 低出生体重児：4 点以下が正常

検査値の解釈と注意点

出生後 30 分前後の成熟児は、スコアが 2 点以上でなおかつ呼吸音にラ音が聴かれたとしても、肺液の吸収過程に見られる症状であり、生後 2 時間前後には症状が改善してくる。換気ができており、酸素飽和度も良ければ、自然の経過と考えて観察を続ける。

しかしながら、動脈管血流の減少や途絶、肺血管抵抗が下がる生後 2 ～ 3 日以降に認める呼吸障害は、感染・心疾患・代謝性疾患・臓器出血などの可能性がある。したがって、症状が生理的範囲なのか、病的でさらに進んだ検査・治療が必要なのかを見極める必要がある。

異常を示したら？

速やかに状態のアセスメントを行い、呼吸障害が分泌物貯留による鼻閉から生じている場合は、迷走神経反射による呼吸抑制や徐脈に注意しながら口鼻腔吸引を行う。しかしながら Silverman スコア以外の異常呼吸（無呼吸発作、多呼吸、喘鳴など）や全身色の観察のほか、基本となるバイタルサイン（体温、脈拍、呼吸数、血圧）、呼吸･心拍モニターに加え、経皮的酸素飽和度や経皮的酸素・炭酸ガス分圧モニターなどの情報を合わせてアセスメントし、総合的に評価することが大切である。また、それらを継続的に観察し、常に蘇生や迅速な治療ができるように人的・物的環境を整えておく必要がある。

最後に、新生児期に呼吸障害を呈する疾患としてはさまざまであるが 表3 [4]、呼吸器系疾患にとどまらず循環器系疾患、代謝性疾患、神経・筋疾患など考慮する必要があることを忘れてはならない。

表3　新生児呼吸障害の原因

呼吸器系の異常	肺疾患：呼吸窮迫症候群（RDS）、新生児一過性多呼吸（TTN）、胎便吸引症候群、空気漏出症（気胸、肺気腫、縦隔気腫など）、肺出血、肺炎、無気肺、慢性肺疾患（CLD）など 気道病変:先天性後鼻孔閉鎖、気管軟化症、喉頭軟化症、巨舌、小顎症、声帯ポリープ、声門下狭窄、先天性声帯麻痺など 肺の先天異常：肺低形成、横隔膜ヘルニア、先天性肺嚢胞性腺腫様奇型など
循環器系疾患	肺うっ血を来す左ー右シャント疾患（心室中隔欠損など）、総肺静脈還流異常症、新生児遷延性肺高血圧症、多血症など
代謝疾患	先天性代謝異常（副腎性器症候群など）、低体温、低血糖、低カルシウム血症など
神経・筋疾患	頭蓋内出血、筋疾患、新生児仮死など
感染症	敗血症性ショック

引用・参考文献

1）仁志田博司．“呼吸器系の基礎と臨床”．新生児学入門．第4版．東京，医学書院，2012，229-63.

2）長和俊“新生児の呼吸器症状と検査・モニタリング”．新生児呼吸管理なるほどQ&A．大阪，メディカ出版，2010，18-24.

3）佐藤眞由美．“呼吸”．新生児の臨床検査・基準値デイクショナリー．ネオネイタルケア秋季増刊．大阪，メディカ出版，2012，10-7.

4）渡部晋一．“呼吸障害”．周産期診療指針2010．周産期医学増刊．東京，東京医学社，2010，525-8.

●水野克己

7-53 新生児マススクリーニング

検査の目的

新生児マススクリーニングは、先天性代謝異常および先天性甲状腺機能低下症の早期発見と、治療による障害の発生予防を目的としている。わが国の新生児マススクリーニングは 1977 年に始まった。その後、多くの疾患を発見できる検査方法であるタンデムマス・スクリーニング法（タンデムマス法）が開発され、導入に関する研究成果から、2011 年 3 月に「各自治体においてタンデムマス法の導入が適当」と判断された。導入状況は自治体によって異なる。

スクリーニング疾患を 表 に示す。なお、タンデムマス法に関する研究は続いており、今後、対象疾患の変更もあり得る。

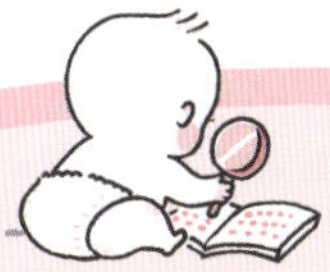

妊婦さんに 伝えておきたい ことはこれ！

- 生まれつき、体の中の栄養素を代謝する仕組みやホルモンを作る仕組みに異常がないかを調べる検査です。
- 知らずに放置すると、神経障害や命に関わることがあります。
- 早期発見し、食事療法や薬物を用いた治療で、病気の発症や重症化を予防できます。
- 先天性代謝異常の検査申し込み用紙に必要事項を記載し、申し込みます。
- 検査費用は公費負担です。ただし採血費用は保護者負担となります。
- 生後数日に出産した医療機関で検査します。
- 赤ちゃんの足の裏から少量の血液を採り、ろ紙に染み込ませて検査を行います。
- まれにこの検査で発見できない場合や、結果が出る前に発症してしまう場合があります。
- もし再検査の連絡を受けたら、異常がない場合もあるので必ず再度検査を受けることが大切です。
- 陽性の場合は、必ず地域の専門医の診察・治療を受けましょう。

表 スクリーニング疾患

従来の新生児マススクリーニング法	タンデムマス法で追加された疾患		
	アミノ酸代謝異常	アミノ酸代謝異常	脂肪酸代謝異常
フェニルケトン尿症 ホモシスチン尿症 メープルシロップ尿症 ガラクトース血症 クレチン症 先天性副腎過形成症	シトリン血症 1 型 アルギニノコハク酸尿症	メチルマロン酸血症 プロピオン酸血症 イソ吉草酸血症 メチルクロトニルグリシン尿症 HMG 血症 複合カルボキシラーゼ欠損症 グルタル酸血症 1 型	MCAD 欠損症 VLCAD 欠損症 TFP（LCHAD）欠損症 CPT-1- 欠損症 CPT-2- 欠損症

HMG：ヒドロキシメチルグルタル酸、MCAD：中鎖アシル CoA 脱水素酵素、VLCAD：極長鎖アシル CoA 脱水素酵素、TFP：三頭酵素、LCHAD：長鎖 3- ヒドロキシアシル CoA 脱水素酵素、CPT：カルニチンパルミトイルトランスフェラーゼ

ガイドラインでの推奨

CQ802

・インフォームドコンセントを取得したうえで、新生児先天性代謝異常マススクリーニングを実施し、母子手帳に結果を記載する。(A)

検査の進め方

血液をろ紙に染み込ませ血中物質の濃度を測定するため、濃度を一定に保つように採血することが重要である。

1. 消毒には消毒用アルコールを使用する。最初の 1 滴目には組織液が含まれている可能性があり、滅菌ガーゼでふき取ってから採血する。
2. ろ紙に印刷された円の中心部を目安に、血液をろ紙の裏にも十分染み透るように吸着させるが、二度づけしない。二度づけすると測定値が高値となり、再検査となりやすい。
3. 採血後のろ紙は高温多湿、直射日光を避け、水平に保ち自然乾燥（室温で 2 ～ 3 時間）させる。乾燥前にろ紙を垂直にすると、物質濃度に違いが生じるため注意する。
4. 乾燥したろ紙は、直接専用の封筒に入れ遅くても採血翌日には郵送する。
   - ・ビニール袋などに入れると、半乾きの場合に高温多湿となり、変質や失活が進み正しく測定できない。
   - ・すぐに郵送できない場合は、自然乾燥後にビニール袋に入れて冷蔵庫で保管する。冷蔵保存でも、変質や失活は徐々に進む（冷凍はしない）。
   - ・投函はできるだけ速やかに行う（数日まとめての投函は避ける）。なぜなら、ガラクトース血症や先天性副腎過形成症のように緊急を要する疾患もあるためである。

⊙採血日時が決められている理由

・代謝疾患の原因物質が代謝されないまま体内に蓄積され、血中濃度が高くなるため、哺乳が確立した生後５日前後が適切である。

・ほとんどの新生児は出生後の寒冷刺激などにより一時的に THS 高値となるが、日齢５頃までに徐々に低下し、患児との区別が可能になる。

・先天性副腎過形成は他の疾患より早期発見が必要であり、日齢５より遅くならないように努める。

・出生体重が 2,000g 未満の場合、生まれたときに栄養摂取や代謝が不十分のこともあり、生後早期の検査結果では異常値を示さない場合があるため、必ず２回の検査を行う。

１回目：生後４～６日（早期発見のため）

２回目：体重が 2,500g に達したときか、退院時のいずれかの早い時期

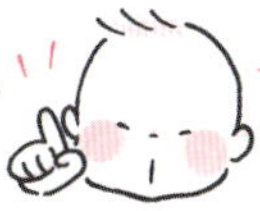

コツ！

上手く採血できないとき

血液循環が良い状態での採血が望ましい。沐浴ができない場合は、採血部位を温かいタオルなどで数分間温めてから採血するとよい。

数値をどう読む？ どう考える？

基準となる値

●正常

検査値の解釈と注意点

結果が判明次第、検査機関から採血医療機関に郵送される 図 。検査結果を受け取ったら、異常がない場合には１か月健診などの機会に結果表を保護者に渡し説明する。

（医療機関控用）

先天性代謝異常等スクリーニング結果票

△△病院	生年月日	採血年月日	出生時体重	報告年月日
○○○○　様 baby	2018/00/00	2018/00/00	3,000g	2018/00/00

フェニルケトン尿症	ホモシスチン尿症	メイプルシロップ尿症	ガラクトース血症	クレチン症	先天性副腎過形成症	タンデム
正常	正常	正常	正常	正常	正常	正常

特記事項

初回・再検	検査番号
初回	201800000

枠内に「要再検」及び「不備」の判定がある場合には、再検査のため採血ろ紙に血液を採取し至急お送り下さい。

検査機関 ○○○○○○○

（受診者用）

先天性代謝異常等スクリーニング結果票

△△病院	本票は、母子健康手帳に添付して保存して下さい。
○○○○　様 baby	

生年月日	採血年月日	初回・再検	報告年月日	検査番号
2018/00/00	2018/00/00	初回	2018/00/00	2018/00/00

フェニルケトン尿症	ホモシスチン尿症	メイプルシロップ尿症	ガラクトース血症
正常	正常	正常	正常

クレチン症	先天性副腎過形成症	タンデム
正常	正常	正常

検査機関 ○○○○○○○

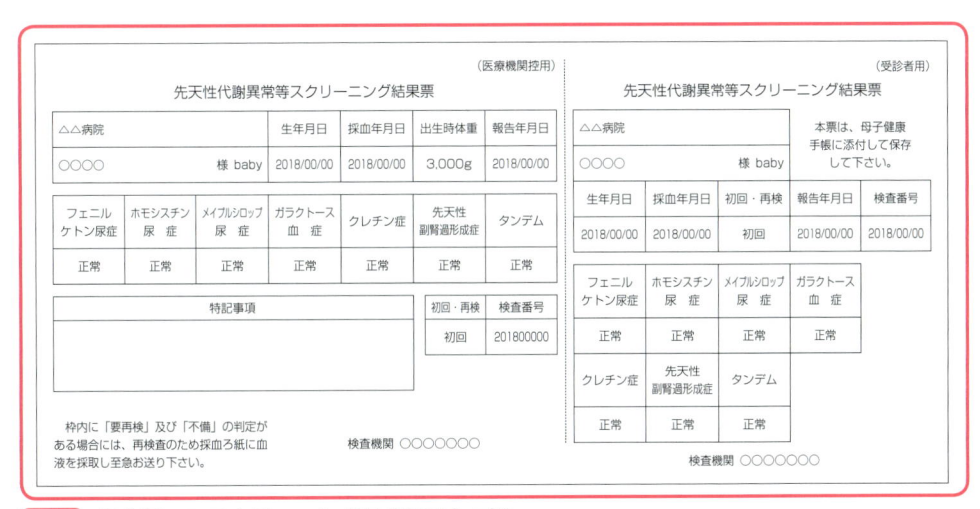

図 新生児マススクリーニング結果票サンプル

マススクリーニングで「陽性」と出ても病気とは限らず、確認検査を行う。各地のスクリーニング検査機関の判定基準は一定ではなく、注意が必要である。検査結果の報告前もしくは検査結果が正常でも、臨床症状などから疾患が疑われる場合には、速やかに専門治療医療機関に連絡し対応を仰ぐ。再採血率はタンデムマス法（16 疾患全体）で 0.1 ～ 0.6%、これまでのガスリー法（6 疾患全体）で 1.0 ～ 1.5%である。

異常を示したら？

再採血の連絡を受けた採血医療機関は、保護者に連絡し再採血の必要性を説明し採血を行い、検体を検査機関に郵送する。精密検査を要する結果が出た場合には速やかに保護者に連絡し、精密検査の必要性を説明し精密検査医療機関を紹介する。同時に、保健福祉センターなどの相談窓口も紹介し、保護者が適切な情報を得られるように配慮する。

疾患が見つかったら、病気の説明と今後の治療方針ともに、具体的な栄養法や育児の注意点の説明をする。治療は、特殊ミルク・食事療法・生活指導・薬剤の投与・ホルモン補充など疾患により異なる。医療費は、小児慢性特定疾患治療対象事業の対象となる。

スクリーニングで発見される代謝異常は患者数が少ないため、身近に相談できる人がいない、専門的な情報を得るのが難しいなど、保護者の不安や負担感が大きいことも予想される。また、疾患によっては、特に症状もなく過ごしていたのにスクリーニングで病名がついたがために精神的にストレスを感じることもあるだろう。相談にあたる医療機関は、保護者のエモーショナルサポートに努め継続した支援を行うとともに、患者家族の会などの情報提供や遺伝カウンセリングなどができる体制づくりが望まれる。

患者家族支援ネットワークなどのウェブサイト

- 難病のこども支援全国ネットワーク　https://www.nanbyonet.or.jp/
- こども健康倶楽部　http://www.kodomo-kenkou.com/
- ひだまりたんぽぽ（有機酸・脂肪酸代謝異常親の会）
  http://hidamari-tanpopo.main.jp/
- フェニルケトン尿症親の会連絡協議会　http://www.japan-pku.net/
- 恩賜財団母子愛育会特殊ミルク事務局
  http://www.boshiaiikukai.jp/milk.html（Tel：03-3473-8333）
  『タンデムマス導入にともなう新しいスクリーニング対象疾患の治療方針』特殊ミルク情報 42 巻別冊（2007 年 4 月）がダウンロード可能。

引用・参考文献

1）山口清次．新しい新生児マススクリーニングタンデムマス Q&A2012．厚生労働科学研究（成育疾患克服等次世代育成基盤研究事業）．2012，44p.

2）先天性代謝異常等検査事業マニュアル．千葉県健康福祉部児童家庭課千葉市保健福祉局健康支援課，2013.

3）重松陽介ほか．マス・スクリーニング異常の対応ポイント．小児科診療．76，2013，85-91.

●水野克己

7-54 ビリルビン

検査の目的

新生児は生後2～3日頃になると、ビリルビンの過剰産生ならびに代謝機能の未熟性などにより血清ビリルビン値が上昇し、全身の皮膚や眼球結膜に黄染が見られる。生後5～7日でピークに達し、その後血清ビリルビン値は低下して生後2週間頃にはあまり目立たなくなる。黄疸は生理的な現象の一つで、新生児の95％に見られるが、一般的には後遺症なく改善する。

ところが、アルブミンと結合していない遊離型のビリルビン（unbound bilirubin；UB）は脳の血液脳関門（blood brain barrier；BBB）を通過して大脳基底核や脳幹神経核に沈着し、その結果、ビリルビン脳症を起こすことがある。適切に検査を行えばビリルビン脳症は防ぐことができるので、早期発見ならびに適切な診断と治療が重要である。

通常、黄疸は生後24時間以内には明らかにはならない。生後24時間以内に認められる肉眼的黄疸は早発黄疸と言い、病的な黄疸の一つである。原因としては、溶血性疾患、赤血球の遺伝性疾患・頭血腫などの閉鎖性出血・感染症などが考えられる。

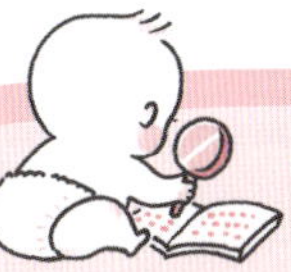

妊婦さんに伝えておきたいことはこれ！

- 日本人の黄疸は白人に比べ、2倍くらい多いことが知られています。
- 早期に発見し適切な治療を行えば、後遺症の心配はありません。

ガイドラインでの推奨

CQ801解説内において、NICUがない施設における新生児搬送の対象となる徴候の一つに、黄疸が挙げられている。また、病的黄疸の目安として、血清ビリルビン値について記載されている。

検査の進め方

実施時期

生後8時間から、8～12時間ごとに測定。

検査の進め方

◉スクリーニング（ビリルビン測定）

1．スクリーニングとして、経皮的ビリルビン測定器を用いて測定する。

2光路2波長型経皮ビリルビン濃度測定器（JM-105、コニカミノルタ）は、1光路2波長型測定計に比べて在胎週数・出生体重・日齢・皮膚色の影響が少なく、測定値はmg/dLで表示される。

安静時に前額部 図1 （または胸骨部）で3回測定し、中央値を求める。

光線療法で皮膚に光線が当たるとその部位の経皮的ビリルビン値は一時的に著しく低下する。よって光線療法終了後1日以上経てから使うか、測定部位にパッチをして光を遮るなど工夫する[1]。

経皮的ビリルビン値は15mg/dL以上では、総血清ビリルビン値と相関しない[1]。

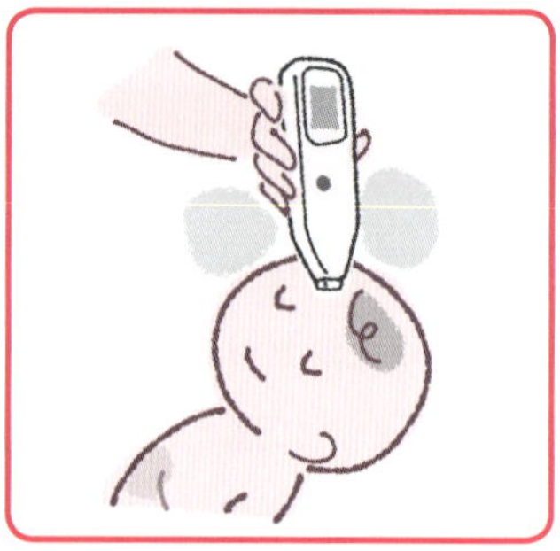

図1 経皮的ビリルビン測定

コツ！

正確な測定

測定プローブは皮膚に対して垂直に当てる。プローブが傾くと測定値に差が出る。また、啼泣時には測定値がばらつきやすいため、安静時に測定を行う。

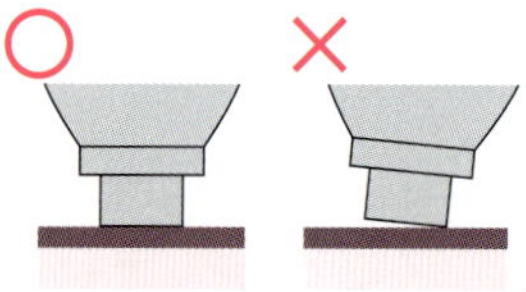

2．スクリーニングで基準値（後述）を超えたら、採血を行い、血清ビリルビン値（総血清ビリルビン値〔total bilirubin；TB〕）を求める。

◉臨床症状の観察

病的黄疸の早期発見には、ビリルビン測定だけでなく、新生児全身の注意深い観察が必要である。肉眼的黄疸の進行は、顔面から胸・腹部の体幹へと広がり四肢へ進む。手掌や足底にまで及ぶものは要注意である。皮膚黄染の消退は下肢から頭部へ向かう。

■ 新生児の観察項目

・哺乳状況：母乳か人工乳か、哺乳力・活動性はあるか。
・排泄状況：便の回数・性状（血便・白色便）など、尿の回数・性状。
・身体所見：感染徴候。低体温・低血糖・徐脈の有無。皮膚粘膜が貧血様か多血様か。頭部の状態（大泉門の膨隆・頭血腫・帽状腱膜下出血の有無）。脱水症状の有無。腹部の状態（膨満・腸管拡張の有無、肝炎などによる胆汁うっ滞、心不全による肝脾腫の有無）など。

数値をどう読む？ どう考える？

基準となる値

経皮的ビリルビン値については 図2[2] を、血清ビリルビン値については、村田・井村の基準 図3[3]、神戸大学の基準 表1[4] などがある。

検査値の解釈と注意点

上記の基準値を用いて管理を行う。基準値を超えた場合、治療を行う。

前日より経皮的ビリルビン値が5以上の上昇を認めた場合、6時間後再検査が必要である。病的黄疸の目安を 表2[5] に示す。

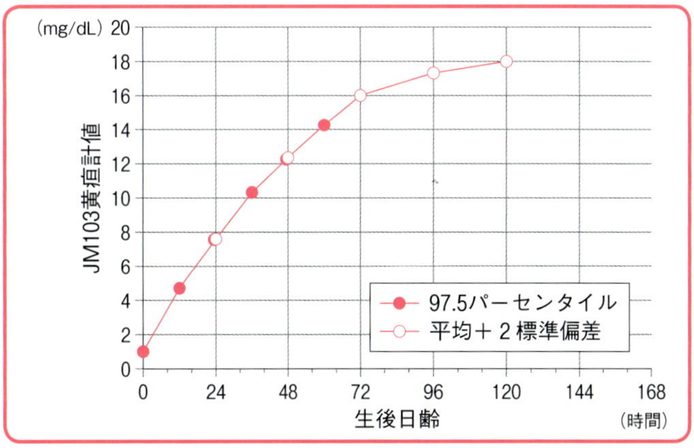

図2 経皮的ビリルビン測定基準値

生後8～12時間ごとに経皮的ビリルビン測定を行い、図の曲線を超えたら血清ビリルビン値を測定する。（文献2より引用）

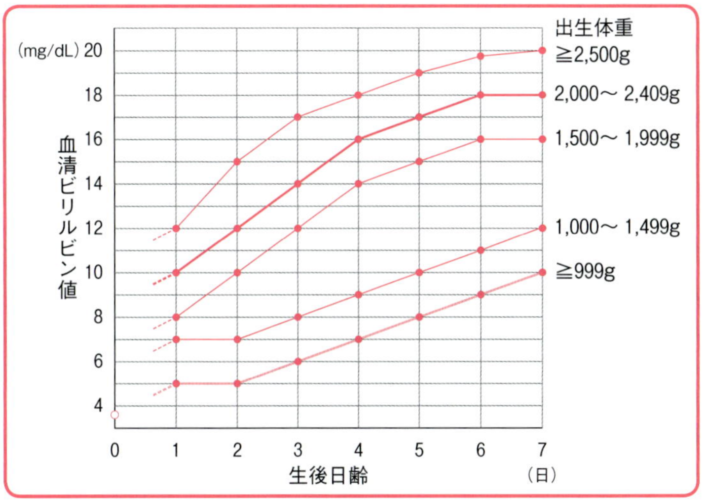

図3 光線療法（村田・井村の基準）（文献3より引用）

表1 光線療法・交換輸血の適応基準（神戸大学小児科、1991年改正）

＜血清ビリルビン濃度による基準＞（単位：mg/dL）　　P：光線療法、ET：交換輸血

出生体重	＜24時間 P／ET	＜48時間 P／ET	＜72時間 P／ET	＜96時間 P／ET	＜120時間 P／ET	＜5日 P／ET
≧2,500g	10／12	12／18	15／20	18／22	18／25	18／25
＜2,500g	8／10	10／15	12／18	15／20	15／20	15／20
＜1,500g	6／10	8／12	8／15	10／18	10／18	12／18
＜1,000g	5／8	6／10	6／12	8／12	8／15	10／15

＜血清UB濃度による基準＞（単位：μg/dL）

出生体重	光線療法	交換輸血
≧1,500g	0.6	1.0
＜1,500g	0.3	0.8

（文献4より引用）

表2 病的黄疸の目安

- 早期黄疸（生後24時間以内の可視黄疸）
- 血清ビリルビン値の上昇速度が6mg/dL/日以上
- 血清ビリルビン値が17mg/dL以上
- 遷延性黄疸（生後2週間以上）
- 血清直接ビリルビン値が3mg/dL以上

（文献5より引用）

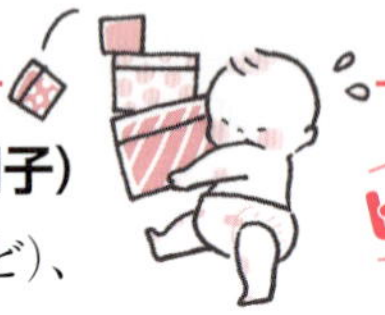

ピットフォール

経皮的ビリルビン測定値が低く出る場合（因子）

循環不全（ショック、心不全、チアノーゼなど）、うっ血、出血斑、多血症、脱水、光線療法後。

異常値を示したら？

⊙原因探索・鑑別

スクリーニングで陽性の場合は採血し、血清ビリルビン値を測定する。その結果、基準値を超えた場合は、原因探索・鑑別のため、以下の血液検査・肝機能検査・感染症関連の検査が必要である 表3 。

- 血液型、血算（ヘマトクリット値を含む）、血液像（赤血球形態、網状赤血救数）
- 血糖値、蛋白、アルブミン値
- アンバウンドビリルビン値（UB）；UB値が測定できない場合、ビリルビンとアルブミンの比（B/A比）を計算

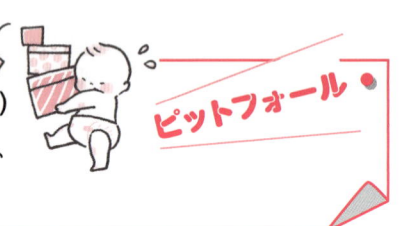

表3 新生児黄疸の原因疾患

間接高ビリルビン血症	ビリルビン生産過剰	溶血性疾患（血液型不適合、遺伝性溶血性貧血） 多血症（糖尿病母体児、双胎間輸血症候群、胎児発育不全） 閉鎖性出血（頭血腫、帽状腱膜下血腫、副腎出血など）
	ビリルビン抱合低下	Crigler-Najjar 症候群
	腸肝循環亢進	消化管通過障害（イレウス、消化管閉鎖） 母乳性黄疸（早期〔授乳不足〕、遷延性）
直接高ビリルビン血症	肝外胆汁うっ滞	胆道閉鎖症、胆道拡張症
	胆内胆汁うっ滞	感染症（TORCH 症候群、敗血症など） 新生児肝炎（原因不明の胆汁うっ滞症） その他（ガラクトース血症、甲状腺機能低下症など）

・クームス検査／試験（間接・直接クームス試験）

⦿治療法

光線療法が第一選択である。光エネルギーにより、脂溶性の間接ビリルビンを水溶性の異性体に変化させ、尿や胆汁中に排泄させる。光線療法で効果が不十分な場合には、交換輸血を行う。高度の高ビリルビン血症やビリルビン脳症の症状出現に対する治療である。

そのほか、血液型不適合の場合はγ－グロブリン療法、交換輸血中の血液準備中などはアルブミン投与（遊離ビリルビンを減少させる）で対応する。

⦿退院後のフォロー

早期退院傾向にあるため、退院後も黄疸（ビリルビン）検査の必要性を家族に伝える。母子手帳の便カラーカードを参考に家族にチェックしてもらい、胆道閉鎖症の早期発見に努める。

引用・参考文献

1）山名啓司ほか．経皮ビリルビン濃度測定装置．周産期医学．48（6），2018，702-6.
2）河田興ほか．黄疸のスクリーニング．周産期医学．37（1），2007，55-9.
3）井村総一．光線療法の適応基準と副作用の防止．日本臨牀．43，1985，1741-8.
4）神戸大学医学部小児科編．“高ビリルビン血症の管理”．新版未熟児新生児の管理．東京，日本小児医事出版社，2000，225-40.
5）日本産科婦人科学会／日本産婦人科医会編．“CQ801：出生直後の新生児呼吸循環管理・蘇生については？”．産婦人科診療ガイドライン産科編 2017．東京，日本産科婦人科学会，2017，409-16.
6）鈴村宏．新生児における黄疸のスクリーニング．産婦人科治療．97（6），2008，583-7.
7）李容桂．“新生児の黄疸”．産婦人科救急のすべて．産婦人科治療増刊．大阪，永井書店，2010，779-86.
8）日下隆．“新生児編：光線治療”．周産期医学必修知識．第7版．周産期医学増刊．東京，東京医学社，2011，933-4.
9）水野克己．“生後早期に注意するポイント：黄疸”．よくわかる母乳育児．改訂2版．東京，へるす出版，2012，132-41.
10）和田浩．“黄疸”．周産期診療指針 2010．周産期医学増刊．東京，東京医学社，2010，543-7.

●水野克己

7-55 新生児聴覚スクリーニング

検査の目的

新生児聴覚スクリーニング（neonatal hearing screening；NHS）は障害を早く発見し、早期に援助することにより、言語発達を促し社会適応を可能にすることを目的とする。

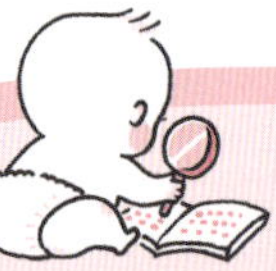

妊婦さんに伝えておきたいことはこれ！

- 児の聴覚障害を早く発見するためのスクリーニング検査です。
- 言語発達の最も重要な時期は生後６か月まででですので、少なくとも６か月頃までに難聴が発見できた場合、その後の言語習得支援が得やすいです。
- この時期に重要なのは、安定的な母子関係の中で、適切なコミュニケーションの環境をつくることによって、児の全体的な発達を促すことでもあります。
- 再検査となった場合も早期支援により良好な社会生活を営むことができます。
- スクリーニング検査で「要検査（refer）」となる割合は、片側の「要精査」の例も含めて、自動聴性脳幹反応（自動 ABR）では約 1％で、耳音響放射（OAE）ではこれよりやや高くなります。
- スクリーニング検査は、精密検査の必要性を判定するための検査で、難聴の有無を判定するものではありません。

※妊娠中、あるいは分娩後の早い時期に伝えましょう。

ガイドラインでの推奨

CQ802

・インフォームドコンセントを取得したうえで聴覚スクリーニング検査を実施し、母子手帳に結果を記載する。（B）

検査の進め方

実施時期

生後1日以降、退院までに再検査できる日程で行う。NICUに入院している児は在胎36週以降、退院前までに実施する。何らかの事情で、入院中に聴覚検査を実施できなかった場合は、生後1か月以内に実施する。

検査の進め方

検査の前に、どのような検査なのか、何が分かり、その後はどうなるのかなどを説明し同意を得る。検査は短時間で済み、児にとって痛みなど侵襲性はなく、検査を行うのに特別な資格は必要ない。

新生児聴覚スクリーニングに使用する聴覚検査は2つの方法があるが、「産婦人科診療ガイドライン産科編2017」では自動聴性脳幹反応（自動ABR）が推奨されている。

⊙自動聴性脳幹反応（自動ABR）

自動ABR（automated auditory brain stem response）は音に対する反応を脳波で検出する方法で、検査機器に自動判定機能が備わっている 図 。35dBというささやき声くらいの大きさの音に対する反応をみており、軽度の難聴から発見することが可能である。

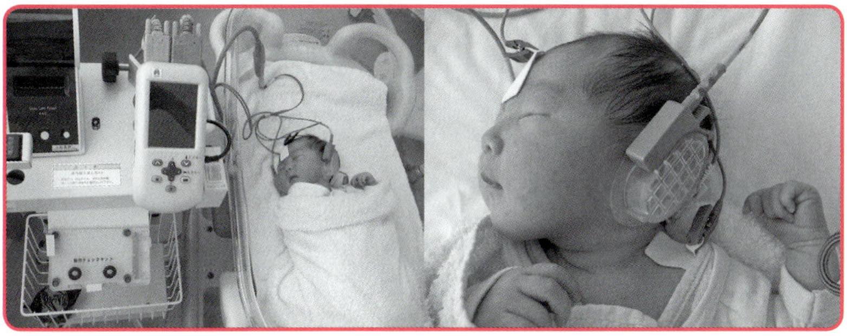

図 自動ABR検査

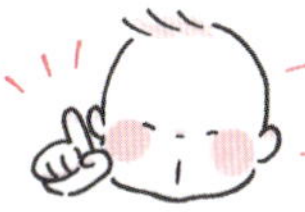

コツ！

自動ABR検査

- 自動ABRは授乳後の自然睡眠中が検査しやすい。OAEは泣いていなければ検査可能である。
- ベッドサイドでも検査可能だが、できるだけ静かな場所で検査を行う。
- 自動ABRは電極の接触抵抗値が上がらないように皮膚の清拭を行った後に、児が起きないように優しく電極装着を行う。あらかじめ電極を装着しておき、眠った後に検査することもできる。

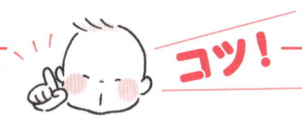

⊙耳音響放射（OAE）

OAE（otoacoustic emissions）は内耳の機能を測定して自動判定する方法で、刺激音を聞かせることにより起こる内耳が発生する微弱な反応を測定する。この反応が得られた場合、約 40dB 以上の聴力があると言われている。

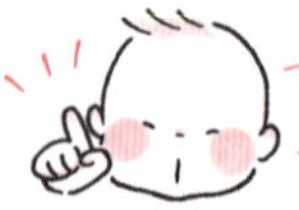

コツ！

OAE 検査

OAE で検査を行う場合は、検査前に外耳道の入り口の耳垢を綿棒で除去する。あまり奥まで綿棒を入れないように注意する。

所見をどう読む？ どう考える？

正常所見

- パス（pass）

所見の解釈と注意点

自動 ABR、OAE で検査した場合、パス（通過）とリファー（refer、要再検査）という 2 種類の検査結果が出る。「パス（pass）」の場合は検査による反応が得られたということであり、検査時点では正常な聴力であると考えられる。難聴はないものとしてよいが、後天性あるいは遅発性の難聴の有無について保証されるものではない。自治体や病院で行われる乳児、1 歳半、3 歳児健診を受けることを勧める。

要再検となったら？

リファー（要再検査）と検査の結果が出ても、この時点で難聴であると診断されるわけではない。神経の発達には個人差もあり、出生後間もない時期は耳の穴や鼓膜の奥に羊水がたまっていて、検査の結果が悪く出ることもある。自動 ABR であればもう一度検査する。OAE で要再検となった場合、自動 ABR での再検査を検討する。

⊙それでもリファーとなった場合

精密検査機関に紹介する[1]。保護者に対しては、「反応が不十分であるが、偽陽性のこともある。聴覚障害があるか否かは現時点では詳細は不明なので、聴覚の専門医による精密検査を受ける必要がある」ことを説明する。母一人にではなく、家族が同席した場で、プライバシーに配慮し実施する。聴覚検査の結果を紹介状に記載し、日本耳鼻咽喉科学会が指定した精密検査機関およびフォローアップを担当する小児科医へ紹介する。

引用・参考文献

1）日本耳鼻咽喉科学会．新生児聴覚スクリーニング後の精密聴力検査機関リスト．
http://www.jibika.or.jp/citizens/nanchou.html（参照 2018-7-11）

2）國方徹也．新生児聴覚スクリーニング検査．ペリネイタルケア．37（5），2018，438-41.

●水野克己

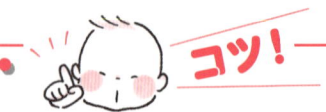

第8章

ケーススタディ 検査はこう活用しよう!

Case 1 ~ 12

Case 1 切迫早産様症状が認められる

事例

34歳の初妊婦。身長158cm、体重49kg（非妊時）。妊娠初期より自院で妊婦健診を行っていたが、特に著変を認めなかった。妊娠32週時に規則的な子宮収縮を自覚し受診した。子宮頸管の開大は認めなかったがCTGにて子宮収縮を規則的に認めたため、リトドリン塩酸塩錠が処方された。自宅安静と内服で落ち着くようであれば2週間後に受診するように指示された。

妊娠33週4日、突然下腹部痛を自覚するようになった。しばらく休んでいたが痛みが継続し、次第に我慢ができなくなってきた。性器出血も少量認めた。2週間前に処方されたリトドリン塩酸塩錠は夕食後、ちょうど1時間前に服用したばかりだった。本日は休日でこのまま様子を見るべきか、受診すべきか心配になり、かかりつけの産婦人科に電話連絡した。

診断までの流れ

妊婦が下腹部痛を訴えた場合、切迫早産や陣痛発来による子宮収縮の痛みなのか、常位胎盤早期剝離による子宮の硬直なのかの鑑別は難しい。切迫早産や陣痛であれば、規則的あるいは不規則な子宮の収縮であるため、必ず間欠期が存在する。一方、常位胎盤早期剝離であれば持続的な硬直となることが多い。しかし、両者の鑑別を電話で行うのは経験豊富な医師でも難しい。切迫早産が抑制できない状況や分娩が急速に進行した症例の中には、分娩後に胎盤の娩出とともに血腫が排出され、初めて早剝だったことに気付く「不顕性」の状況も存在する。そのため、来院を促し診察を行うことが望ましい。継続的な痛みやうずくまるような状況であれば最悪の状況を想定し、救急車での来院を促すことも必要である。

検査の進め方

夜間など、呼び出しのため医師がすぐに診察できない状況であれば、まずは分娩監視装置を装着する。子宮収縮の状況と胎児心拍数モニタリングによる胎児監視を行い、児のwell-beingを確認する（第5章㊺ p.190参照）。この際、妊婦の腹部を触診し、いわゆる「板状硬」になっていないかを確かめる。持続して子宮が硬い場合や間欠期も硬い場合は、早剝の可能性がある。

早剝の場合、CTGにて数分間隔の規則的な子宮収縮ではなく、いわゆる「さざ波様」の持続的な収縮パターンとなることも多い。胎児心拍は異常波形となる場合もあるが、早期であれば正常波形であるため、異常がないからといって安心はできない。

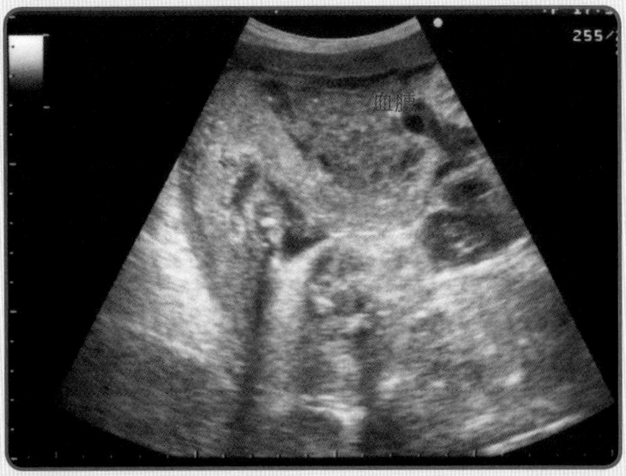

図 **早剝の超音波画像**

子宮口からの出血は切迫早産が進行しても、早剝でも認められる。ただし、凝血塊を認める場合は早剝を強く疑う。また分娩が進行中の症例では、通常より出血が多い場合は早剝を疑う。

超音波検査は、早剝を早期診断する一助になる。**図**のように、胎盤後面に血腫を認めるようであれば確定診断に至る。ただし、早剝の診断に熟練した医師でなければ、画像だけで早剝と診断できない場合も多い。

コツ！

早剝を疑う

早剝は早期であれば必ずしも胎児機能不全を伴わない。切迫早産でも陣痛でも、今までの規則的な「痛み」以外の痛みを訴えた場合は、常に念頭に置く。痛みの間欠期に本当に子宮が柔らかくなるのか、それとも「板状硬」なのかは、日ごろから妊婦のお腹を触る経験を積み重ねることで感覚が研ぎ澄まされる。

早剝診断後の流れ

早剝と診断されれば、胎児心拍数パターンが正常波形であれ、異常波形であれ、急速遂娩が必要である。子宮口全開大でなければ緊急帝王切開が必要で、手術のための人員確保が急務である。

早剝は、産科 DIC スコアの基礎疾患として取り上げられており、播種性血管内凝固（DIC）を合併する可能性が高い。そのため、早剝と診断されれば直ちに凝固・線溶系の血液検査を行う（第 4 章㉝ p.140 参照）。その際は今後の輸血の可能性も考慮し、クロスマッチ用の採血も必要である。DIC への進展は時間経過とともに可能性が高くなる。胎児死亡に至っている症例では極めて高い。

帝王切開分娩でも経腟分娩でも、分娩後に DIC 型後産期出血を合併することがあり、凝固・線溶系や血算を含めた血液検査とショックインデックスの把握が必要となる（第6章㊾ p.211 参照）。

分娩の際は、児が胎児機能不全の状態で出生する可能性があるため、新生児蘇生が必要となることがある。新生児蘇生に熟練した産科医や小児科医の立ち合いが望ましい。

最後に

この事例の場合、来院を促し早期に対応することで、母児ともに重篤な合併症に至らなかった。しかし、夜間や休日に「様子を見てください」や「リトドリン塩酸塩錠をもう1錠内服して経過を連絡してください」などといった説明をすれば、胎児死亡や母体の DIC の進行といった重篤な状況に至る可能性がある。

●中田雅彦

Case 2 妊娠高血圧症候群の妊婦が頭痛を訴えた

事 例

32歳の3経妊2経産婦、母親に高血圧家族歴あり、36、37週の尿蛋白（2+、3+）以外異常なく経過した。37週6日、破水、陣痛発来にて前医に入院となった。入院時、子宮口6cm開大、血圧184/123mmHg、医師の指示にて10分ごとに血圧は測定されたが降圧薬は使用されなかった。2時間後に自然経腟分娩（分娩時血圧219/128mmHg）にて、2,090gの女児を娩出した。産後1時間に頭痛が出現（血圧185/104mmHg）したためニフェジピン1capを舌下投与した。3時間後に生あくびが頻発し、頭痛を訴えていたが血圧165/97mmHgに下降したため、アセトアミノフェンを内服させ帰室させた。4時間後に強度の心窩部痛が出現（血圧180/108mmHg）するもスコポラミン筋注で対応した。6時間後に痙攣発作が出現し（血圧200/115mmHg）、A病院へ搬送となった。緊急CT上脳出血は認めず、子癇と診断した。

産褥1日目の血液検査上、AST 615、ALT 310、LDH 1,820、PLT 90,000であり、HELLP症候群の診断にてガベキサートメシル酸塩（エフオーワイ®）、ニカルジピン、アンチトロンビンⅢ、フェニトイン、グリセリンを使用。頭部FLAIR、DWI上、両側後頭葉、視床、被殻、橋に血管原性脳浮腫を認めた。産褥2日目の血液検査上、AST 2,670、ALT 2,240、LDH 3,620、PLT 60,000であった。産褥4日目、CT上、両側胸腹水、肝右葉虚血性壊死を認めた。産褥7日目、経皮経肝膿瘍ドレナージ（PTAD）および右胸腔ドレナージを開始した。その後胸水は漸減し、産褥73日目に胸腔ドレーン、PTAD抜去、産褥90日目に退院となった。

子癇と妊産婦脳卒中の疫学

WHOによる系統的解析（n = 2,231,500）では高血圧合併症が全世界の妊産婦死亡原因の第2位（14%）[1]、わが国の全国調査（n = 213）でも脳卒中が妊産婦死亡原因の第2位（16%）[2]と報告されており、脳卒中は妊産婦死亡の重要な原因疾患である。子癇発症頻度は、先進国では分娩の0.03～0.05%、わが国では0.04%、発展途上国では0.28%との報告がある。妊産婦脳卒中発症率は4.3～210例/10万分娩、母体死亡率は脳卒中発症例の9～38%との報告がある。愛知県全分娩施設対象調査（AICHI DATA）[3]によると、愛知県における2005～2015年の総分娩数708,547件中、子癇が259例、脳卒中が63例（出血性43例、虚血性20例）発症した。子癇の37%、脳卒中の41%は一次医療施設での発症、子癇の4%、脳卒中の29%は医療施設外での発症であった。子癇の発症時期は、妊娠中19%、分娩中39%、産褥42%で、予後は良好であった（死亡率0.4%）。脳卒中の発症時期は、妊娠中

43%、分娩時 19%、産褥 38%で、予後不良であった（死亡率 16%）。以上から分娩中から産褥早期の発症の多さを認識する必要がある。

診断までの流れ

入院時血圧 184/123mmHg、分娩時高血圧の管理

本事例のように、妊娠中に妊娠高血圧症候群を認めずに経過したにもかかわらず、陣痛発来後に初めて高血圧を発症する場合がある（labor onset hypertension；LOH）。分娩Ⅰ～Ⅱ期は頻回な陣痛とそれに伴う腹痛を認めるため、母体血圧の正確な把握は容易ではなく、分娩中の母体血圧推移に関する報告も少ない。

妊娠中に妊娠高血圧症候群を認めなかった妊婦 1,349 例に対して分娩Ⅰ～Ⅱ期に 2 時間以内間隔で血圧測定したわれわれの検討では、76%は分娩Ⅰ～Ⅱ期において陣痛間欠時収縮期血圧＜ 140mmHg（normotensive 群）で推移したが、18%は 160mmHg ＞収縮期血圧≧ 140mmHg（mild LOH 群）、5%は 180mmHg ＞収縮期血圧≧ 160mmHg（severe LOH 群）、1%は収縮期血圧≧ 180mmHg（emergent LOH 群）を示した[4]。分娩中最高収縮期血圧値、分娩時収縮期血圧値、降圧薬使用率、緊急分娩率、アプガースコアが 4 群間で有意差を認め、emergent LOH 群に 1 例の子癇を認めた。LOH の特徴は分娩終了とともに比較的すみやかに血圧が下降し、産褥 3 ～ 4 日にかけて再度上昇傾向を認めることである 図 。このように陣痛発来後に初めて高血圧を呈する症例があることを認識すべきである。また、子癇例では子癇発作直後に高血圧を示すことが多いが、発作前に急激な血圧上昇を示す例もある。これらのことより、血圧のモニターは子癇予知に有効である可能性がある。

「産婦人科診療ガイドライン産科編 2017」CQ309-4 では陣痛発来後に初めて高血圧を呈

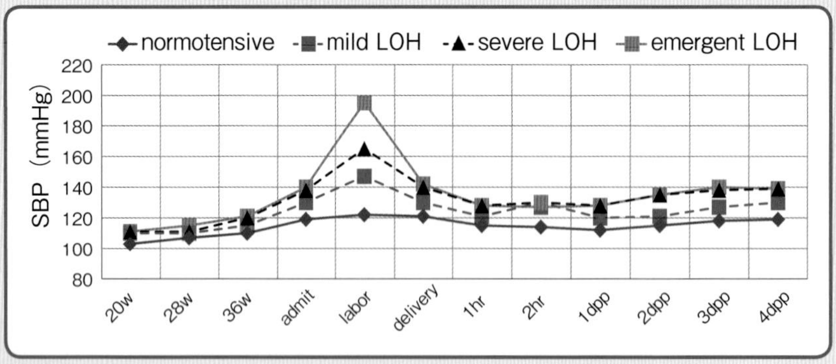

図 妊娠中正常血圧であった妊婦 1,349 人における妊娠中、分娩時、産褥期の血圧推移

normotensive 群（n ＝ 1,023）、mild LOH 群（n ＝ 241）、severe LOH 群（n ＝ 66）、emergent LOH 群（n ＝ 19）の SBP（収縮期血圧）値の推移。LOH 群も分娩終了により比較的すみやかに降圧するが、産褥 3 日から 4 日にかけて再度血圧上昇傾向を認めた。

する症例があることを認識することと同時に、全症例において入院から分娩終了までの間に適時血圧測定を行うことを勧めた（推奨C）。特に妊娠高血圧症候群妊婦、入院時に高血圧を示した妊婦においては定期的（2時間以内間隔）血圧測定を勧めた（推奨B）。この場合の血圧測定間隔に関する明確なエビデンスは得られていないが、妊娠中正常血圧妊婦に対して2時間以内間隔で血圧測定した結果6％が分娩時に重症高血圧を呈したこと、およびCQ415-2「子宮収縮薬使用中にルーチンに行うべきことは？」において高血圧の可能性を有する子宮収縮薬使用中に2時間ごとの血圧測定を求めていることから、分娩中に高血圧を呈するハイリスク群に関して、有効な陣痛があり分娩が進行している場合は2時間以内の血圧測定間隔を求めた（推奨B）。

分娩Ⅰ～Ⅱ期の母体血圧測定と血圧値の医師への報告について、医療スタッフの判断に任せている医療施設が各々14％、23％存在するとの報告がある[5)]。分娩中の血圧上昇は子癇や脳卒中（脳出血、脳梗塞）危険因子の可能性があり、医療介入が必要となる場合がある。入院中妊婦において、新たに高血圧が確認されたらただちに医師に伝えさせる。報告義務血圧カットオフ値は各施設において事前に設定しておく。医師は医療介入の要否について判断することになる。ガイドラインCQ309-4では、報告義務血圧カットオフ値は各施設において事前に設定しておくとした（推奨B）。

分娩1時間後血圧185/104mmHg、頭痛出現、ニフェジピン舌下投与　分娩3時間後血圧165/97mmHg、生あくびと頭痛がある状態での帰室

降圧が必要な血圧カットオフ値に関する明確なコンセンサスはないが、160/110mmHg以上の場合には、硫酸マグネシウム（$MgSO_4$）を用いた痙攣予防や降圧薬による高血圧軽症レベルまでの降圧を考慮する。高血圧緊急症（180/120mmHg以上で脳心腎大血管に急性障害が生じ進行している状態）では速やかな降圧治療が必要となる[6)]。降圧薬としてメチルドパ、ヒドララジン、ニフェジピン、ラベタロール、ニカルジピンが使用可能であり、調節性に優れたニカルジピンが推奨される。脳出血未止血時にはヒドララジンの使用を控える。また、ニフェジピン舌下投与は、急激な血圧変動の危険性から使用が控えられる。

分娩時高血圧では通常、妊娠終了とともに血圧下降が見られることが多いが、分娩後も持続する高血圧と強度頭痛は子癇や脳卒中の前兆の可能性を常に念頭に置いておく必要がある。また、バイタルが不安定な状況では観察が容易な場所で管理し、安易に帰室させるべきではない。

分娩4時間後血圧180/108mmHg、HELLP症候群の典型的症状を対症療法で対応

分娩後も持続する高血圧と心窩部痛はHELLP症候群の可能性を示唆し、症状はスタッフから医師に遂次報告されなければならず、この段階での高次医療施設への搬送が必要である。HELLP症候群を合併した場合は、短時間のうちに播種性血管内凝固症候群（DIC）に陥り、脳出血のリスクが非常に高まることを認識する必要がある。HELLP症候群のまれな合併症として、肝被膜下出血や肝臓壊死などが報告されている。

分娩6時間後血圧200/115mmHg、痙攣発作出現により救急搬送

子癇は「妊娠20週以降に初めて痙攣発作を起こし、てんかんや二次性痙攣が否定されるもの」と定義される。子癇前駆症状として、頭痛、眩暈、眼華閃発、羞明、視力障害、胃痛、吐気、嘔吐があるが、子癇症例の38％が前駆症状を伴わず発症する[7]。

痙攣、意識障害など神経学的異常症状合併妊婦の管理は、救急処置を最優先し、人手確保、バイタルチェック、気道確保、ルート確保、胎児心拍数確認が必要である。酸素投与、適切な抗痙攣治療、降圧治療を行い、分娩前の場合は緊急帝王切開か急速遂娩を考慮する。分娩前発症例では瞬時に胎児機能不全（NRFS）に陥る可能性を認識する必要がある。子癇と脳卒中の鑑別は容易ではない。実際には臨床症状のみによる子癇と脳卒中との鑑別はほぼ不可能であり、ガイドラインCQ309-3では頭部CTあるいはMRIにより両者の鑑別を行うとした（推奨B）。画像診断が不可能な一次医療施設において脳卒中の可能性があると判断された場合、脳外科対応可能な高次医療施設への遅滞なき母体搬送に踏み切る。

ガイドラインでの推奨

CQ309-4

・妊婦が分娩のために入院した時には血圧測定と尿中蛋白半定量検査を行う。(B)
・入院から分娩終了までの間に適時血圧を測定する。(C)
・特に妊娠高血圧症候群妊婦、入院時に高血圧を示した妊婦においては、陣痛発来後は定期的に血圧を測定する（測定間隔は2時間以内）。(B)
・医師に対して報告すべき血圧値を事前に設定しておく。(B)
・分娩中に頭痛、視覚障害、意識障害、あるいは上腹部痛を訴えた場合には血圧を測定する。(B)
・収縮期血圧180mmHg以上あるいは拡張期血圧120mmHg以上が反復して認められた場合、高血圧緊急症と診断して速やかに降圧治療を開始し、硫酸マグネシウムによる痙攣予防を行う。(B)

CQ309-3

・妊産褥婦が痙攣を起こしたときは母体救急処置（A)、抗痙攣薬による痙攣抑制（B)、160～179/110～119mmHgが確認された場合、降圧薬による降圧治療を行う（C)。
・脳卒中を含む他疾患との鑑別を行う。(B)
・脳卒中が疑われる場合は頭部CTあるいはMRI検査を行う。(B)

引用・参考文献

1） Say L, et al. Global causes of maternal death: a WHO systematic analysis. Lancet Glob Health. 2, 2014, e323-33.
2） Hasegawa J, et al. Current status of pregnancy-related maternal mortality in Japan: a report from the Maternal Death Exploratory Committee in Japan. BMJ Open. 6, 2016, e010304.
3） 大野泰正．脳神経外科と協働する妊産婦死亡防止対策：妊産婦の脳出血への対応を脳神経外科と協働する．日本産科婦人科学会雑誌．70, 2018, 1165-9.
4） Ohno Y, et al. The risk factors of labor onset hypertension. Hypertens Res. 39, 2016, 260-5.
5） Ohno Y, et al. Questionnaire-based study of cerebrovascular complications during pregnancy in Aichi Prefecture, Japan (AICHI DATA). Hypertens Res Preg. 1, 2013, 40-5.
6） Chobanian AV, et al. Seventh report of the Joint National Committee on prevention, detection, evaluation, and treatment of high blood pressure. Hypertension. 42, 2003, 1206-52.
7） Munro PT. Management of eclampsia in the accident and emergency department. J Accid Emerg Med. 17, 2000, 7-11.

●大野泰正

Case

3 妊婦が突然意識を失った

事例

40歳、初産。妊娠36週の妊婦健診で収縮期血圧が135mmHgであったため、自宅での安静を勧められていた。妊娠37週に自宅で突然、気分不良を訴えた。頭痛を伴い、家人が救急車を呼び、健診を受けている総合病院産婦人科に搬送された。救急隊到着時の血圧は180/90mmHg、呼び掛けに反応せず意識障害が認められた。また、救急車内で全身性の痙攣発作が認められた。

基本的な知識と考え方

意識障害の定義は「物事を正しく理解することや、周囲の刺激に対する適切な反応が損なわれている状態」とされる。この状態の原因は、大脳皮質または皮質下の広範な障害、視床下部の病変、または脳幹の上行性網様体賦活系の障害とされる。量的変化（清明度低下）、質的変化（意識の変容）に大きく分類され、さらに分類不能な特殊な意識障害が存在する。量的変化は昏睡、半昏睡、昏迷、傾眠に分類され 表1 、質的変化はせん妄、もうろう状態に分類される。また、特殊な意識障害には無動性無言、失外套症候群、遷延性植物状態などがある。

原因は多岐にわたるが、大脳や脳幹を直接障害する頭蓋内病変と、脳神経機能を二次的に障害させる種々の全身性の異常（頭蓋外病変）に分けられる。また、妊婦という観点からは、産科疾患に伴う意識障害と、偶発的に、もしくは妊娠が誘発して発症した合併症による意識障害に分けることができる。

妊娠中に見られる意識障害の原因となる疾患を 表2 に示す。多くが母児の生命予後に直結する疾患である。脳障害以外では、糖尿病性ケトアシドーシス（diabetic

表1 意識障害の量的変化

昏睡（coma）	いかなる刺激にも反応しない。
半昏睡（semicoma）	皮膚を針で強く刺激して痛みを加えると、手足を動かしたり、顔をしかめて嫌がるような動作を示す。
昏迷（stupor）	種々の刺激に反応し、刺激を避ける動作をする。時に追い払おうとする。刺激を続けると簡単な質問や指示に応じることもある。
傾眠（somnolence）	放っておくと眠っているが、種々の刺激で目を覚まし、質問に答えたり動作を行う。

表2 妊娠中に見られる意識障害の原因となる疾患

妊娠・分娩に伴うもの	偶発合併症
・重症妊娠悪阻（Wernicke 脳症） ・妊娠高血圧症候群 　子癇 　HELLP 症候群 ・羊水塞栓 ・子宮破裂 ・子宮内反症	・脳血管障害 　脳出血 　くも膜下出血 　もやもや病 　脳梗塞 ・脳腫瘍 ・糖尿病性昏睡 ・肝不全 ・脳炎、髄膜炎 ・てんかん、ヒステリー ・外傷 ・Adams-Stokes 症候群

ketoacidosis；DKA）、Adams-Stokes 発作など注意しなくてはならない疾患は多い。予後が重篤なものから鑑別していく姿勢が求められる。

妊娠中の意識喪失（意識障害）に対しての検査、治療を進めていく際には、妊婦に特異的な以下の点を考慮しなくてはならない。

・妊娠の時期によって、放射線による検査は注意して行う必要がある。また、可能な限り胎児に影響のない治療薬を用いる。ただし、母体の重症度によってはその限りではない。
・母体の治療とともに胎児の評価が求められる。意識障害を起こす原因によっては、胎児の well-being が損なわれる場合もある。
・妊娠が症状を増悪させている場合、または、妊娠により有効な治療ができない場合、妊娠の終了を考慮しなくてはならない。

診断までの流れ

プライマリ処置

意識障害の患者に対しては、患者救命のための処置と病因・病態を診断するための検査を同時進行で行う。まず、呼吸、心拍（心電図）、酸素飽和度のモニターをつけ、膀胱カテーテルを挿入し、バイタルサイン（脈拍、血圧、呼吸数、体温、尿量）を確認する。必要であれば、救命処置として気道、呼吸、循環の確保を行う。血管確保を行う際に採血し、検査に提出する。経皮的酸素飽和度モニターで異常があれば、血液ガス分析を行う。痙攣がある場合には速やかに抗痙攣薬の投与を行い、痙攣を抑える。高血圧が認められる場合には降圧を図り、子癇（後述）が考えられる場合、硫酸マグネシウムの投与を開始する。

意識障害の評価

救命処置と並行して意識レベルの評価を行う。意識レベルの評価には、Japan Coma Scale（JCS 表3）や Glasgow Coma Scale（GCS）が用いられる。JCS は数値が高いほ

表3 Japan Coma Scale（JCS）

Ⅲ．刺激しても覚醒しない（deep coma, coma, semicoma）
　300．まったく動かない
　200．手足を少し動かしたり顔をしかめたりする（除脳硬直を含む）
　100．払いのける動作をする
Ⅱ．刺激すると覚醒する（stupor, lethargy, hypersomnia, somnolence, drowsiness）
　30．痛み刺激で辛うじて開眼する
　20．大きな声、または体を揺さぶることにより開眼する
　10．呼び掛けで容易に開眼する
Ⅰ．覚醒している（confusion, senselessness, delirium）
　3．名前、生年月日が言えない
　2．見当識障害あり
　1．だいたい意識清明だが、今ひとつはっきりしない

付　R：不穏、I：糞尿失禁、A：自発性喪失

ど重症である。意識レベルの評価は経時的に数回行い、変化を記録する。

救命処置が行われた後、同伴者から意識消失時の様子、既往歴などの聴取を行う。糖尿病、不整脈の既往歴はないか、薬物の常習歴はないかなど、治療に直接結びつく情報が家族から得られることがある。

診断へのアプローチ

CT、MRI などの検査を進めていく。理学所見、血液検査のデータ、画像所見、病歴で診断にアプローチし、基礎疾患の治療を進める。今回の事例では、病歴から妊娠高血圧症候群が背景にある可能性が高い。妊娠高血圧症候群で痙攣、意識障害を呈する場合に子癇（eclampsia）を考える。しかし、頻度は高くないが、脳出血の可能性を念頭に置いておくべきである。妊娠中の脳出血の約 1/3 に妊娠高血圧症候群の合併が見られる。

⊙子癇

妊娠高血圧症候群の病型分類の一つである子癇は、妊娠 20 週以降に初めて痙攣発作を起こし、てんかんや二次性痙攣が否定された状態と定義される。子癇の痙攣発作は突発性、全身性であり、典型的な例では強直性から間代性痙攣に移行する。子癇の病態は可逆性の後頭葉に見られる脳浮腫とされ、神経麻痺を起こすことは脳出血を合併しない限りないとされる。

子癇の場合、誘導期と呼ばれる意識消失、眼球上転、顔面蒼白、瞳孔散大、開口障害などの症状を呈する約 1 分間の時期を経て、全身の強直性痙攣、次いで間代性痙攣を起こす。その後、筋肉は弛緩し痙攣は消失する（昏睡期）。しかし、実際は非典型的な痙攣も多い。

⊙脳出血

子癇が原則的に可逆的な変化なのに対して、脳出血は非可逆的である。また、子癇はそのものが直接的に死亡原因になることは少ないが、脳出血は妊産婦死亡に直結する病態である。両者は、初発の臨床症状が類似している。また、子癇後の脳出血の報告もあり、一部がオーバーラップしている。両者の治療へのアプローチが大きく異なることと、特に脳

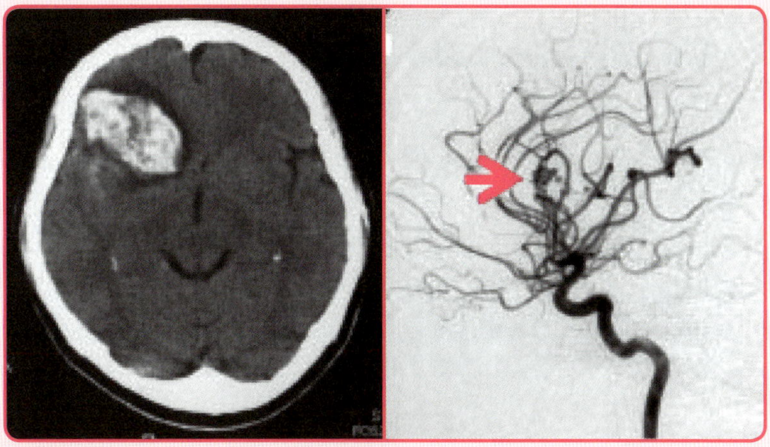

図1　脳出血のCTおよびMRA画像
左：妊娠20週での脳出血CT画像。
右：その原因となった脳動静脈奇形のMRA画像（矢印部が脳動静脈奇形）。

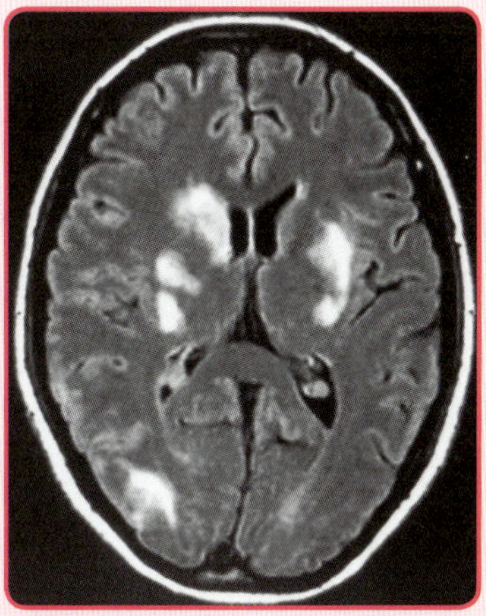

図2　子癇症例のMRI画像
FLAIR画像で高信号領域を基底核領域と後頭葉に認める。

出血の場合、診断の遅れが不良な予後に直結することから、速やかな鑑別が求められる。初発症状は意識障害、痙攣であることが多い。特に重症例では、この両症状を必ず呈している。脳出血には高血圧が先行するが、出血後にもさらなる高血圧の続発が多い。

画像診断

頭部の画像診断は鑑別に有用である。脳出血が少しでも疑われる場合には、CTだけでもできるだけ速やかに撮影する。脳出血はCTでほぼ診断可能であり 図1 、診断されれば脳神経外科での治療を開始する。子癇の場合、CTでは一般的な脳浮腫の像が見られるだけで特異的な所見はないが、MRIではT2強調画像とFLAIRで高信号領域として描出される脳浮腫が特徴的所見とされる[1] 図2 。特に、浮腫は後頭葉に両側対称に見られることが多く、posterior reversible encephalopathy syndrome（PRES）と表現される。

本事例での診断の流れ

背景として40歳、初産で外来での血圧が軽度上昇しており、妊娠高血圧症候群の発症に注意すべき症例である。気分不良と頭痛で発症し、血圧の急激な上昇があり、意識障害、痙攣発作を認めることから脳血管障害と子癇発作を強く疑う。より重篤で生命にかかわる脳出血を念頭に置き検査、治療を進める。脳出血の診断にはCTが有用であり、また、短時間で撮影できることから、まずCTを行う。同時に子癇であった場合を考え硫酸マグネシウムの急速飽和を行う。呼吸状態などを観察し、蘇生が必要であれば優先して行う。また、CT撮影時のバイタルサインの急変には注意をはらう。CTで脳出血が認められる場合には速やかに脳神経外科での加療を開始する。脳出血に対する集学的な管理の一環として産科的な関わりが必要な場合には妊娠の終了も含めて対応する。脳出血が認められず、子癇であった場合には、再度の発作に備えて厳重に血圧管理を行うと同時に妊娠の終了を考慮する。脳出血が認められない場合には、全身状態を観察しながらMRIを行い、脳梗塞を含めたその他の脳血管障害の可能性を考慮する。

治療

脳出血の場合は、先述したように脳神経外科での治療を速やかに開始する。予後は、発症部位や程度によって規定される部分が大きいが、手術適応の判断も含めて専門施設への搬送を優先する。

子癇の治療は、痙攣の際に舌を損傷しないように注意し、呼吸抑制があれば、挿管して気道を確保し、人工呼吸を行う。痙攣発作は約10%で反復するとされている。まず、硫酸マグネシウム2～4gを30分かけて静脈注射し、その後1～2g/hrで持続投与する。硫酸マグネシウムの有効血中濃度は4～8mEq/Lで、中毒量では呼吸抑制や心停止などの重篤な副作用を呈すことがあり、投与中には定期的な血中マグネシウム濃度測定が必要となる。妊娠中で血圧が高い場合には、140/90mmHg程度を目標に血圧を低下させる。

児の周産期予後は5.6～11.8%で悪化すると報告されており[2～5]、胎児のwell-beingの評価を胎児心拍数モニタリングで行う。子癇発作時にbradycardia、一過性のlate decelerations、variabilityの減少、代償性のtachycardiaが見られることがある。その多くは、発作が終了して3～10分後には母体低酸素の改善により自然に回復するので、母体の状態の安定化を優先する。ただし、10～15分以上のbradycardiaや反復するlate decelerationでは常位胎盤早期剥離の可能性があり、緊急帝王切開が必要となる[4, 5]。

子癇の場合、その前後に併発することのあるHELLP症候群、肺水腫、肝被膜下出血破裂などが生命予後に深くかかわっている。子癇による意識障害に対応する際には、CTやMRIの撮影による頭部所見のみにとらわれず、血小板数、肝機能、胸部X線像などの全身所見に注意を払わなくてはならない。特に、子癇に脳出血を伴う症例は少なからずあると考えられ、意識が回復してもフォローアップの画像診断は行うべきである。

引用・参考文献

1）Ohno Y, et al. Cerebral hyperperfusion in patient with eclampsia. Acta Obstet Gynecol Scand. 78, 1999, 555-6.
2）Sibai BM. Diagnosis, prevention, and management of eclampsia. Obstet Gynecol. 105, 2005, 402-10.
3）Douglas KA, et al. Eclampsia in the United Kingdom. BMJ. 309, 1994, 1395-400.
4）Leitch CR. The changing pattern of eclampsia over a 60-year period. Br J Obstet Gynaecol. 104, 1997, 917-22.
5）Sibai BM. Eclampsia. VI. Maternal-perinatal outcome in 254 consecutive cases. Am J Obstet Gynecol. 163, 1990, 1049-55.

●吉松 淳

Case
4 胎児発育不全が疑われた

事例

妊娠30週の初産婦が妊婦健診に来院した。超音波検査での胎児推定体重は1,145gであり、前回の妊婦健診時（妊娠28週；1,099g）と比較し体重増加はわずかであった。胎児体重基準値を参照すると、−1.5SD以下であり、胎児発育不全が疑われた。

診療録より、最終月経開始日から分娩予定日が決定されていることを確認した。また妊娠10週で測定された頭殿長（CRL）からの予定日とも1日のずれがあるのみであった。

超音波検査を再検すると胎児推定体重は1,123gであり、児頭大横径（BPD）は週数相当の発育を認めるが、軀幹周囲長（AC）は横ばいであることが分かった。胎児形態異常や胎盤臍帯異常は認めなかった。問診、診察にて妊婦が有するリスク因子がないことを再度確認した。NSTは妊娠週数相当、BPS 8点（羊水量正常）、超音波パルスドプラ法での胎児臍帯動脈血流も問題なく、胎児のwell-beingは保たれていると判断し、1週間後の受診を指示した。

妊娠31週、母体血圧は155/103mmHgと上昇、尿蛋白（+）、浮腫（±）と変化しており、今回の胎児発育不全は妊娠高血圧症候群（HDP）に関連する可能性が高いと推測された。上記内容を再検し、HDPに関する母体検査を追加した。

診断までの流れ

まず、胎児発育不全（FGR）の診断を正しく行う。その後、詳細な問診・診察にてリスク因子の有無を確認する。さまざまな因子が混在することや、妊娠後半に発症したものでは原因が不明なこともあるが、リスク因子を抽出することで適切な治療・介入を行える可能性がある。

次に、胎児 well-being の評価を行い、適切な娩出時期・分娩方法を決定する。FGR の原因が母体因子である場合は、母体の病態も考慮する。

FGR の診断

⊙推定体重の測定

超音波検査で胎児推定体重を測定する。胎児体重基準値（第 2 章㉑ 表 1 p.81）を用い、1.5SD 値以下を FGR の目安とする。

⊙妊娠週数の確認

妊娠週数を確認する。予定日決定法を振り返り、算出された週数にずれがないかを確認する。

⊙ FGRの分類

均衡型胎児発育不全（symmetrical FGR）か不均衡型胎児発育不全（asymmetrical FGR）であるかを評価する。これにより、FGRの原因、発症時期を推測できる場合がある。いずれのタイプかは、超音波検査で推定体重を測定する際に推測されることが多い。下記に記載した均衡型胎児発育不全および不均衡型胎児発育不全という概念は、FGRの病態を概念として理解する場合に有用である。しかし、実際の臨床において、両者の病態が渾然一体となってFGRとなっていることが少なくない。さらに、両者を判別する基準のコンセンサスは得られていない。

■ 均衡型胎児発育不全

胎芽期ないし胎児期初期に発育を阻害される原因があり、均整のとれた体型だが全体的に小さい。胎児因子によるものが主であり、先天奇形、染色体異常、胎内感染、胎児性アルコール症候群、喫煙などが含まれ、約20～30％の頻度と考えられている。

■ 不均衡型胎児発育不全

妊娠中期から後期に発育不全となり、頭部の発育はあるが、体幹の発育は抑制され、やせている。後述するような母体因子と胎盤因子が主な原因である。約70～80％を占め、FGRの大半はこのタイプと考えられている。

原因検索[1、2)]

以下の危険因子のうち、治療可能なもの、除去できるものは対応する。

⊙妊婦が有するリスク因子の再確認（妊娠初期に確認すべき事項を含む）

・内科的合併症：高血圧、糖尿病、腎疾患、炎症性腸疾患、抗リン脂質抗体症候群、膠原病、心疾患、甲状腺機能異常など
・生活習慣：喫煙、アルコール摂取、大量のカフェイン摂取、摂食障害、麻薬など
・その他：light for gestational age 児分娩既往、妊娠前の痩せ、妊娠中の体重増加不良など

⊙胎児形態異常・胎盤臍帯異常の精査（超音波検査）

・胎児：胎児先天奇形
・胎盤・臍帯：前置胎盤、胎盤梗塞、臍帯付着異常など

⊙母体検査

・先天感染診断のための母体血清学的検査：胎内感染により胎児に重篤な症状を引き起こす感染症を総称した「TORCH症候群」を中心にスクリーニングする。特に、妊娠経過中に発熱や発疹を認めた妊婦や、胎児に中枢神経系や肝脾腫、腹水などの異常を認めた場合は、トキソプラズマ・風疹・サイトメガロウイルス・ヒトパルボウイルスB19などの抗体価検査を行う。
・妊娠高血圧症候群関連検査：血圧測定、尿化学検査（尿蛋白/尿クレアチニン比）、必要に応じて各種血液検査など

表1 BPSの観察項目と判定

観察項目	判定	
	正常（2点）	異常（0点）
呼吸様運動 fetal breathing movements（FBM）	30分間に30秒以上続くFBMを1回以上認める	30分間に30秒以上続くFBMを認めない
大きい胎動 gross fetal body movements	30分間に軀幹／四肢の運動を3回以上認める（連続するものは1回とみなす）	30分間に軀幹／四肢の粗大運動が2回以下である
筋緊張 fetal tone	30分間に軀幹／四肢の進展に続く屈曲運動、または手掌の開閉動作を1回以上認める	30分間に軀幹／四肢の進展に続く屈曲運動、または手掌の開閉動作を認めない
羊水量 amniotic fluid volume	2cm以上の羊水ポケットが1カ所以上ある	羊水ポケットがないか、あっても2cm未満である
NST non-stress test	20～40分間に15秒を超える15bpm以上の一過性頻脈を2回以上認める	20～40分間に15秒を超える15bpm以上の一過性頻脈が2回未満である

（文献3より引用改変）

⊙染色体異常を疑う場合

複数の形態異常、特定の染色体異常に特徴的な形態異常、高度FGRを認める場合には染色体異常も疑うが、染色体検査については妊婦の意思を尊重する。

胎児well-beingの評価

⊙ Non-stress test（NST）（第5章㊺ p.190参照）

⊙ Contraction stress test（CST）（第5章㊺ p.190参照）

⊙ Biophysical profile score（BPS）

上述した胎児心拍数モニタリングは、最も頻用される胎児well-beingの検査である。しかしながら、胎児の心拍数のみを情報源としているため、偽陽性率も高いといわれている。そこで、FGRを疑うようなハイリスク群では、back-up testとしてBPS評価を行う 表1 [3] 表2 [4]。

NST以外の項目は、胎児の未熟性の影響をほぼ受けないため、28週以前の未熟な時期にも施行可能な検査である。

⊙超音波パルスドプラ法による血流評価（第2章㉗ p.108参照）

臍帯動脈血流における拡張期の途絶・逆流は、胎児胎盤循環不全を示唆する。また、将来モニター異常が出現するようなFGRが最初に呈する所見が、臍帯動脈PI値の異常であるという報告があり[5]、途絶・逆流まで至らなくとも、慎重にフォローする。

⊙超音波検査による胎児計測の推移

胎児発育の推移を経時的にフォローする。発育停止を指標とした娩出に関する無作為化

表2 BPS に基づく管理方針

<table>
<tr><th colspan="2">BPS 合計点</th><th>判定</th><th colspan="5">管理方針</th></tr>
<tr><td colspan="2">10</td><td rowspan="2">正常</td><td colspan="4">→</td><td>経過観察、
1週間ごとの検査</td></tr>
<tr><td rowspan="2">8</td><td>羊水量正常</td><td colspan="4">→</td><td>経過観察</td></tr>
<tr><td>羊水量減少</td><td>異常の可能性を考える</td><td colspan="4">→</td><td>分娩</td></tr>
<tr><td colspan="2" rowspan="4">6</td><td rowspan="4">異常の可能性あり</td><td rowspan="3">羊水量正常</td><td>妊娠 36 週以上</td><td colspan="2">→</td><td>分娩</td></tr>
<tr><td rowspan="2">妊娠 36 週未満
L/S 比＜2
あるいは
頸管未熟</td><td rowspan="2">24 時間以内に BPS 再検</td><td>8点以上</td><td>経過観察</td></tr>
<tr><td>6点以下</td><td>分娩</td></tr>
<tr><td>羊水量減少</td><td colspan="3">→</td><td>分娩</td></tr>
<tr><td colspan="2" rowspan="2">4</td><td rowspan="2">異常の可能性が高い</td><td colspan="2" rowspan="2">→</td><td rowspan="2">同日に
BPS 再検</td><td>8点以上</td><td>経過観察</td></tr>
<tr><td>6点以下</td><td>分娩</td></tr>
<tr><td colspan="2">2</td><td rowspan="2">ほぼ異常と考える</td><td colspan="4" rowspan="2">→</td><td rowspan="2">分娩</td></tr>
<tr><td colspan="2">0</td></tr>
</table>

（文献4より引用改変）

比較試験（RCT）は現在のところないが、2週間以上の発育停止で娩出を考慮するなど施設により基準を設けている場合もある。

引用・参考文献

1）日本産科婦人科学会／日本産婦人科医会編．“CQ307-1：胎児発育不全（FGR）のスクリーニングは？”．産婦人科診療ガイドライン産科編 2011．東京，日本産科婦人科学会，2017，177-81.

2）日本産科婦人科学会／日本産婦人科医会編．“CQ307-2：胎児発育不全（FGR）の取り扱いは？”．前掲書1．182-5.

3）Manning FA, et al. Antepartum fetal evaluation: Development of a fetal biophysical profile. Am J Obstet Gynecol. 136, 1980, 787-95.

4）Manning FA, et al. Fetal assessment based on fetal biophysical profile scoring: experience in 19,221 referred high-risk pregnancies. Ⅱ. An analysis of false-negative fetal death. Am J Obstet Gynecol. 157, 1987, 880-4.

5）Cosmi E, et al. Doppler, cardiotocography, and biophysical profile changes in growth-restricted fetuses. Obstet Gynecol. 106, 2005, 1240-5.

●幸村友季子　●村松慧子　●伊東宏晃

Case 5 胎児機能不全が疑われた

事例

妊娠36週、−2S.D.程度の胎児発育不全（FGR）で1週間ごとに外来管理していた妊婦が「胎動減少」を主訴に予約外で外来受診した。昨日までの胎動は通常通りだったとのこと。異常な子宮収縮や性器出血および破水は認めていない。

診断までの流れ

胎児心拍モニター

胎児の健康状態を評価する目的で分娩監視装置を用いてNST（nonstress test）を行った。40分間の観察において、胎児心拍数基線は140bpmと正常で基線細変動は中等度であった。また、一過性頻脈を4回認めたが、一過性徐脈は認めず、NSTはreactiveと判断した。

超音波検査（BPS、胎児血流計測）

推定体重は1,900gであり、明らかな胎児形態異常は認めなかった。羊水量は、羊水ポケットで1.5cm、AFIで3.0cmと羊水過少を認めた。30分間の超音波による観察で、30秒以上持続する呼吸様運動を1回認めた。また、同期間の観察で胎動は3回確認でき、四肢の進展と屈曲運動も認めた。NSTと併せてBPSは8点と判断した。胎児血流計測では、臍帯動脈血流波形は拡張期の途絶はないものの拡張期血流が減少しており、RIは0.9、PIは2.1とともに上昇していた。さらに、中大脳動脈血流波形では拡張期血流の増加を認め、RIは0.65、PIは1.0と低下しており血流再分配を認めた。内診所見ではBishopスコア2点で、頸管熟化は認めていなかった。

羊水量減少によるBPS 8点、胎児血流計測で血流再分配を認めたことより、胎児の健康状態の評価を引き続き行い、状態の悪化を認めた場合は分娩の方針とすることとして、入院管理を行うこととした。

翌日の再検

入院当日のNST再検で変化はなかったが、翌日の胎児評価にてNSTはnon reactiveであり、さらに基線細変動が減少した。一過性徐脈は認めなかった。羊水量も羊水ポケットで1.5cm、AFIで3cmと変わらなかったが、BPSは30分間の観察で呼吸様運動を認めず、合計6点の判断となった。また、臍帯動脈の拡張期は途絶し、静脈管の心房収縮に合わせた切れ込みも深くなった。内診所見はBishopスコア2点と変化ないため、帝王切開の術前検査を行った後、BPSを再検した。しかし、BPSは6点で変化ないため胎児機能不全（NRFS）と判断し、帝王切開を施行した。児は1,890g、Apgarスコア7点（1分）、9点（5分）であり、臍帯動脈の血液ガスではpH 7.19であった。

解説

妊婦が胎動減少を訴えて来院したときに、胎児の健康状態を評価することが大切である。胎児死亡や常位胎盤早期剝離を念頭に置き、胎児心拍、異常子宮収縮、および性器出血の有無をまず確認する。次にNSTと超音波検査を行う。

超音波検査で胎児の健康状態を評価する方法としては、羊水量（羊水ポケット、AFI）、胎児血流評価（臍帯動脈、中大脳動脈、静脈管など）に加えてBPSがある。胎児の低酸素状態や疾病胎児では体幹や四肢の運動、呼吸様運動、および筋緊張が減少し、さらに低酸素状態が持続した場合には胎児尿量減少により羊水過少を来す。これらの指標を組み合わせることにより、感度と特異度を向上させ、より正確に胎児のwell-beingを評価する方法として、1981年にManningらによりBPSが提唱された[1)]。

BPS検査の進め方

以下の5項目につき検査を行う（第8章④ 表1 p.256参照）。検査の順番に特に取り決めはない。NSTは20～40分、超音波検査による指標は最大30分の検査時間が必要である。超音波による検査指標はすべてが確認できれば30分以内で検査を終了してもよい。胎児計測や形態異常のチェック、胎児血流評価を行いながらBPSの観察項目を判定することで、全体の検査時間を短縮できる。各項目に対して正常であれば2点、異常であれば0点でスコア化し合計点（0～10点）で判定する。

⊙ノンストレステスト（nonstress test；NST）

20～40分の観察で、CTG上15bpm以上かつ15秒以上の一過性頻脈を2回以上認めれば正常（2点）、1回以下では異常（0点）と判定する。他の4項目が正常であれば、省略できる。

⊙胎児呼吸様運動（fetal breathing movement）

30分間の観察で30秒以上持続する呼吸様運動を1回以上認めれば、正常（2点）とする。呼吸様運動は20週頃から出現し、胎児低酸素などの子宮内での胎児ストレス状態において抑制される。

⊙胎動（gross fetal body movement）

体幹および四肢の運動が30分間に3回以上観察されれば、正常（2点）と判定する。体幹および四肢の運動が同時期に出現した場合は1回とカウントする。また、連続した運動も1回とカウントする。胎児の低酸素状態においては、体幹および四肢の運動は減少する。

⊙筋緊張（fetal tone）

四肢が屈曲位から進展し、引き続き速やかに元の屈曲位に戻る運動、もしくは、手指の開閉運動が30分間に1回以上観察されれば正常（2点）と判定する。

⊙羊水量（amniotic fluid volume）

羊水ポケットの最大が2cmを超えるものが正常（2点）、2cm以下が異常（0点）と判定する。Manningの原法では1cmとなっているが、後に2cmに変更されている。

羊水量は、BPSでは独立した有意な項目として扱われ、他のスコアが正常であっても羊水量の減少を認める場合は、より詳細な検査が求められる。

BPS値の解釈と注意点

BPSに基づく管理方針を以下に示す（第8章④表2 p.257参照）。

⊙ BPS 10点、もしくは、BPS 8点で羊水量が正常

正常（胎児低酸素症の可能性はない）と判定し、胎児適応での急速遂娩の必要性はない。本群において、BPS測定後1週間以内の胎児死亡率は1/1,000未満と報告されている。週1回のBPS検査により管理する。糖尿病や過期妊娠などのハイリスク群では、週2回の検査が勧められる。

⊙ BPS 8点（羊水量減少）

BPS 8点でも羊水量の減少を認めた場合は、分娩を考慮する（1週間以内の胎児死亡率が20～30/1,000と増加する）。

⊙ BPS 6点

胎児低酸素症が疑われる。羊水過少例では分娩の方針とする。羊水量正常例では、妊娠36週以降で頸管熟化が認められれば分娩とする。妊娠36週未満であれば、24時間以内に再検し、6点以下であれば分娩、8点以上であれば頻回にBPSを測定しその管理方針に従う。

⊙ BPS 4点

胎児低酸素症が強く疑われるため、同日に再検し6点以下なら分娩、8点以上なら経過観察（頻回のBPSとその管理方針）とする。

⊙ BPS 0～2点

胎児低酸素症が確定的なため、直ちに分娩とする。この群での1週間以内の胎児死亡率は220～550/1,000と報告されている。

FGRにおける検査値／所見の変化

超音波による血流計測は、特に胎児発育不全の管理に有用である。胎児の低酸素やアシドーシスの進行に伴い、胎児心拍数モニター、BPS、および胎児血流波形は 図1 [2] のように進行するとされている。臍帯動脈の拡張期血流減少（RIやPIの上昇）と中大脳動脈の拡張期血流の増加（RIやPIの低下）が、最初に変化として現れる。臍帯動脈拡張期途絶および逆流は、胎児死亡のリスクが高いことが知られている。特に、臍帯動脈拡張期途絶・逆流に加えて、静脈管血流波形で心房収縮期の途絶および逆流を認めた場合は、高度の低酸素やアシドーシスの状態が予測され、胎児死亡が切迫している状態と考えられる 図2 [2,3]。

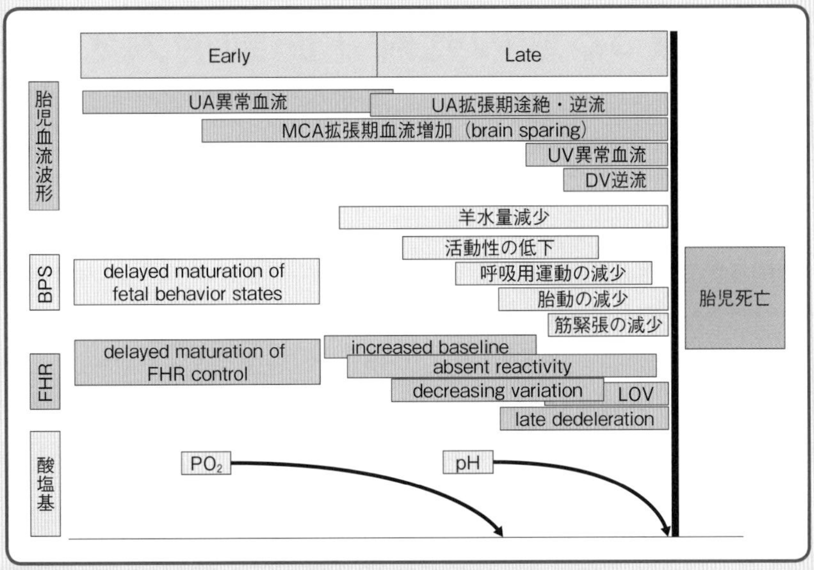

図 1　胎児発育不全児における胎児状態および胎児評価指標の変化

UA：臍帯動脈、MCA：中大脳動脈、UV：臍帯静脈、DV：静脈管、LOV：基線細変動の消失

（文献２より引用改変）

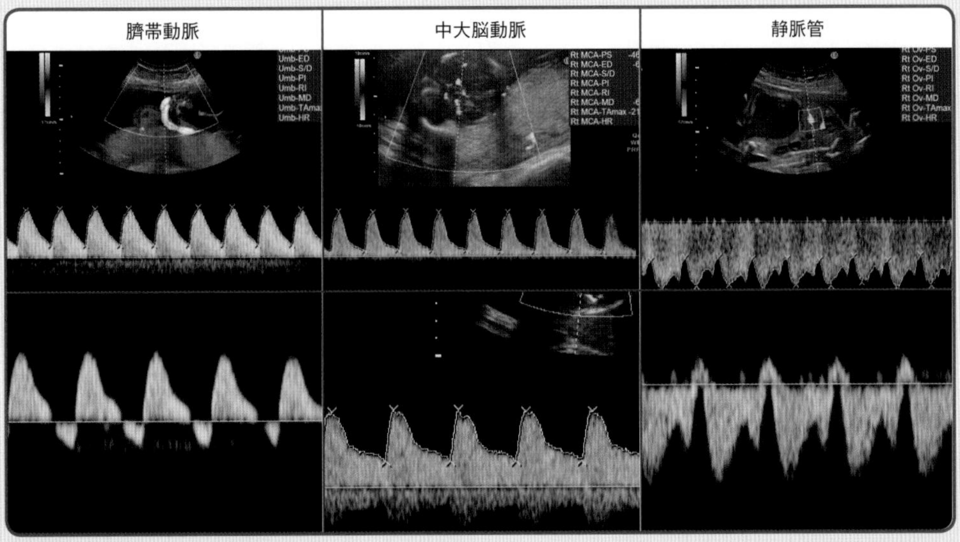

図 2　胎児ドプラ血流計測による正常と異常

上段：正常波形、下段：異常波形

引用・参考文献

1）Manning FA, et al. Fetal biophysical profile scoring: a prospective study in 1,184 high-risk patients. Am J Obstet Gynecol. 140（3）, 1981, 289-94.

2）Baschat AA. Arterial and venous Doppler in the diagnosis and management of early onset fetal growth restriction. Early Hum Dev 81（11）, 2005, 877-87.

3）Baschat AA. Doppler application in the delivery timing of the preterm growth-restricted fetus: another step in the right direction. Ultrasound Obstet Gynecol. 23（2）, 2004, 111-8.

●村越 毅

Case 6 妊娠32週の妊婦が胎動消失を訴える

事例

28歳の初産婦。妊娠初期からの妊婦健診で特別に異常を指摘されなかった。妊娠中の体調も良く、34週の産前休業に入るまで仕事を続ける予定でいた。妊娠31週の妊婦健診では明らかな異常は指摘されず、2週間後の健診を受診予定だった。胎動を感じていたが、あまり気にしていなかった。妊娠32週に入り、子宮収縮を自覚することが多くなってきていた。妊娠32週5日に「胎動が自覚できない」ことに気づき、産婦人科に問い合わせがあり、電話での情報のみでは判断できないため、予約外の受診が指示された。

基本的な知識と考え方

胎動とは文字通り「胎児の動き」のことである。自発的な胎動は妊娠7～8週頃から観察される。その後、胎児の発育および発達に伴い、四肢の運動や体幹の屈曲伸展運動を繰り返すようになる。母体は胎児の動きによる子宮壁や胎盤への衝撃を子宮内または腹壁を通し、次第に胎動として感じるようになる。胎児は羊水腔中に浮かんでおり、妊娠中期までは四肢を進展させても子宮壁に触れることが少ないと考えられる。妊娠16週頃までは胎児が動いていたとしても母体が胎動として感じられないのは、子宮壁に衝撃がない、または筋力が弱く衝撃を感じられないためであると推察される 図1 。

妊娠17～23週頃になると、胎児が四肢を進展させることによる殴打や蹴りが子宮壁や胎盤に達することで母体は胎動を感じるようになる。覚醒している時期には嚥下運動に

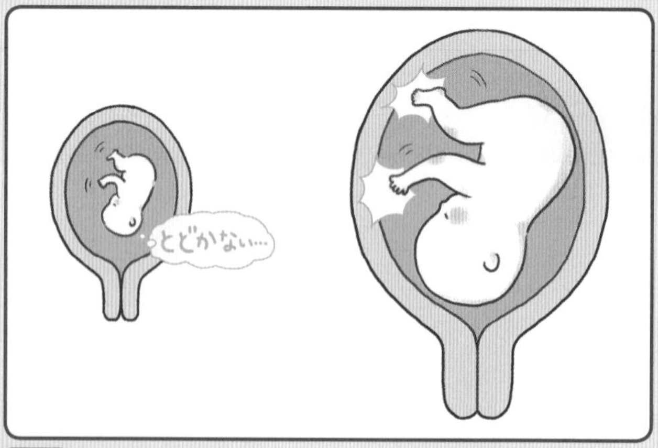

図1 胎動のしくみ

16週までは相対的に羊水腔が大きく、児の四肢が子宮壁に届きにくい（左）。17週以降は相対的に羊水腔が小さくなることで四肢が子宮壁に届きやすくなる（右）。

よる胎動により体幹が子宮壁にあたることもあると推察される。正期産期には平均23分、最大75分のサイクルで睡眠と覚醒を繰り返していると言われる[1)]。「1日のうち、どの時間帯に胎動を感じなければ異常である」と判断することはできない。

超音波装置が普及していない時代には、胎動は胎児 well-being を評価するために重要な所見であった。現状、わが国では産科施設のほとんどでドプラ胎児心拍計、分娩監視装置や超音波検査により、リアルタイムに胎児心拍や胎動を評価することが可能である。しかし、多くの妊婦は妊婦健診時以外にそのような検査にアクセスできないため、妊娠中の生活においては胎動の有無に注意することは重要である。

診断までの流れ

プライマリ処置

異常のない正常胎児は先述したように周期的に覚醒と睡眠を繰り返しているため、長くとも2時間胎動を感じなければ異常である可能性が高くなる。歩行時や業務などにより安静にしていない場合には胎動を感じられないことがあるため、妊婦への指導では安静時の胎動消失2時間は異常の可能性があると伝えておく。胎児の動きが感じられない場合、最悪の結果としては胎児死亡であるため、受診後まず、ドプラ胎児心拍計または超音波検査で胎児心拍を確認する必要があり、その上で胎児 well-being を評価する。

胎児心拍が確認できた場合

⊙胎児 well-being の評価

胎動消失を訴えて来院した妊婦の胎児心拍が確認できた場合、一安心できる瞬間であるが、胎動が感じられなかった事実を評価する必要がある。①2時間胎動が感じられなかったのは偶然なのか、②胎動が感じられなかった時期に循環不全に伴う低酸素血症が起こっていたか否か、などである。

妊娠後期（28週以降）の胎児 well-being 評価には Biophysical profile score（BPS）（第8章④表1、2　p.256）が有用である。超音波検査により、羊水過少を認めず、胎児の運動（四肢の屈曲伸展、体幹の屈曲伸展、呼吸様運動）が確認できれば①であった可能性が高く、ノンストレステスト（NST）で reactive pattern であれば、10点満点で通常管理としてよいと判断できる。一方で、BPS が満点でない場合、すなわち6点、または羊水量過少による8点なら分娩を考慮する必要がある。胎児循環の状態を反映するため、羊水過少は胎動の有無とともに重要な指標である。

⊙臍帯・胎盤異常の評価

胎児循環を障害するような臍帯・胎盤の異常の有無について評価する必要がある。

胎児循環を障害する異常のうち、常位胎盤早期剝離（早剝）を評価することは最も重要である。胎盤が剝離した部位では酸素供給がなされず、剝離面積が広ければ胎児低酸素状態に容易に陥ると考えられる。早剝を診断する検査として、発症早期では CTG の検査精

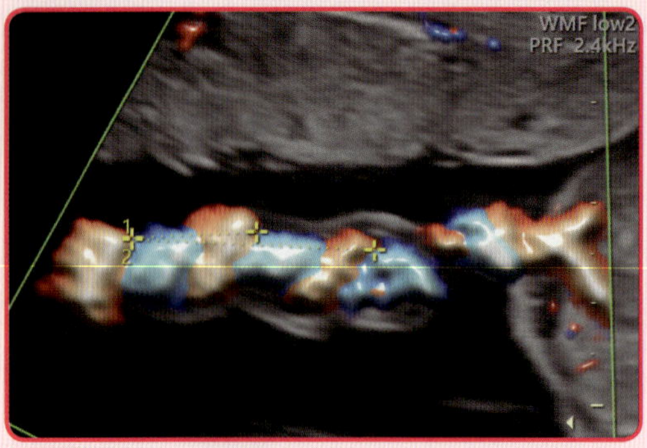

図2 臍帯一周期長

度が高いと言われている[2)]。胎児心拍数波形の異常や病的な子宮収縮を認める場合には早剝を疑い、急速遂娩を考慮する必要がある。

臍帯異常のうち、捻転が過剰である臍帯過捻転には最も注意する必要がある。子宮内胎児死亡の中で臍帯異常の頻度は比較的高いことが報告されているが[3)]、そのなかでも臍帯過捻転は子宮内胎児死亡の原因として重要である。臍帯過捻転は捻転の一周期長による超音波検査による評価が可能 図2 であり、臍帯の血流障害を起こしている場合には臍帯動脈の拡張期途絶・逆流、および臍帯静脈の pulsation（ゆらぎ）といった超音波血流ドプラ波形を認めることがある[4)]。

⊙胎児の評価

子宮内における循環の良否を評価する指標として超音波胎児計測による推定体重がある。－ 1.5SD 未満は胎児発育不全の診断基準になっており、特に－ 1.88SD（3% tile）未満は比較的重度の発育不全であるが、胎児発育不全の原因は遺伝学的な要因（染色体異常、遺伝子異常、家系的なもの）と環境要因（臍帯・胎盤因子、母体の喫煙・飲酒など）によるものに分類される。特に後者では子宮内における循環が慢性的に障害されて児の発育が制限されている場合があるため、well-being の評価に超音波ドプラを用いた機能評価が有用である。

胎児心拍が確認できない場合

胎児心拍が確認できない場合には、「子宮内胎児死亡」と診断する。児にとって最悪の結果であるため、母体やその家族にとっての悲しみは計り知れないと思われる。そのような場合でも、現状を十分に説明した上で、児の娩出などの対応を行う。分娩による子宮復古に努めるなど事後の対応を行う。凝固系、血糖異常、染色体検査など、胎児死亡に関連する項目について母体や家族に説明しておく必要があるかもしれない。詳細は第 8 章⑪（p.283）に譲る。

管理方法

胎動消失を訴えてきた妊婦では胎児および子宮内の状況を評価し、管理法を決定する必要がある。胎児心拍が確認できたとしても、背景にある胎盤、臍帯および胎児の環境が不良であると推察される場合には、児を娩出した後の新生児治療が必要になる。そのため、娩出後の対応を考慮した方針決定が必要である。

臍帯や胎盤の異常が背景に存在する場合は入院管理として、それらの異常が児の循環障害の原因となっている可能性を考慮したwell-beingの評価が重要である。通常、妊娠32週の胎児は正期産期に入るまで子宮内の胎児循環が最も良い環境であるはずだが、胎動が消失するような児では循環状態が不良であることがある。適切に子宮内環境を評価し、妊娠継続可能か否かを決定し、胎児死亡を防ぐことができるような管理が望まれる。一方で、脳性麻痺と診断される児のなかには妊娠経過中の一時的な循環障害、特に臍帯血流障害が原因と推察される事例が一定数存在することが報告されている。妊娠中の胎児循環状態を評価できる方法の確立が待たれるところである。

最後に

胎動消失の訴えは、周産期医療に関わる医療者にとって最もドキッとさせられることである。幸い胎児心拍が確認できた場合でも、胎動消失するような背景や病態がないか適切に評価した上で管理方針を決定する必要がある。

引用・参考文献

1）Cunningham FG, et al. “胎児の評価”. ウィリアムス産科学. 原著24版. 岡本愛光監修. 東京, 南山堂, 2015, 400-16.

2）Matsubara S. et al. Placental abruption after minor maternal trauma: The need for immediate cardiotocographic monitoring. Jichi Medical School Journal. 2003. 26. 67-71.

3）長谷川潤一ほか. 子宮内胎児死亡の原因に関する検討. 日本周産期・新生児医学会誌. 46（4）, 2010, 1235-39.

●仲村将光

Case

7 妊婦が羊水流出感を自覚した

事 例

妊娠37週の妊婦が入浴後に持続しない羊水流出感を自覚した！

妊娠37週2日の30歳の初産婦が、午後8時に羊水流出感を自覚した。午後7時30分に入浴し、その後、羊水流出感を自覚。流出液は無臭、透明とのことだった。羊水流出感は一度だけで持続はしていなかったが、心配になり病院に連絡を入れたところ、助産師が対応した。入浴後、持続しない破水感、性状は無臭・透明とのことだったが、破水の可能性は否定できないので、助産師は来院を指示した。産婦は午後8時30分に来院し、来院時は、流出感、腹緊を認めなかった。

産婦は体温36.2℃、脈拍は70/分で整であった。内診所見は子宮口2cm開大、展退度40%、ステーション－3、腟内には透明の液性成分の貯留を認めた。

破水についてのおさらい

破水とは卵膜が破綻し、子宮口から羊水が流出する状態である。破水時の妊娠週数や、状態により、細かく分類され、おのずと対応も変わってくる。

特に、陣痛発来前の破水を前期破水（premature rupture of membrane；PROM）という。陣痛発来後、子宮口全開大前の破水は早期破水、子宮口全開大後の破水は適時破水という。また、前期破水の中でも、妊娠37週未満の破水を特にpreterm PROMといい、妊娠37週以降の前期破水とは区別する。

前期破水の原因としては、感染や炎症などに伴う卵膜の脆弱性に起因するものや、羊水過多、多胎妊娠、性交渉、外傷といった、物理的刺激に起因するものがある。頻度は全妊娠の5～10%程度である。自覚症状としては、生温かい水が流れていくような感じや、尿漏れのような感じがあるが、自覚症状がはっきりしない場合もある。診断には、問診、腟鏡診、水様性帯下の性状の確認、種々の生化学的検査が役立つ。合併症としては、子宮内感染、常位胎盤早期剝離、臍帯脱出、non-reassuring patternの出現や、胎児感染、胎便吸引症候群などがあり、適切な診断、管理が必要となる。

診断までの流れ

破水の診断方法

破水の診断においてまず大切になるのは細かな問診である。羊水流出感を訴える妊婦に対しては、いつ、どのような状況で羊水流出感を自覚したのか、流出感は持続しているのか、流出物の色・性状・においはどうなのかなどの問診が必要である。

次に、腟鏡診を行う。破水の診断には特に感染を誘発しないように慎重に行う必要がある。そのため、安易な内診は行わず、腟鏡診による視診で行う。しかしながら、高位破水や超音波検査にて羊水がほとんど認められない場合には診断が困難となり、他の補助診断法を用いることとなる。超音波断層法による羊水量の経時的な変化、破水後の子宮内感染による発熱、血液検査所見（白血球数、血液像、CRP など）も参考にすべきである。以下に通常の臨床で行われている破水の診断方法を示す。

⊙腟分泌物の pH

視診で水溶性の帯下が少量腟円蓋部に認められる場合は、以下の方法が用いられる。正常の腟内の pH は 4.5 ～ 6.0 であり、羊水の pH は弱アルカリ（7.1 ～ 7.3）であり、破水の診断には BTB 試験紙、Nitrazepam 法（エムニケーター®）、pH 試験紙法などが挙げられる。

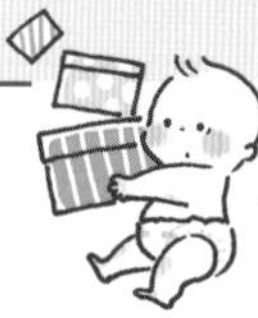

ピットフォール

pH 偽陽性

pH による診断では血液、精液、消毒液が存在する場合には偽陽性となることがある。さらに細菌性腟症がある場合にも偽陽性となるので注意を要する。

⊙羊水中シダ状結晶や胎児の体毛などの確認

後腟円蓋部の液体成分をスライドガラスに塗抹、乾燥、検鏡し、シダ状結晶や胎児の体毛などが観察されれば破水と診断される。

⊙羊水腔への色素注入法

どうしても破水の診断が確定できないときには、羊水穿刺を行い、希釈したインジゴカルミンを注入し、腟への色素の流出を確認する方法もあるが、わが国で用いられることは少ない。メチレンブルーは胎児溶血や高ビリルビン血症の危険性があることから使用されない。

⊙生化学的診断キット

近年は少量の破水でも診断が可能で、精度が高いことから生化学的診断キットが使用されている。それら検査法にはインスリン様成長因子結合蛋白（insulin-like growth factor binding protein-1；IGFBP-1）を検出するキットが市販されている。以下に、これらのモノクローナル抗体を用いた破水の補助診断検査法について示す 表 。

■ IGFBP-1

IGFBP-1 は妊娠中に胎盤脱落膜から多量に産生され、羊水中に高濃度に検出される。そのため、腟分泌物中の IGFBP-1 を測定することで破水を診断することが可能となる[1)]。IGFBP-1 キット（チェック PROM™）は感度・特異度共に高く、尿や精液の影響は受けないが[2)]、出血によって偽陽性となることがある。また、腟分泌物液中の蛋白分解酵素に

表 IGFBP-1ならびにα-フェトプトテイン検出法と他の破水診断法との診断効率、特性の比較

	IGFBP-1	pH 測定
商品名	チェック PROM™	エムニケーター®
有病正診率	94.7%（18/19）	73.7%（14/19）
無病正診率	93.1%（27/29）	72.4%（21/29）
診断効率	93.8%（45/48）	72.9%（35/48）
保険適用週数	22 週以降 37 週未満	
判定時間	約5分	直後
母体血混入による影響	多量（20%以上）の 母胎血の混入で偽陽性	あり得る
精液混入による影響	なし	あり得る
キットの保存方法	冷温	室温
使用抗体	モノクローナル抗体	

（各試薬の添付文書より）

よって分解され、子宮内感染により脱落膜での産生が低下し、偽陰性となることもある。

本症例における診断の流れ

まず、問診を行い、羊水流出感を自覚した状況について詳細に聴取する。通常、腟鏡診において腟内に子宮頸管から羊水の流出が認められれば容易に診断が可能であるが、本症例のように入浴後や、尿漏れがある場合には腟内の水分が羊水かどうかの判断が困難であり、補助診断が必要となる。

羊水中シダ状結晶や胎児の体毛などの確認や、羊水腔への色素注入は、手技が煩雑であり、第一選択肢とはなり得ない。まずは、比較的簡便で安価である、BTB 試験紙、Nitrazepam 法（エムニケーター®）、pH 試験紙法を行うべきであろう。その際には検査の偽陽性に注意が必要である。出血などがあり、偽陽性が疑われる場合には生化学的診断キットの使用を追加する。さまざまなキットが市販されているが、それぞれの特性を理解した上で使用することが重要である。上記検査が陽性であれば破水の診断でよいであろう。

それらの検査を行っても診断がつかないような場合には、超音波検査で羊水量を計測したり、血液検査で炎症反応をみることも、診断の一助となり得る。いずれの検査が陰性であっても羊水減少や、炎症反応の上昇を認める際には、破水の診断がつかなくても、破水と同様に扱う必要がある。

最後に

破水が疑われる場合、問診、視診、腟鏡診にて診断を行う。それによって破水の診断が困難な症例では破水診断補助検査キットを用いることになるが、各検査法における感度・

特異度・偽陽性率・偽陰性率はさまざまであり、一つの検査だけでは確実な診断が困難なことも多い。臨床的な所見と上記検査方法を組み合わせて診断をしていくことが重要である。

引用・参考文献

1）Rutanen EM, et al. Radioimmunoassay of placental protein 12: levels in amniotic fluid, cord blood, and serum of healthy adults, pregnant women, and patients with trophoblastic disease. Am J Obstet Gynecol. 144（4）, 1982, 460-3.

2）Rutanen EM, et al. Measurement of insulin-like growth factor binding protein-1 in cervical/vaginal secretions: comparison with the ROM-check Membrane Immunoassay in the diagnosis of ruptured fetal membranes. Clin Chim Acta. 214（1）, 1993, 73-81.

●大槻克文

Case 8 高年妊娠であることを心配している

事例

42歳の初妊婦。体外受精胚移植により妊娠が成立し、胎児心拍が確認された後、妊娠7週に紹介され受診した。家族歴や既往歴、合併症には特記するべき事項はない。診察上理学的異常所見はなかった。経腟エコーでは子宮内に心拍動を伴う胎芽を認め、頭殿長は11mmで発育は正常であった。子宮卵巣には異常は認めなかった。診察後の保健指導の際に「周囲の友人や実の母から、自身の身内には障害児はいないが、高年妊娠についての話を聞いているうちに心配になってきた」と相談された。

はじめに

妊婦の高年齢化に伴い自身が高年であるため漠然と妊娠、出産に対する不安を抱えた妊婦は増加し、相談を受けることが多くなっている。高年妊娠では母体では前置胎盤、妊娠高血圧症候群、妊娠糖尿病、微弱陣痛など、胎児では染色体異常など母児両方にリスクが高まる。相談を受けた際に大切なことはそれぞれに分けて、整理して疑問を解決することである。聞きかじった中途半端な知識は不安を助長するのみで、正しい知識の整理、現状理解こそが不安の解消につながる。本稿では高年妊娠の現状について述べた後、胎児異常を心配された事例についての診断、問題解決までの流れについて述べる。

高年妊娠の現状と問題点

高年妊娠の現状

高年妊娠の明確な定義はないが、日本産科婦人科学会では35歳以上の初産婦を高年初産と定義付けており、これらのことから一般的には35歳以上の妊娠を高年妊娠とすることが多い。わが国における出生数は1950（昭和25）年には234万人であったが、以後減少の一途をたどっており2016（平成28）年には97.6万人と初めて100万人を割った。

一方で女性の社会進出に伴う晩婚化などを背景として妊婦の高年齢化は進んでいる 図1 。1951年では35歳以上の妊婦は14.7%であったのに対して、2016年では28.5%と4人に1人以上が高年妊娠である 図2 [1)]。昭和大学横浜市北部病院では全体の約45%が35歳以上、約10%が40歳以上の妊婦であり、それに伴って高年妊娠を心配する妊婦の数は多い。

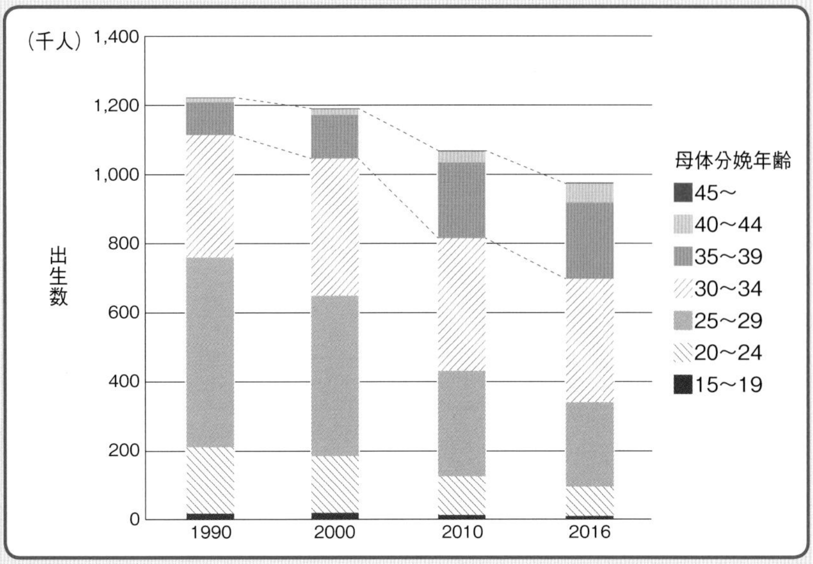

図1　出生数の推移 [1)]

出生総数は減少しているが、35 歳以上の高年出産は比率の増加傾向のみならず実数も増加している。

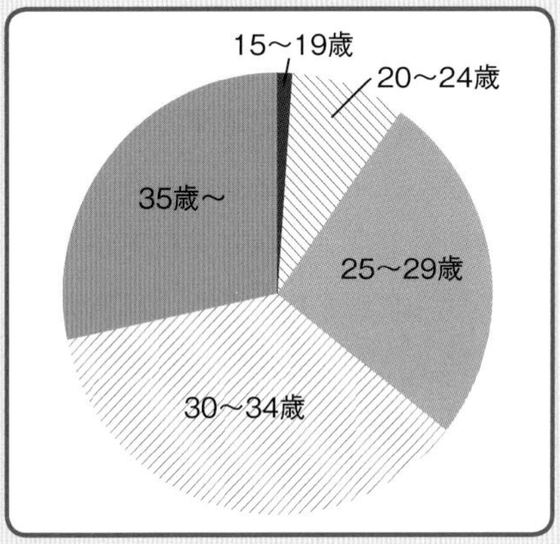

図2　母体分娩年齢の割合（2016年） [1)]

高年妊娠における胎児側の問題点

高年妊娠では胎児異常とりわけ胎児常染色体数的異常症が増加する。図3 [2)] に 21 トリソミー（ダウン症候群）、18 トリソミー、13 トリソミー合併の妊婦年齢による発症率のグラフを示す。常染色体数的異常症では特に 21 トリソミーの頻度が高いことが分かる。常染色体トリソミーでは 90％以上が母親由来であり、21 トリソミーではおよそ 75％が母親の第 1 減数分裂時の染色体の不分離が原因である。また、性染色体数的異常症のうち 47,XXY や 47,XXX の異常も母体の年齢とともにわずかに増加傾向になる。一方、性染色体数的異常症でも 45,X および 47,XYY は父方の減数分裂の異常に起因することが多いため、母体年齢による影響は少ないことが分っている。

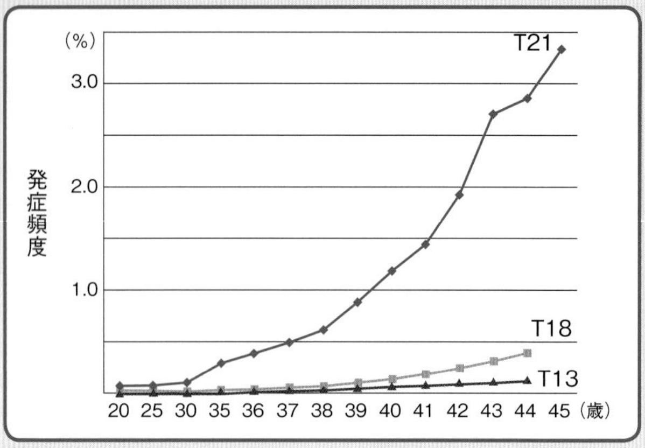

図3 21、13、18 トリソミーの発症頻度と年齢の関係 [2)]
21 トリソミーは 13、18 トリソミーに比べ年齢と発症頻度との関連が大きい。

対応のポイント

遺伝的なバックグラウンドのない高年妊娠のクライアントは、年齢が高いというだけで今回の事例のように漠然と心配して相談に訪れることが多い。言い換えれば、具体的な相談内容がない場合が多い。そのため、相談に対応する際には、高年齢が胎児に影響を与えるものとそうでないものとに分けて説明する必要がある。したがって、高年妊娠を心配して相談を受ける場合の胎児異常の対象は、年齢と発症率が関係する数的染色体異常症や心奇形、横隔膜ヘルニアなどの形態異常が主体となる。形態異常についてはそれぞれの疾患に応じた周産期管理、分娩時の他診療科も含めた事前準備が必要となるため、基本的には高年妊娠かどうかにかかわらず基本的には医療機関の主導でスクリーニング検査（第 2 章 ㉒ 胎児形態スクリーニング p.83 参照）が行われることが多く、その必要性を事前に説明しておく。

染色体異常について検査を希望された場合は、認定遺伝カウンセラーなどの専門職によるカウンセリングにアクセスできるように連携することが肝要である。遺伝カウンセリングは、クライアントの主訴の確認、パートナーも含む家族歴の確認、染色体異常症の概要、出生前診断についての情報提供 表 、出生前検査を受け望まない結果が出たときの意向の把握、状況に応じた社会的支援などの内容が含まれる。さらに、検査の結果によってはクライアントやパートナー自身の染色体異常などが判明することがあることも伝える必要がある（第 3 章 p.120 ～参照）。他職種と連携し、妊婦の不安について、何が不安なのかについて具体的に明らかにし、正しい情報提供を行うことで妊婦がこの先何を望むのか自律的に決定できるように努めることが重要である。

表　出生前染色体検査の種類と特徴

<table>
<tr><th></th><th>超音波マーカー検査
（NT など）</th><th>クアトロ検査</th><th>母体血胎児染色体検査
（NIPT）</th><th>絨毛検査</th><th>羊水検査</th></tr>
<tr><td>非確定的検査
／確定検査</td><td colspan="3">非確定的検査</td><td colspan="2">確定検査</td></tr>
<tr><td>実施時期</td><td>11 ～ 13 週</td><td>15 ～ 18 週</td><td>10 週以降</td><td>11 ～ 15 週</td><td>15 週以降</td></tr>
<tr><td>対象疾患</td><td>ダウン症候群
18/13 トリソミー</td><td>ダウン症候群
18 トリソミー
開放性二分脊椎</td><td>ダウン症候群
18/13 トリソミー</td><td>染色体疾患全般
（感度 99.1%）</td><td>染色体疾患全般
（感度 99.7%）</td></tr>
<tr><td>感度
陽性的中率
陰性的中率</td><td>75 ～ 80%
5 ～ 10%
～ 99%</td><td>75 ～ 80%
2 ～ 3%
～ 99%</td><td>99.1%
80 ～ 90%
99.99% ～</td><td>100%
100%
100%</td><td>100%
100%
100%</td></tr>
<tr><td>検査の安全性</td><td>非侵襲的</td><td>非侵襲的</td><td>非侵襲的
採血のみ</td><td>流産率約 1%
腹部に穿刺</td><td>流産率約 0.3%
腹部に穿刺</td></tr>
<tr><td rowspan="3">特徴</td><td colspan="2" rowspan="3">ダウン症候群の 75 ～ 80%を検出</td><td>母児に無侵襲</td><td colspan="2">確定診断</td></tr>
<tr><td>ダウン症の検出率が高く偽陰性が少ない（0.1%以下）</td><td rowspan="2">早期からの診断可能</td><td rowspan="2">妊娠 15 週以降に施行</td></tr>
<tr><td>妊娠 10 週から可能</td></tr>
<tr><td rowspan="2">限界</td><td colspan="2" rowspan="2">偽陽性率が高い（5%程度）</td><td rowspan="2">羊水検査でわかる染色体疾患の 2/3 程度の異常しか検出できない（羊水検査での FISH 法での診断と同様）
胎盤性モザイクの検出</td><td colspan="2">侵襲性（腹部に穿刺）
流産・破水・出血・母体損傷などの副作用リスク</td></tr>
<tr><td>胎盤性モザイクの検出</td><td></td></tr>
</table>

最後に

今後も妊婦の高年齢化は進み、他方では出生前診断の種類の増加や精度の改良など、出生前に分かる情報が増加していくと予想される。出生前診断は結果によって妊婦に重い決断を要求することにもつながる検査である。高年妊婦がそのリスクや疾患および診断に関する情報を正しく知って、ゆっくり考え、悔いのない選択ができるようにサポートできる体制の整備が必要である。

引用・参考文献

1）母子保健事業団．母子保健の主たる統計 平成 29 年．2017, 144p.
2）Gardner RIM, et al. eds. Chromosome Abnormalities and Genetic Counseling. 4th edition. New York, Oxford University Press, 2011, 634p.

●市塚清健

Case 9 重症妊娠高血圧腎症の既往がある

事例

前回重症妊娠高血圧腎症の既往がある妊婦が分娩希望で来院した。

38歳の1回経産婦。前回妊娠時に妊娠33週で血圧180/120mmHg、蛋白尿2.2g/日と頭痛・眼華閃発を認め、重症妊娠高血圧腎症のために帝王切開で分娩した既往がある。児は1,880gとsmall for dateであった。

今回自然妊娠で来院し、妊娠12週の妊婦健診で血圧136/86mmHgとやや高値であった。既往歴・血圧から妊娠高血圧腎症の再発リスクが高いと考え、アスピリン内服を提案し、妊娠高血圧症候群や胎児発育不全に注意しつつ妊娠管理を行うこととした。

リスクと予防

妊娠高血圧腎症後のリスク

「産婦人科診療ガイドライン産科編 2017」CQ001 に、妊婦健診では切迫流・早産、糖代謝異常、妊娠高血圧症候群、胎児機能不全、胎児異常（胎児発育不全、胎位などの異常）、付属物の異常（羊水量、胎盤位置など）の早期発見に努めるとあるように、妊娠高血圧症候群は妊娠予後に影響を与えるためスクリーニングされるべき合併症の一つである。

妊娠高血圧症候群既往のある患者はその後高血圧・脳血管障害・虚血性心疾患・糖尿病・脂質異常症・腎疾患などを発症しやすく、生活習慣の改善指導により将来の心血管疾患のリスクを減少させるとの報告もあり、出産後の健康管理が必要である[1)]。

妊娠高血圧腎症発症後の次回妊娠時における妊娠高血圧腎症の再発率は、人種によっても差があるが 13 ～ 18％と報告されている[1)]。次回妊娠時には、妊娠高血圧症候群のほかにも早産・胎児発育不全・低出生体重児・常位胎盤早期剝離・死産のリスクが高いとの報告もあり[1)]、妊娠高血圧症候群の既往のある患者が妊娠した場合には妊娠初期から再発リスクが高いことを理解し、予防や早期発見につながる管理を行う必要がある[1)]。

妊娠高血圧症候群発症予防

⊙アスピリン投与

妊娠高血圧症候群の症例では、血管内皮細胞で産生され血管拡張作用があるプロスタサイクリンと血小板で産生され血管収縮作用のあるトロボキサン A2 とのバランスに変化が生じ、トロボキサン A2 が優位となり、プロスタグランジン産生の不均衡を生じることが、病態の一つと考えられている[1)]。この不均衡を改善するために低用量アスピリン療法が行われる[1)]。

表　妊娠高血圧腎症の家族歴症候群リスク因子および妊娠高血圧症候群 / 腎症発症予防のための低用量アスピリン投与推奨

妊娠高血圧症候群リスク因子		
日本妊娠高血圧学会[1]	ACOG[2]	NICE[3]
・前回妊娠高血圧症候群の既往 ・高血圧症、腎疾患 ・自己免疫疾患（SLE 含む） ・糖尿病 ・易血栓形成素因（thrombophilia） ・多胎妊娠 ・生殖補助医療 ・初産 ・母体年齢≧ 35 歳、特に 40 歳以上 ・肥満、インスリン抵抗性 ・妊娠高血圧腎症の家族歴 ・妊娠間隔の延長（特に 5 年以上） ・高血圧家族歴 ・遺伝子多型、人種 ・甲状腺機能異常 ・父親側リスク因子（primipaternity） ・妊娠初期母体血圧比較的高値 ・尿路感染症、歯周病など	・妊娠高血圧腎症既往 ・慢性高血圧もしくは慢性腎疾患 ・Ⅰ型 or Ⅱ型糖尿病 ・血栓既往 ・多胎妊娠 ・体外受精妊娠 ・初産婦 ・40 歳以上 ・肥満 ・妊娠高血圧腎症の家族歴	High-risk factor； ・既往妊娠での高血圧症 ・慢性高血圧 ・慢性腎疾患 ・自己免疫疾患（SLE、APS） ・Ⅰ型 or Ⅱ型糖尿病 Moderate-risk factor； ・初産婦 ・40 歳以上 ・既往妊娠から 10 年以上の妊娠間隔 ・初診時 BMI>35kg/m^2 ・妊娠高血圧腎症の家族歴
妊娠高血圧症候群 / 腎症発症予防のための低用量アスピリン投与推奨		
日本妊娠高血圧学会[1]	ACOG[2]	NICE[3]
妊娠高血圧腎症の再発リスクが高い女性	早発型妊娠高血圧腎症が原因での 34 週未満の分娩既往 もしくは 2 回以上の妊娠高血圧腎症の既往	High-risk factor から 1 項目 もしくは Moderate-risk factor から 2 項目

ACOG：The American College of Obstetricians and Gynecologists、NICE：The National Institute for Health and Care Excellence、SLE：全身性エリテマトーデス（systemic lupus erythematosus）、APS：多腺性自己免疫症候群（Autoimmune polyglandular syndrome）

妊娠高血圧腎症の再発リスクの高い妊婦に、次回妊娠時に低用量アスピリン服用を考慮することは、米国・英国では推奨されている[2, 3] 表 。わが国では予防目的での全妊婦に対するアスピリン投与は推奨されていない[1]が、アスピリン投与対象・投与開始時期・投与量によっては妊娠高血圧腎症予防効果があると考えられている。最近では、妊娠高血圧腎症のハイリスク妊婦に対して、妊娠 14 週以前から妊娠 36 週まで低用量アスピリン（150mg/ 日）を投与することで、特に早産期の妊娠高血圧腎症発症を減少させたという報告もある[4]。

日本では、低用量アスピリン投与は妊娠 28 週以降の妊婦には妊娠期間延長・動脈管早期閉鎖・子宮収縮抑制・分娩時出血増加につながる恐れがあり禁忌となっているが，日本妊娠高血圧学会のガイドラインでは，妊娠高血圧腎症再発予防に妊娠初期からの低用量アスピリン投与が有効であると記載されている 表 。

⊙カルシウム投与による発症予防

低用量アスピリン以外にも，カルシウム摂取が十分ではない地域では，1g/ 日以上のカルシウム摂取で妊娠高血圧症候群予防効果がある。その他，L- アルギニンやメトホルミンを肥満妊婦に投与することや，ヘパリン投与も有用であると思われる。体重コントロールや血圧降下薬投与やビタミン C ／ビタミン E 投与は推奨されていない[5]。

診断までの流れ

妊娠高血圧症候群発症予測の方法

妊娠高血圧症候群の発症予知法にはさまざまな方法があり，表 にあるように母体背景など妊婦の素因から予測する方法もある。最近の報告では，母体背景・母体血圧・子宮動脈血流波形分析・血清 placental growth factor（PlGF）や pregnancy-associated plasma protein-A（PAPP-A）の所見を組み合わせてリスク評価することで，より高い精度でハイリスク群を選別できると報告されている[6]。この報告によると，スクリーニング陽性率 10％の水準で，34 週未満発症の妊娠高血圧腎症に関して，母体背景だけでは 48％のみしか検出できず，母体背景と平均血圧のみでは 65％の検出にとどまる。一方，母体背景・平均血圧・子宮動脈血流・PlGF の組み合わせで 90％を検出でき，母体背景・平均血圧・子宮動脈血流の組み合わせでも 88％を検出することができた[6]。

以下，それぞれの発症予測因子を確認していく。

妊娠高血圧症候群の発症予測因子

⊙母体背景

米国の ACOG，英国の NICE，日本妊娠高血圧学会から妊娠高血圧腎症のリスク因子が報告されている 表 。そのため，まずは 表 にあるような項目，例えば妊娠高血圧症候群の既往，高血圧・糖尿病・自己免疫性疾患の合併，年齢と BMI について詳細に問診を取ることが重要である。

⊙血圧計測

すでに述べたように，高血圧合併妊婦は妊娠高血圧症候群のリスクが高くなる。また妊娠初期に血圧高値であればリスクは高くなる。そのため妊娠初期から血圧をコントロールすることは重要である。血圧計測に関する詳細は第 1 章②（p.6）を参照とする。

⊙子宮動脈血流測定

超音波での子宮動脈計測はリスク評価に必要である。子宮動脈血流測定に関する詳細は第 2 章㉘（p.115）を参照とする。

⦿血液検査の施行

血管新生因子である血管内皮細胞増殖因子（vascular endothelial growth factor；VEGF)、胎盤増殖因子（placental growth factor；PlGF）はVEGF receptor-1（VEGFR-1）を介して細胞内に作用するが、この作用はsFlt-1(soluble fms-like tyrosine kinase-1)によって阻害される。PlGFは胎盤で合成され、高い血管新生効果を持つ。妊娠高血圧症候群では、正常妊娠に比較し血管新生因子であるPlGF、VEGFの血中濃度が低下していることが報告されており、PlGF低下は胎盤での低酸素状態の結果と考えられている。sFlt-1は絨毛細胞の脱落膜への侵入を抑制するとともに、全身に循環して母体の血管内皮細胞を障害することで、高血圧、蛋白尿などの臨床症状の発現につながるとされる[7]。

妊娠高血圧症候群では正常妊娠に比較し血中sFlt-1濃度は上昇し、胎盤での発現も亢進することが報告されている。最近の報告では、血清sFlt-1濃度は妊娠高血圧症候群発症の5週間前から上昇することが示された[7]。胎盤での低酸素状態の結果を示すPlGFと組み合わせ、臨床的に妊娠高血圧腎症が疑われる妊婦においてsFlt-1/PlGF比38以上では1週間以内の悪化および分娩が予測され、一方sFlt-1/PlGF比38以下は4週間以内に妊娠高血圧腎症を発症しないと予測されることが報告されている[7]。今後さらなる研究によって臨床的に応用される可能性が示唆される。

本事例における診断・管理の流れ

妊娠12週で来院した際、重症妊娠高血圧腎症の既往があることから妊娠高血圧腎症再発リスクが高いと判断し、アスピリン内服を提案した。低用量アスピリン内服を行いつつ、自宅血圧計測を指示し、また妊婦健診ごとに母体血圧および蛋白尿、胎児発育を確認していくこととした。

引用・参考文献

1）日本妊娠高血圧学会．妊娠高血圧症候群の診療指針 2015．東京，メジカルビュー社，2015, 252p.
2）The American College of Obstetricians and Gynecologists. "Prediction of Preeclampsia". "Prevention of Preeclampsia". HYPERTENSION IN PREGNANCY. 2013, 21-6, 27-30. https://www.acog.org/~/media/Task%20Force%20and%20Work%20Group%20Reports/public/HypertensioninPregnancy.pdf（参照 2018-8-3）
3）The National Institute for Health and Care Excellence. "Quality standard: Quality statement 2: Antenatal assessment of pre-eclampsia risk". Hypertension in pregnancy. 2013. https://www.nice.org.uk/guidance/qs35/chapter/quality-statement-2-antenatal-assessment-of-pre-eclampsia-risk（参照 2018-8-3）
4）Rolnik DL, et al. Aspirin versus placebo in pregnancies at high risk for preterm preeclampsia. N Engl J Med. 377（7）, 2017, 613-22.
5）Laura AM, et al. eds. The FIGO Textbook of Pregnancy Hypertension: An evidence-based guide to monitoring, prevention and management. The Global Library of Women's Medicine, 2016, 448p. https://www.glowm.com/pdf/NEW-Pregnancy_Hypertension-Final.pdf（参照 2018-8-3）
6）Tan MY, et al. Comparison of diagnostic accuracy of early screening for pre-eclampsia by NICE guidelines and a method combining maternal factors and biomarkers: results of SPREE. Ultrasound Obstet Gynecol. 51, 2018, 743-50.
7）Zeisler H, et al. Predictive Value of the sFlt-1:PlGF Ratio in Women with Suspected Preeclampsia. N Engl J Med. 374, 2016, 13-22.

●徳中真由美

Case 10 妊婦が39度の発熱で外来受診した

事例

38歳、2回経産婦。妊娠初期からの健診で異常なし。時期は3月。妊娠30週に発熱と2週間続く咳嗽を訴えて救急外来を受診した。下の子が通う幼稚園では発熱で休園者が多かったとのこと。本人は風疹の既往はない。体温39.0℃、血圧124/78mmHg、脈拍90bpm、呼吸数23回/分であった。

基本的な知識と考え方

発熱は妊婦に限らず日常診療でよく遭遇する症状で、その原因には感染症以外にも代謝疾患や膠原病、腫瘍などがある。発熱を伴う原疾患を診断するには体温、熱型、持続時間、症状、理学所見に加えて、適宜検査を行う必要がある。ここでは発熱に咳嗽を伴っているため、感染症を中心に鑑別しながら診断へのアプローチを示す。

発熱の鑑別診断

妊婦の発熱に関する鑑別診断を 表 に示す。

表 発熱を認める妊婦の鑑別診断

	発熱の程度	診断	症状
妊婦に特異的	高熱（39℃以上）	A群溶連菌感染症	急激な子宮収縮
		絨毛膜羊膜炎	下腹部痛、子宮の圧痛
		腎盂腎炎	腰背部痛、肋骨脊椎角叩打痛
		虫垂炎	腹痛、下痢、嘔吐、腹部圧痛
妊婦に非特異的	高熱（39℃以上）	インフルエンザ咽頭炎	咳嗽、咽頭痛
		細菌性肺炎、急性喉頭蓋炎	咳嗽、咽頭痛
		マイコプラズマ肺炎	激しい咳嗽
		胆道感染	腹痛、下痢、嘔吐、腹部圧痛
	37.0～38.9℃	急性上気道炎、感冒	咳嗽、咽頭痛
		膠原病、悪性腫瘍、サイトメガロウイルス感染症	関節痛、皮疹

妊婦に特徴的な所見を示す発熱の原因

妊婦に特徴的な所見を示し、問題となるのは39℃以上の高熱を認める場合が多い。高熱であることは病態が重篤であることを示唆するサインである。最近では、SOFA（sequential organ failure assessment）scoreが重要臓器の障害程度を評価するための指標として用いられ、その簡易版として、①意識状態の変容、②呼吸数≧22回/分、③収縮期血圧≦100mmHgのうち2点以上を認める場合、集中治療が必要な感染症であると判断するquick SOFAが提唱されている。このquick SOFAでは、バイタルサインのうち呼吸数の評価が重視されており[1]、発熱を認めた妊婦の呼吸数にも注意すべきである。

⊙ A群溶連菌感染症

■特徴と症状

A群溶連菌は市中感染症として、小児では急性咽頭炎から急性腎不全の原因になることが特徴である。成人の感染では特徴的な症状が出ないことが多い。問題となるのは、劇症型A群溶連菌感染症である。妊産婦に多いという特徴があり、近年の妊産婦死亡の原因として問題となっている感染症である。*Streptococcus pyogenes*が病原体で、感冒様症状が先行することもあるが必発ではない。初発症状として頻度が高いのは発熱であり、その後に四肢の疼痛・腫脹、血圧低下で、発症後数十時間で急性腎不全、成人性呼吸窮迫症候群（ARDS）、播種性血管内凝固（DIC）、多臓器不全、軟部組織壊死といった重篤な転帰となる。迅速な診断と適切な治療が行われなければ死に至る。

■診断

子宮収縮が急激に起こることにより、子宮内胎児死亡に至る症例を多く認めることから、発熱、全身の疼痛（子宮収縮によるものを含む）、子宮内胎児死亡といった所見を認めた場合は本疾患を疑う必要がある。咽頭ぬぐい液から*Streptococcus pyogenes*を特異的に検出する簡易キットが市販されており、診断に有用であるが、感染経路が上気道感染以外と考えられる症例もあり、検査が陰性であっても否定できない。また、逆に陽性であっても全身症状の原因として確定することはできない。

■管理と治療

劇症型A群溶連菌感染症では、急激に重篤な全身状態に陥るため、確定診断に至る前でも疑った段階で治療を行うことが重要である。入院管理が必要であり、全身管理医のサポートが得られる高次施設における対応が望まれる。疑った場合には抗菌薬の投与を開始するとととともに、速やかに全身管理医と協力して診療にあたれるように高次施設への搬送が必要である。

治療はペニシリン系抗菌薬が第一選択薬で、細胞内移行性の高いクリンダマイシンを併用することもある[2]。免疫グロブリン製剤が効果的であるとの報告もある[3]。また、エンドトキシン吸着療法なども行われる。

⊙絨毛膜羊膜炎

■病態と診断

Streptococcus pyogenes は絨毛細胞との親和性が高いとされ、病理検査で胎盤内に菌塊を認めることもある。子宮内感染が子宮収縮を引き起こし、その収縮によって胎盤内で増殖した菌体が血流に入り、敗血症を引き起こす。

絨毛膜羊膜炎は早産の原因として重要である。子宮内は本来、静菌的（無菌ではない）であると考えられており、その中で妊娠が維持されることで胎児および胎盤などの胎児付属物が発育・発達することによって生児が得られる。そのような静菌的な子宮内においてバクテリアが増殖し、妊娠を維持できないような炎症が起こって絨毛膜羊膜炎が惹起される。その初期には、子宮収縮が増強し、子宮頸管が熟化してくる。産徴様の出血を伴うこともある。絨毛膜羊膜炎の初期が「真の」切迫早産と診断される。先述した症状に加えて、羊水中のインターロイキン、エラスターゼといった炎症性物質を検出できれば診断はほぼ確定的である。死亡症例でも、エンドトキシンが証明されれば、診断の補助となる。

■管理と治療

絨毛膜羊膜炎にはさまざまな治療が行われてきたが、それ自体をコントロールして妊娠を維持するという治療法は確立されていない。39℃以上の発熱を来す絨毛膜羊膜炎では、母体を優先し、抗菌薬を投与しながら原因となっている胎児および胎児付属物を娩出することが必要になる。敗血症やそれに伴うDICにより全身状態の管理が困難になる可能性もあり、NICUを備えた高次施設での管理が望ましい。

⊙腎盂腎炎

■妊婦における病態と特徴

妊婦は子宮の増大に伴い、子宮周囲の臓器は圧排される。膀胱や尿管は子宮に隣接しており、圧排されることにより尿路の通過障害が起こるため、尿がうっ滞しやすい状態にある。尿がうっ滞することにより細菌などのバクテリアによる感染症となる。非妊婦に比較して妊婦では膀胱炎を合併することが多くなる。膀胱炎の段階で感染症の原因であるバクテリアが尿路から排出されれば、それ以上に感染症が悪化することはない。しかし、さらに尿路のうっ滞が持続し、腎盂まで上行性に感染症が及ぶと腎盂腎炎となる。腎臓は実質臓器であり、感染により高熱が出るのが特徴である。

■診断と治療

腎盂腎炎では、歩行などの振動に伴って腎周囲に疼痛を訴えることが多く、CVA（costeovertebral angle；肋骨脊椎角）周囲の叩打痛が診断の補助になる。尿のうっ滞が起こることが原因であるため、腎盂拡大が超音波検査により確認されることが多い。尿路の通過障害が疑われた場合は、患側を上に側臥位とし、補液によるhydrationに加え、原因菌に対する抗菌薬投与が治療として重要である。

⊙虫垂炎

妊婦の虫垂炎は、妊娠週数によって虫垂の解剖学的位置が変化するため、専門医でも診断が困難な場合がある。右下腹部痛を伴う発熱と嘔気・嘔吐といった消化器症状を伴う場合は本疾患を疑う必要がある。子宮増大に伴う虫垂の移動により超音波検査による虫垂腫大の所見が観察困難な場合があるため要注意である。子宮が臍上を越える場合には虫垂の解剖学的位置が偏位するため、その場合に有用なのは造影CT検査である。器官形成期の被曝はリスク・ベネフィットに十分に配慮する必要があるが、腫大した虫垂を認めれば虫垂炎の診断には特異的で有用な所見である。

妊婦に非特異的な発熱の原因

39℃以上の比較的高熱が出る妊婦に非特異的な発熱の原因として、上述の疾患以外にもインフルエンザ咽頭炎、細菌性およびマイコプラズマ肺炎、急性喉頭蓋炎、胆道感染などが挙げられる。

インフルエンザ感染症については、現在では咽頭ぬぐい液を検体とした市販の簡易キットによる結果と臨床症状から診断は比較的容易である。しかし、発症早期では簡易キットでは偽陰性になることがあるため注意が必要である。細菌性肺炎およびマイコプラズマ肺炎については、発熱に加え、聴診上の異常呼吸音、胸部X線写真や血液中の炎症マーカーを参考に診断する。

急性喉頭蓋炎は、発熱と咽頭痛が急激に起こり、唾液を嚥下すると咽頭痛が増悪するのが特徴である。重症化すると唾液の嚥下ができなくなり、流涎の状態になる。ヒューヒューという吸気性喘鳴が特徴で、さらに増悪すると呼吸困難となり、気管切開が必要になる場合がある。

胆道感染は、胆嚢または胆管に起こる感染症である。急性胆嚢炎は、胆嚢内にできた胆石が胆道を閉塞することを契機に胆汁がうっ滞して起こる。胆嚢炎では感染症が原因と考えられる症例は4～6割程度と報告され、アレルギーや化学的炎症、血流障害を原因とすることがあり、右季肋部の圧痛（Murphy sign）が特徴である。胆管炎は、本来無菌である胆管内胆汁に十二指腸乳頭部からの上行感染や門脈内の細菌により発生する炎症である。いずれも、消化器科の専門的な検査が必要であり、治療が遅れると敗血症や臓器障害に至ることがあるため、疑った場合には専門医へコンサルテーションすることが重要である。

診断の流れ

妊婦の発熱を診た場合は、まず心拍数、呼吸数、血圧、体温、SpO_2、意識状態といったバイタルサインを測定する。本症例の場合、呼吸数が23回/分と多く、意識変容や血圧低下を認める場合には、quick SOFAスコアから重篤な感染症の可能性を考える必要がある。バイタルサインに加えて、血液検査や咽頭ぬぐい液を用いた簡易診断キットを用いてインフルエンザ咽頭炎やA群溶連菌感染症などを鑑別することも可能となる。また、腟分泌物検査も発熱の原因を診断する補助になる場合がある。続いて、超音波検査では、胎児の状態とともに、腎盂拡大および虫垂腫大の有無を確認して発熱の原因を鑑別することができる。さらに胎児心拍数および羊水量測定、CTGを実施し、胎児の状態には問題なく、産科的疾患は否定的であれば、他科の専門医へのコンサルテーションが必要になってくる。

最後に

妊婦の発熱を起こす原因は多岐にわたり、重篤なものは専門医へのコンサルテーションが必要になる。重篤なものでは発熱に加え、呼吸数や血圧、意識状態が異常を示していることがあるため、これらのバイタルサインに注意しながら、各疾患を診断するためのアプローチを理解しておくことが重要である。

引用・参考文献

1）Wang JY, et al. Predictive performance of quick Sepsis-related Organ Failure Assessment for mortality and ICU admission in patients with infection at the ED. Am J Emerg Med. 34（9）, 2016, 1788-93.

2）Stevens DL, et al. Persistent acylation of high-molecular-weight penicillin-binding proteins by penicillin induces the postantibiotic effect in Streptococcus pyogenes. J Infect Dis. 170（3）, 1994, 609-14.

3）Burry W, et al. Intravenous immunoglobulin therapy for toxic shock syndrome. JAMA. 267, 1992, 3315-6.

●仲村将光

Case 11 胎児が子宮内胎児死亡となった

事例

36歳の初産婦。初期より妊婦健診を受けていたが、特に異常は指摘されていなかった。妊娠36週に、前日から胎動を感じないとのことで電話があった。助産師が電話で外来受診を指示し、受診した。異常な子宮収縮や出血などはない。

診断までの流れ

⊙胎児心拍ドプラ

胎児の健康状態を評価するため、胎児心拍数陣痛図（CTG）を用いて胎児心拍の聴取を行った。子宮は軟、子宮収縮は明らかでなく、児背を母体左側に触れ、触診では頭位であると判断し、母体左下腹部を中心に胎児心拍の検出を行ったが、聴取できなかった。

⊙超音波検査

胎児心拍を聴取できないことから、医師をコールし、同時に経腹超音波を行った。胎児胸部あたりに心拍を確認することはできなかった。後から訪室した医師によって超音波検査が施行されたが、やはり胎児心拍は停止していた。

胎児の推定体重の2,400g、浮腫、明らかな形態異常はなかった。羊水ポケット（AP）は24mm、胎盤は子宮体部前壁に付着していた。胎盤の形態に明らかな異常はなく、絨毛膜下血腫もなかった。

⊙血液・生化・凝固検査

子宮内胎児死亡と診断し、本人・家族へ説明した。原因は明らかではないが、胎児の心拍はなく、胎動の自覚を消失した1～2日の間に突然胎児死亡が起こったと考えられることを説明した。

直ちに入院させた。体温36.7℃、血圧120/80mmHg、脈拍80/分、呼吸数16/分。18Gでルート確保し、採血をした。術前検査として、心電図、胸部X線も施行した。内診所見は、帯下白色正常、子宮口閉鎖、展退30％であった。術前検査結果に明らかな異常を認めなかった。

⊙娩出した児・付属物検査

考え得る胎児死亡の原因、鑑別する方法などについて説明した。いずれにせよ、出血や感染などのトラブルがあるため、速やかに娩出させる必要があることを説明し、承諾を得た。子宮頸管拡張の処置に半日かけ、その後子宮収縮促進薬を使用した。出血などのトラブルなく子宮内胎児死亡の診断の1日後、児と付属物を娩出した。

児には浸軟はなく、週数相当であった。明らかな外表奇形を認めなかった。羊水混濁、血性羊水はなかった。胎盤は直径 18cm の円形で、臍帯付着部を中央やや側方に付着していた。血腫、梗塞、石灰化などの所見はなかった。臍帯は 50cm で 15 回の捻転を認めた。胎児の臍輪部で狭小化した臍帯部分を認め、その部分で暗赤色が強かった。卵膜は弾性があり、黄染はなかった。

解説

胎動減少の主訴を訴える妊婦は直ちに来院させ、胎児の健康状態の評価を行う必要がある。特に妊娠 10 カ月には胎動減少するのが普通であると思っている（風評）妊婦も少なくなく、胎動を感じることは胎児の健康を評価する上で最も大事なことであるということを周知する必要がある。

来院時は、直ちに胎児心拍をドプラ胎児心拍計や超音波検査で確認し、その後に胎児 well-being の評価を行う。BPS は胎児が元気であるということを示すのに優れた検査である。その他、超音波検査によっても胎児の発育、健康状態を評価し、問題なければ帰宅させるが、少しでも疑わしい時は時間をかけて観察する。

⊙胎児心拍ドプラ

胎児心拍ドプラや胎児心拍モニタリングによる胎児心拍の聴取では、外診によっておおよその胎位を推定の上、心拍を探す。母体の体型や胎位によってはなかなか聴取できないこともある。しかし、胎動減少を主訴に来院した場合で聴取困難な場合は、直ちに超音波検査によって確認すべきである。胎児心拍を聴取するだけであれば、ドプラよりも容易に探すことができる。施行に自信がないときは速やかに医師の診察を仰ぐ。

胎児心拍が聴取できた場合は、ノンストレステスト（NST）を行う。20 ～ 40 分間行い、正常脈（110 ～ 160bpm）で、基線細変動が中等度、15bpm 以上かつ 15 秒以上の一過性頻脈を認め、一過性徐脈を認めなければ胎児の健康状態は良好であると判断する。

⊙超音波検査

ドプラで心拍が確認できない場合は、超音波検査で胎児心臓付近を描出し、心拍があること、しばらく観察しても正常脈で大きく変動しないことが確認できれば、落ち着いて精査を行う。

NST に次いで、胎児の健康状態を評価するのに重要なのが羊水量である。羊水量はポケットの最大が 20mm を超えれば正常と判断する。その他、胎動や呼吸様運動が見られれば安心できる（BPS；biophysical scoring）。

胎児機能不全や胎児死亡になる原因として、胎盤や臍帯の付属物異常が少なくない。胎盤や子宮壁をくまなく観察し、胎盤早期剝離などを疑わせる血腫などの異常像がないかを確認する。臍帯異常としては、臍帯付着部の確認（卵膜付着、前置血管）、臍帯の形状（過捻転、単一臍帯動脈など）、臍帯の走行（巻絡、下垂など）を可能であれば評価する。

⦿血液検査

子宮内胎児死亡の原因は多岐にわたる。母体の何らかの異常（妊娠高血圧症候群、合併症妊娠、感染症など）によって胎児死亡が起こる場合もあれば、胎児死亡に至る妊娠の異常が先行し、母体の全身状態が悪くなっている場合（胎盤早期剝離、子宮内感染、死胎児症候群など）もあると考える。

このように子宮内胎児死亡が発生した場合、母体も生命の危機にある可能性を考えて対応しなければならない。バイタルサインを確認し評価すること、ルート確保をして備えることが必要である。重度の子宮内感染も胎児死亡に関連することや、死亡から時間が経っている場合は胎児の壊死組織などが母体の感染や播種性血管内凝固（DIC）を惹き起こす死胎児症候群などでもバイタルサインは動くので、大切な指標である。

血液検査はバイタルサインに次いで、補助的に母体の状態を評価するのに役立つ。子宮内、腹腔内出血による貧血がないか（血算）、血小板や凝固因子の減少、DIC がないか（凝固）、多臓器不全がないか（生化学）、耐糖能異常がないか（血糖）を調べる。母児間輸血症候群（胎盤の異常で胎児血が絨毛間腔に失血する）がある場合、母体のαフェトプロテインや胎児ヘモグロビンが増加する。

⦿児・付属物検査

胎児死亡は残念なことで、とりかえすことのできないものであるが、その原因を究明することは、産婦とその家族に対して必要なことである。胎児死亡が発生した直後では、悲嘆のプロセス（悲嘆、否認、疑問、怒り、適応、再起）の悲嘆や否認の状態にあり、どのようにすべきか冷静に考えることは難しいが、後に次回妊娠に対する疑問や不安が湧き上がってくるもので、その時に調べておけばよかったと後悔することのないように、可能な限りの情報を集め、提供してあげることが望ましい。

本事例では医師より、胎児死亡の原因の可能性について一般的なこと、今回は臍帯過捻転がベースにあって、胎動など何らかの外力が加わって、脆弱な臍輪部が狭窄したことが原因で亡くなってしまった可能性があることが説明された。他に超音波検査などで明らかになっていない児の形態異常や染色体異常などがあることもあり、病理解剖をする選択肢があることも説明したが、児や胎盤は週数相当の大きさで、明らかな外表の形態異常はなかったため、病理解剖は施行しないこととなった。胎盤のみ病理検査を行った。組織学的にも胎盤には異常を認めなかった。

子宮内胎児死亡の原因究明について

子宮内胎児死亡の原因については、本稿で述べてきたように、死亡時期や妊娠中に得ていた情報（超音波検査や出生前診断など）から推定する。原因不明なものも少なくないが、7割ぐらいは何らかの原因が推測できるという報告がある[1,2]。死産があったときに、その原因究明として調べておくことが望ましいとされる検査項目を 表 に示す。

表　死産の原因究明に関する検査

胎児側検査	児の形態学的観察（主に体表、肉眼的）、もしくは病理解剖 胎盤臍帯の病理学的検査（肉眼的、病理組織学的） Autopsy imaging (AI；全身の X 線検査) 染色体検査
母体側検査	不規則抗体 梅毒、パルボウイルス B19、TORCH などの感染症検査 抗リン脂質抗体 糖尿病や甲状腺などの内分泌検査 血液凝固検査 胎児母体間輸血に関する検査（Hb・F、αフェトプロテイン）

引用・参考文献

1）Stillbirth Collaborative Research Network Writing Group. Causes of death among stillbirths. JAMA. 306, 2011, 2459-68.

2）佐藤昌司 . 死産を科学する：本邦における死産の疫学：日本産科婦人科学会周産期データベースから . 日本周産期新生児医学会雑誌. 43, 2007, 937-40.

●長谷川潤一

Case

12 早産を反復した既往がある

事例

35歳、4妊2産、1回人工妊娠中絶。

- 1回目妊娠（20歳）：妊娠18週で人工妊娠中絶。
- 2回目妊娠（23歳）：妊娠28週に切迫早産の診断で入院。妊娠35週に前期破水した後、自然に陣痛発来し、分娩に至った。
- 3回目妊娠（26歳）：妊娠26週で頸管長25mm。妊娠34週で陣痛発来し、分娩に至った。
- 4回目妊娠（35歳）：妊娠の可能性があり、初診で来院した。

診断および治療の流れ

早産を反復した既往ある場合、そのハイリスク因子を効率的に抽出することが大切である。

2回目妊娠（23歳）では勤務（飲食店）をしながら妊婦健康診査（以下、妊婦健診）に通院していた。妊娠22週で子宮頸管長20mm、妊娠26週頃より不規則ながらも子宮収縮を頻繁に自覚していた。妊婦健診の際、2cmの子宮口の開大が認められたため、妊娠28週に切迫早産の診断で入院となった。頸管内好中球エラスターゼなど頸管炎の所見は認めず、腟分泌物培養検査では *Lactobacillus* のみを認めていた。入院後、安静療法にて子宮収縮は消失した。その後、妊娠30週には子宮口の開大は2cmとなった。妊娠35週に前期破水した後、自然に陣痛発来し、分娩所要時間2時間半にて分娩に至った。

3回目妊娠（26歳）では、前医の勧めもあり別の総合病院で妊婦健診を受けていた。前2回の妊娠・出産歴から注意して管理していた。経過中細菌性腟炎は認めなかった。夫の転勤に伴い妊娠24週で転居し、転居先では妊娠26週の妊婦健診で子宮頸管長25mmであった。その後、子宮頸管長は著変なく1週間ごとに外来管理としていた。妊娠33週で子宮頸管長は15mmであった。その後妊娠34週で陣痛発来し受診したが、すでに子宮口は4cm開大であり、分娩所要時間1時間にて分娩に至った。

今回（35歳）、妊娠の可能性があり、初診で来院した。問診で、前回までの妊娠の経緯から早産のリスク因子を抽出したところ、

- 1回目妊娠：人工妊娠中絶
- 2回目妊娠：立ち仕事、妊娠22週で子宮頸管長20mm、妊娠35週で前期破水し早産、分娩所要時間2時間半
- 3回目妊娠：経産婦、34週に早産（反復）した既往、などが挙げられた。

頸管無力症が疑われるため、妊娠初期に予防的頸管縫縮術を行うことも可能（選択肢の一つ）であると本人ならびに家族に説明したところ、予防的頸管縫縮術を希望せず、前回の既往から、2週間ごとにintensiveに外来管理をしていくこととした。妊娠18週では子宮頸管長は36mmであったが、妊娠24週で子宮頸管長20mmと急激に短縮し、頸管無力症の診断で入院となった。入院後には子宮頸管長10mmとなり、本人ならびに家族の希望により治療的頸管縫縮術を施行した。その後、退院可能となり外来管理ののち、妊娠35週で前期破水、分娩に至った。

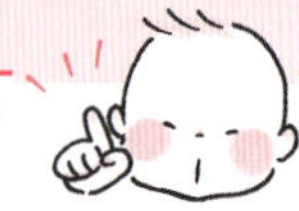

診断・管理のポイント

- 最善の妊娠管理方針を決定するためには、詳細な問診により後期流産や早産のリスクをもれなく抽出することが肝要である。
- 過去の転帰の原因が頸管無力症によるものであるのか、あるいはそれ以外の因子によるものであるのかによって対応は異なる（複合因子の場合もあり得る）。
- 広義の不育症（習慣流産）の症例に対して実施する頸管縫縮術の予後に関して、頸管縫縮術の実施が有用であるという明らかなエビデンスは示されておらず、その適応については、手術のリスクも含め、保存的管理（縫縮術を実施しない場合）の予後とよく比較し症例ごとに十分に検討する必要がある。

解説

病態

頸管因子が原因で流産や早産を繰り返す症例、すなわち「頸管無力症」への対応は判断に迷うことが多い。円錐切除術や子宮頸部広汎子宮全摘術などで子宮頸管の切除範囲が広範となった症例、あるいは過去に頸管無力症で定型的な頸管縫縮術を複数回施行されたものの後期の流産や早産となった、あるいは繰り返す症例、すなわち妊娠には至るものの生児を得ることができない広義の不育症に対しては、その対応に苦慮する。本項ではこれらの患者に対しての対応についても自験例を含めて評価を行い概説する。

円錐切除後の妊娠で認める早産率増加の原因は、頸管による妊娠子宮の物理的保持能力の減少以外に、円錐切除で頸管腺が切除されることにより、抗菌作用を有する頸管粘液の分泌が減少し、ひいては絨毛膜羊膜炎を誘発し、結果として前期破水を引き起こすためと考えられている。このうち、円錐切除術などで子宮頸管の切除範囲が広範となった例では、残存頸管がほとんどないため従来の頸管縫縮術施行が困難で、仮に施行し得ても後期の流産や早産に至る例があり、その対応に苦慮する。特に、従来子宮全摘術を行っていたような子宮頸部悪性腫瘍に対しては妊孕性を維持すべく、子宮頸部広汎子宮全摘術が行われるようになっており、妊娠前に子宮腟部が広範囲かつ深く切除され、妊娠初期の段階で頸管長が極端に短縮している症例が発生している。また、過去に頸管無力症で頸管縫縮術を複数回施行されたものの後期の流産や早産となった例もその対応に難渋する。このように円錐切除により子宮腟部が大きく欠損している場合や、頸管縫縮術を複数回施行されたものの後期の流産や早産となった症例の妊娠管理に際しては、より高位での頸管縫縮術の実施と子宮頸管の感染防御機能の評価が重要と考える。

診断：外来管理について

⦿問診：妊娠歴・既往疾患・合併症などの確認

前回までの妊娠に関して後期流産や早産歴、難産や頸管裂傷（損傷）の既往、中期中絶の既往の有無など詳細に確認する。流産歴がある場合、自然流産の回数や流産となった妊娠週数を確認する。原因不明の流産歴がある場合、頸管無力症の可能性がある。主として、妊娠中期（早産ハイリスクの場合には最初の評価は遅くとも20週以前、または前回が後期流産の場合にはそれ以前の週数）における頸管の評価によるリスク評価が大切である。

⦿腟鏡診・内診

子宮腟部の硬さや形状、頸管ポリープや子宮腟部びらんの有無などを確認する。子宮頸管無力症による子宮口の開大、子宮頸管の炎症や感染、子宮頸管ポリープからの炎症などが繰り返す流早産の原因となっていることがある。

⦿頸管の感染防御機能の評価（腟分泌物培養ほか）

感染と後期流産との関連に関しては絨毛膜羊膜炎と細菌性腟症が注目されている。McGregorら[1]は1,260症例の妊婦に対して検討を行い、細菌性腟症の治療を行わなかった妊婦では妊娠22週未満での自然流産率が3.1倍になると報告している。

*Ureaplasma*属や*Mycoplasma*属が直接的に流・早産を誘発する可能性は低いものの流・早産発症のリスク因子となり、妊娠中ないしは妊娠前にこれらが同定された場合に治療の対象とするかどうかは今後検討する必要があると思われる。

治療：入院・頸管縫縮術実施の判断・管理について

前回の妊娠管理中に頸管長計測を行っていなかった場合は、今回の妊娠中の管理方針について判断が難しい。頸管無力症以外の原因が該当しない場合、子宮頸管無力症の存在を念頭に置き、12週以降の早い段階で早期に予防的頸管縫縮術を施行するか、あるいは外来でのintensiveな管理を行い、頸管長短縮を認めた場合には入院管理を検討する必要がある。

管理方法

繰り返す流早産の原因として頸管無力症以外も考えられる場合

頸管の炎症などに対しては、細菌性腟炎や頸管炎などに対する治療に準じる。

円錐切除により子宮腟部が大きく欠損している場合の妊娠管理に際しては、より高位での頸管縫縮術の実施といった頸管の物理的な因子補強という観点以外に、子宮頸管の感染防御機能の評価が重要と考える。子宮頸管炎の前段階と考えられる細菌性腟症は、頸管の感染防御機能評価の観点から早産のリスク因子の一つと考え対処すべきである。細菌性腟症の妊婦全例に対する抗菌薬の全身投与が早産を減少させるかどうかは明らかではないが、特に細菌性腟症に加えて子宮頸管腺が大きく欠如したような早産の危険因子を有する妊婦に対しては、その感染菌に対応した抗菌薬治療が有効である可能性がある。さらに、既往妊娠において後期流産を来していた場合で、かつ絨毛膜羊膜炎を併発している場合には、頸管無力症はもとより感染や炎症の観点からの管理が望まれる。理想としては、妊娠前から細菌性腟症を発見・治療することも肝要と考えられる。現在では抗菌薬以外にもプレバイオティックスの一つである lactoferrin などの抗炎症物質を使用する試みも報告されている[2)]。

⊙腟や頸管の炎症・感染に対する UTI・腟内洗浄など

頸管無力症と診断され、かつ腟内あるいは頸管の炎症・感染を認める場合、当院では生理食塩水による腟洗浄を施行している。常在菌への悪影響という観点から、イソジンを用いるより生理食塩水の方がよいと考えている。その他には必要に応じて抗菌薬の投与あるいは腟内挿入を施行する。保険適用外であるが、尿中トリプシンインヒビター（urinary trypsin inhibitor；UTI）は抗炎症作用を持つとされており、わが国では腟内投与する施設も少なからず存在する。しかしながら、頸管長短縮症例に対する頸管縫縮術の施行やUTI の使用については、早産の予防という点についての明らかなエビデンスは現時点ではない。

⊙黄体ホルモン療法（腟内プロゲステロン投与ならびにヒドロキシプロゲステロンカプロン酸エステル〔17p〕筋注）

近年早産ハイリスク症例に対するプロゲステロンの早産予防効果が再注目されている。内因性プロゲステロンには子宮収縮抑制作用、頸管熟化抑制作用、抗炎症作用などがあり、これらの作用が早産予防に有効と考えられている。しかし体外から投与された薬剤が子宮にどのように作用するかについてはいまだ明らかになっていない。2012 年に米国で発表された指針[3)]によれば、早産既往例に対し妊娠 16 週から 36 週までヒドロキシプロゲステロンカプロン酸エステル 250mg の筋注の一週間に一回投与を、頸管長短縮例にはプロゲステロンの経腟投与（プロゲステロン腟錠 200mg 連日投与またはジェル 90mg 連日投与）を推奨しているが、わが国ではまだ市販されていない。現在日本人を対象として有効性を示した高いレベルのエビデンスはなく、プロゲステロンの早産予防を目的とした治療指針はその投与対象、経路、投与量、期間など今後も検討が必要である。

繰り返す流早産の原因として頸管無力症が考えられる場合

⊙頸管長短縮に対する従来の頸管縫縮術

今回の妊娠に際し予防的な頸管縫縮術などを行わず、妊娠経過中に頸管無力症と診断されたときの管理方針としては 2 種類挙げられる。一方は安静療法、もう一方は頸管縫縮術の施行である。予後に関して、頸管縫縮術の施行が有用であるという明らかなエビデンスは示されておらず、現時点では個々の症例に応じて対応している。最近では細菌性腟炎がなく、子宮頸管粘液中顆粒球エラスターゼ陰性が確認されている妊娠16週0日～26週6日で子宮頸管長25.0mm以下の妊婦に対してShirodkar（シロッカー）手術を実施した場合、切迫早産管理を減少させるという限定的な結果を示した[4)]。さらにそれを裏付けるしシステマティックレビューレビューによると、早産歴のない単胎妊婦で頸管長が25mm以下の患者に対する頸管縫縮術では、早産や新生児予後の改善は認められなかったものの、頸管長10mm以下の症例に対しては頸管縫縮術の有効性が示唆されている[5)]。

なお、Sakaiら[6)]は、妊娠20～24週の単胎妊婦16,508例に頸管長計測および頸管粘液中IL-8濃度測定を行い検討した結果から、頸管長短縮例に対する頸管縫縮術は、頸管炎のない症例に対しては有効であるが、頸管炎のある症例ではむしろ行うべきではないと報告している。

⊙腹膜開放式頸管縫縮術

円錐切除術や子宮頸部広汎子宮全摘術などで子宮頸管の切除範囲が広範となった症例、あるいは過去に頸管無力症で定型的な頸管縫縮術を複数回施行されたものの後期の流産や早産となったあるいは繰り返す症例に対して、従来の子宮頸管縫縮術とは異なり、仙骨子宮靱帯および膀胱子宮靱帯の上方、かつ子宮峡部での頸管縫縮術の有用性が議論されている。現在、このような症例に対しては妊娠前に行う報告と妊娠が明らかになった12週以降に行う場合の報告がある。妊娠前に実施した場合、初期の段階で流産や子宮内胎児死亡となった場合に対応が困難となる可能性を認識しておく必要がある。本稿で述べる子宮峡部より上方で縫縮する手術のアプローチ方式としては経腟的[7)]、経腹的[8)]、経腹内視鏡的[9)]方法が報告されている。内視鏡的に実施する場合や子宮峡部に運針する際に子宮動脈およびその分岐の走行にはとりわけ注意が必要である。いずれにしても、十分な説明と同意のもとで適応を限定して行う必要があり得る。また、分娩の様式にしても経腟分娩とするのか、あるいは選択的な帝王切開とすべきかについても結論が得られていない。

最後に

既往の後期流産や早産の原因が頸管無力症因子であるのか、あるいはそれ以外の因子によるものであるのかによって対応はさまざまである。まずは可能な限り原因を検索することが大切である。

頸管縫縮術については頸管縫縮術の適応と術式の選択を適切に行うことが肝要である。また、手術実施の際には、手術の合併症の可能性につき患者およびその家族に十分な説明をし、同意を得ておく必要のあるということは言うまでもない。

引用・参考文献

1）McGregor JA, et al. Prevention of premature birth by screening and treatment for common genital tract infections: results of a prospective controlled evaluation. Am J Obstet Gynecol. 173（1）, 1995, 157-67.

2）Otsuki K, Imai N. Effects of lactoferrin in 6 patients with refractory bacterial vaginosis. Biochem Cell Biol. 95(1), 2017, 31-3.

3）Society for Maternal-Fetal Medicine Publications Committee, w.a.o.V.B. Progesterone and preterm birth prevention: translating clinical trials data into clinical practice. Am J Obstet Gynecol. 206（5）, 2012, 376-86.

4）Otsuki K, et al. Randomized trial of ultrasound-indicated cerclage in singleton women without lower genital tract inflammation. J Obstet Gynaecol Res. 42（2）, 2016, 148-57.

5）Berghella V, et al. Cerclage for sonographic short cervix in singleton gestations without prior spontaneous preterm birth: systematic review and meta-analysis of randomized controlled trials using individual patient-level data. Ultrasound Obstet Gynecol. 50（5）, 2017, 569-77.

6）Sakai M, et al. Evaluation of effectiveness of prophylactic cerclage of a short cervix according to interleukin-8 in cervical mucus. Am J Obstet Gynecol. 194（1）, 2006, 14-9.

7）Otsuki K, et al. Transvaginal cervicoisthmic cerclage for patients with extremely high-risk history of preterm delivery. J Obstet Gynaecol Res. DOI: 10.1111/jog.13811, 2018, In press

8）Ishioka S, et al. Transabdominal cerclage（TAC）for patients with ultra-short uterine cervix after uterine cervix surgery and its impact on pregnancy. J Obstet Gynaecol Res. 44（1）, 2018, 61-6.

9）Tulandi T, et al. Pre and post-conceptional abdominal cerclage by laparoscopy or laparotomy. J Minim Invasive Gynecol. 21（6）, 2014, 987-93.

●大槻克文

索引

数字

13 トリソミー 133, 271
18 トリソミー 120, 133, 271
21 トリソミー 120, 133, 271
50g 糖負荷試験 48
75g 経口糖負荷試験 48

欧文

γ GTP 144
ABO 式血液型不適合妊娠 16
AC 79
AFI (amniotic fluid index) 106
ALT 144
amniotic fluid sludge 97
Amsel の診断基準 53
AP (amniotic pocket) 105
Apgar スコア 219
APS (antiphospholipid syndrome) 158
APTT 142
AST 144
ATL (adult T-cell leukemia) 34
A 群溶連菌感染症 279
Bishop スコア 200, 258
BMI 3
BPD 78
BPS (Biophysical profile score) 256, 258, 263
——に基づく管理方針 257, 260
——の観察項目と判定 256
BUN 155
B 型肝炎ウイルス 27
——母子感染防止対策 28
B 群溶血性レンサ球菌 56
B 群溶連菌 52
CCr 155
CMV (cytomegalovirus) 170
CPD (cephalopelvic disproportion) 207
Cr 155
CRL 計測 70
CRS (congenital rubella syndrome) 24
CST (Contraction Stress Test) 190
CTG (cardiotocography) 190, 240
——5 段階分類 197
C 型肝炎ウイルス 31
DD 双胎 75
DIC (disseminated intravascular coagulation syndrome) 140, 245
D ダイマー 141
EFW (estimated fetal weight) 78
FDP 142
FGR (fetal growth restriction) 78, 112, 158, 254, 258, 264
——の分類 255
FL 79
funneling 97
GBS (group B *Streptococcus*) 52, 56
Guthmann 法 208
Hb 22
HbA1c 50
HBs 抗原 27
HBV 27
HCV 31
——抗体 31
HDP(hypertensive disorders of pregnancy) 8
HELLP 症候群 23, 144, 245
HIV (human immunodeficiency virus) 37
——抗体 37
Ht 22
HTLV-1 関連脊髄症 34
HTLV-1 抗体 34
HTLV-1 ぶどう膜炎 34
IGFBP-1 267
IgG avidity 166
ITP (idiopathic thrombocytopenic purpura) 21
JCS (Japan Coma Scale) 249
LA 159
LDH 144
LDL コレステロール 157
Leopold 法 209
LOH (labor onset hypertension) 8, 244
Martius 法 208
MCV 22
MD 双胎 75
$MgSO_4$ 8
MM 双胎 76
NIPT (non-invasive prenatal genetic testing) 133, 273
NRFS 258
NST (Non Stress Test) 190, 258, 263, 284
NT (nuchal translucency) 90, 273
Nugent スコア 53
OAE (otoacoustic emissions) 236
overt diabetes in pregnancy 49
persistent IgM 25
pH 偽陽性 267
preterm PROM 266
PROM (premature rupture of membrane) 266
PT 142
PVB19 175
quick SOFA 279
Rh(D) 式不適合妊娠 16
Seitz 法 207
Silverman スコア 222

SLE（systemic lupus erythematosus）● 158
SOFA score ● 279
tachysystole ● 205
TORCH 症候群 ● 170, 255
T サイン ● 77
UA ● 155
VZV（varicella-zoster virus）● 183
WBC ● 23

あ行

アシドーシス（児）● 216
い
意識障害 ● 248
意識レベルの評価 ● 249
異所性妊娠 ● 64
一過性頻脈 ● 193
遺伝カウセリング ● 123, 130, 134, 272
インスリン様成長因子結合蛋白 ● 267
インフルエンザ ● 281
う
ウイルス性肝炎 ● 144

か行

開放性神経管奇形 ● 120
過強陣痛 ● 204
活性化部分トロンボプラスチン時間 ● 142
下腹部痛 ● 240
顆粒球エラスターゼ ● 186
肝機能 ● 144, 252
癌胎児性フィブロネクチン ● 186
陥没呼吸 ● 224
き
基線細変動 ● 193
急性喉頭蓋炎 ● 281
急性妊娠脂肪肝 ● 23, 144, 156
凝固・線溶系 ● 140, 241
狭骨盤 ● 209
胸水（胎児）● 88
均衡型胎児発育不全 ● 255
く
クアトロ検査 ● 121, 273
クラミジア ● 59
け
頸管開大度 ● 201
頸管熟化 ● 258
——度 ● 202
頸管長短縮 ● 96
頸管縫縮術 ● 96, 288
頸管無力症 ● 288
形態異常 ● 83, 90
軽度新生児仮死 ● 220
経皮的ビリルビン測定 ● 232
血圧 ● 6, 243, 248, 274
血液型 ● 16
血液検査 ● 277
血算 ● 21
血小板 ● 23, 252
——減少性紫斑病 ● 21
こ
抗 CL-β_2 GPI 複合体 抗体 ● 160
抗 D ヒト免疫グロブリン ● 18
抗 SSA 抗体 ● 159
降圧薬 ● 8
抗カルジオリピン抗体 ● 160
高血圧 ● 7, 243
——緊急症 ● 8, 245
膠原病 ● 159, 161
甲状腺機能 ● 147
光線療法 ● 232
高度新生児仮死 ● 220
高年妊娠 ● 270
抗リン脂質抗体 ● 159
——症候群 ● 158
呼吸障害（新生児）● 222
骨盤 X 線検査 ● 208
骨盤の大きさ ● 209
コンバインド検査 ● 120

さ行

細菌性腟症 ● 52, 289
細菌性肺炎 ● 281
臍帯 ● 99
——異常 ● 263, 284
——一周期長 ● 264
——過捻転 ● 264, 285
——相互巻絡 ● 77
臍帯動脈 ● 260, 264
——血ガス ● 216
——血流 ● 108, 256
——血流波形 ● 258
臍帯付着部異常 ● 99
サイトメガロウイルス ● 255
——抗体 ● 170
サイナソイダルパターン ● 196
産科 DIC スコア ● 211
し
シーソー呼吸 ● 223
シェーグレン症候群 ● 158
耳音響放射 ● 236
子癇 ● 8, 158, 243, 250
子宮頸がん ● 43
子宮頸管炎 ● 186
子宮頸管長 ● 94
子宮頸管の展退 ● 201
子宮頸部細胞診 ● 43
子宮頸部の硬度 ● 201

子宮口の位置 201
子宮底長 10
子宮動脈血流測定 115, 276
子宮内圧 204
子宮内外同時妊娠 67
子宮内胎児死亡 264, 283
子宮頻収縮 205
子宮付属物 99
自己抗体検査 158
自己免疫疾患 158
死産の原因究明に関する検査 286
脂質代謝 156
死胎児症候群 285
自動 ABR 236
児頭骨盤不均衡 207
児頭大横径 78
自動聴性脳幹反応 236
児頭の位置 201
習慣流産 288
十二指腸閉鎖 88
絨毛検査 273
絨毛染色体検査 125
絨毛膜羊膜炎 52, 186, 280, 289
出生数の推移 271
出生前遺伝学的検査の適応 125
出生前診断 272
出生前染色体検査の種類と特徴 273
常位胎盤早期剝離 240, 263
常染色体数的異常症 271
小脳低形成 87
静脈血栓症 159
ショックインデックス 211
腎盂腎炎 280
腎機能 153
呻吟 225
新生児黄疸 235
新生児仮死 220
新生児聴覚スクリーニング 236
新生児の呼吸 222
新生児マススクリーニング 227
新生児ループス 158
身長 2
陣痛周期 204
心拍数（分娩時） 212
心房心室中隔欠損症 87

す

随時血糖 48
推定体重 264
水痘 183
——帯状疱疹ウイルス 183

せ

生化学的妊娠 64
性感染症 59
性器クラミジア感染症 59
正常骨盤 209
成人 T 細胞白血病 34
生物学的偽陽性 42
切迫早産 186, 240, 287
遷延一過性徐脈 196
前期破水 266, 287
染色体異常 90
全身性エリテマトーデス 158
先進部の下降度 201
前置血管 99
前置胎盤 99
先天性 CMV 感染症 170
先天性甲状腺機能低下症 227
先天性代謝異常 227
先天性トキソプラズマ症 164
先天性風疹症候群 24
先天梅毒 40

そ

総コレステロール 157
早産 52
——マーカー 186
早産を反復した既往 287
双胎妊娠 73
早剝 240, 263
早発一過性徐脈 194
早発黄疸 231
早発型新生児 GBS 56

た行

第 1 度仮死 220
第 2 度仮死 220
胎位 10
胎芽 71
胎向 10
胎児 well-being 190, 254, 259, 263
胎児アシドーシス 217
胎児奇形 50
胎児期低酸素症 220
胎児機能不全 258
胎児胸水 88
胎児形態スクリーニング 83, 272
胎児血流計測 108, 258
胎児採血 20
胎児酸血症 217
胎児心拍数基線 192
——細変動 193
胎児心拍数陣痛図 190
胎児心拍数モニタリング 190, 240, 252
胎児心拍モニター 258
胎児推定体重 78, 254
胎児ドプラ血流計測 261
胎児発育 78
——不全 78, 112, 158, 254, 258, 264
胎児貧血 19
胎児不整脈 158
体重 2

体重管理 4
胎児輪血 20
大腿骨長 79
胎動 262
——減少 258, 284
——消失 262, 283
耐糖能検査 48
胎嚢 64, 71
胎盤 99
——異常 263
——機能不全 158
ダウン症候群 120, 133, 271
胆管炎 281
胆道感染 281
胆嚢炎 281
蛋白 13
ち
腟分泌物 267
——培養検査 52, 287
遅発一過性徐脈 194
虫垂炎 280
中性脂肪 157
中大脳動脈血流（胎児） 19, 108, 258
超音波胎児計測 264
超音波マーカー検査 273
陳旧性梅毒 40
て
鉄欠乏性貧血 21
伝染性紅斑 175
と
糖 13
糖代謝異常 50
糖尿病 13, 48
動脈血栓症 159
トキソプラズマ 255
——抗体 164

な行

内子宮口 94
——の開大所見 97
内出血（分娩時） 214
に
尿蛋白 13, 153
尿糖 13
妊娠高血圧症候群 6, 13, 115, 144, 153, 156, 158, 213, 243, 250, 254
——発症予防 274
妊娠高血圧腎症 8, 13, 115, 274
——後のリスク 274
妊娠週数 69, 254
妊娠中の明らかな糖尿病 49
妊娠糖尿病 13, 49, 156
の
脳出血 250
脳性麻痺 265
脳卒中 243

は行

梅毒血清反応 40
白衣高血圧 7
橋本病 148
播種性血管内凝固 140, 245
破水 266
バセドウ病 148
白血球 23
発熱の鑑別診断 278
板状硬 240
ひ
比較的狭骨盤 209
微弱陣痛 204
非侵襲的出生前遺伝学的検査 133
ヒトパルボウイルス B19 175, 255
ヒト免疫不全ウイルス 37
泌尿器系の異常 86
病的黄疸の目安 234
鼻翼呼吸 225
ビリルビン（新生児） 231
ビリルビン（妊婦） 144
貧血 21
頻脈（胎児） 193
ふ
不育症 288
フィブリノゲン 141
フィブリン／フィブリノゲン分解産物 142
風疹 255
——抗体価 24
不規則抗体 16
不均衡型胎児発育不全 255
腹囲（胎児） 79
腹囲（妊婦） 10
プロトロンビン時間 142
分娩予定日 69
へ
平均赤血球容積 22
ベセスダ分類 45
ヘマトクリット 22
ヘモグロビン 22
変動一過性徐脈 195
ほ
母児間輸血症候群 113
母体血清マーカー検査 120
母体血胎児染色体検査 135, 273
母体分娩年齢 271

ま行

マイコプラズマ肺炎 281
膜性診断 73
麻疹 179

み
未感作妊婦 20
む
無症候性梅毒 40
無頭蓋症 86
め
免疫性胎児水腫 19

や行

よ
溶血性貧血（胎児、新生児） 19
羊水吸光度分析 19
羊水検査 273
羊水染色体検査 129
羊水ポケット 105
羊水流出感 266
羊水量 87, 104, 258, 284
予防的頸管縫縮術 288

ら行

ラムダサイン 76
卵黄嚢数 74
卵管妊娠 66
卵膜付着 99
り
リトラクションスコア 222
硫酸マグネシウム 8
両側水腎症 87
リンゴ病 175
れ
レオポルド触診法 11

本書は小社刊行のペリネイタルケア誌2014年新春増刊『産科の臨床検査ディクショナリー』を加筆・修正し、さらに新項目を加えて単行本化したものです。

読める 生かせる 説明できる！ 産科の臨床検査ディクショナリー
―「産婦人科診療ガイドライン産科編2017」に対応！

2018年11月1日発行　第1版第1刷

編　集　関沢 明彦
発行者　長谷川 素美
発行所　株式会社メディカ出版
〒532-8588
大阪市淀川区宮原3－4－30
ニッセイ新大阪ビル16F
https://www.medica.co.jp/
編集担当　鳥嶋裕子
装　幀　安楽麻衣子
イラスト　のだかおり
本文イラスト　スタジオ・エイト／長尾映美
印刷・製本　株式会社廣済堂

ISBN978-4-8404-6589-2　　Printed and bound in Japan